速查版孕产期全程指导

SUCHABAN YUNCHANQI
QUANCHENGZHIDAO

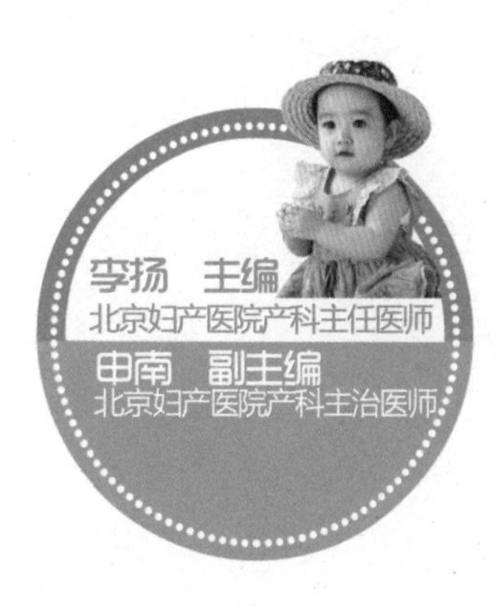

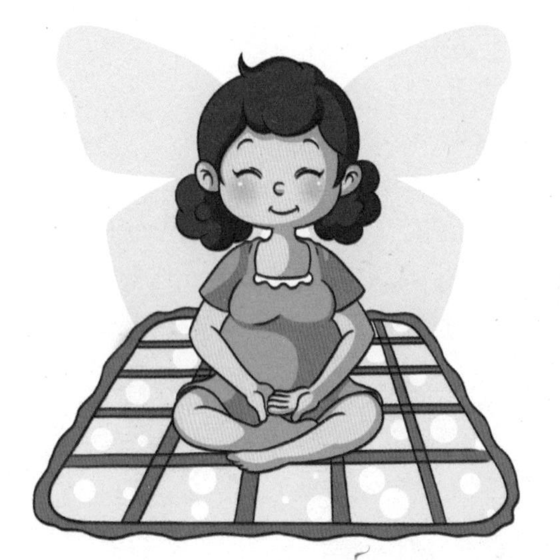

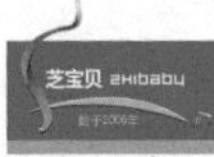

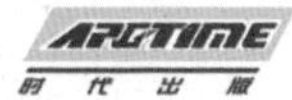

时代出版传媒股份有限公司
安徽科学技术出版社

图书在版编目（CIP）数据

速查版孕产期全程指导/ 李扬主编. -- 合肥：安徽科学技术出版社, 2013.6

ISBN 978-7-5337-5909-4

Ⅰ. ①速… Ⅱ. ①李… Ⅲ. ①妊娠期－妇幼保健－手册 ②产褥期－妇幼保健－手册 Ⅳ. ①R715.3-62

中国版本图书馆CIP数据核字（2013）第030919号

速查版孕产期全程指导　　李扬主编　申南副主编

出版人：黄和平　　选题策划：王晓宁　　责任编辑：杨　洋

出版发行：时代出版传媒股份有限公司　　http://www.press-mart.com

安徽科学技术出版社　　http://www.ahstp.net

（合肥市政务文化新区翡翠路1118号出版传媒广场，邮编：230071）

电话：（0551）63533330

印　制：北京恒石彩印有限公司　　电话：（010）60295960

（如发现印装质量问题，影响阅读，请与印刷厂商联系调换）

开本：710×960　1/16　　印张：14　　字数：130千

版次：2013年6月第1版　　2013年6月第1次印刷

ISBN　978-7-5337-5909-4　　定价：39.90元

目　录

contents

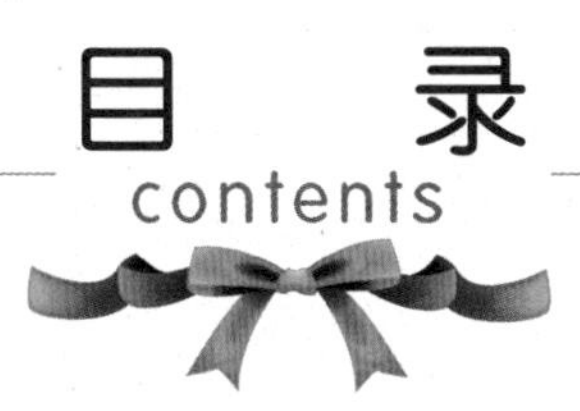

第一章 幸福妈妈的“幸孕”十月

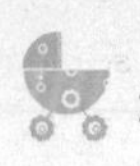

第二章 痛并快乐的分娩时刻

第三章 坐好月子很重要

第四章 给宝宝满满的爱

鸣谢：

特邀模特：崔晶晶 陈 润 冯晓宝 耿 莉 黄煜宸 晶 晶 孙美玲 李 枫 刘 辉 刘 静 刘腾文 璐 麓 李玉娟 聂 苑 瞿 力 吴 晋 吴廷旭 王 梅 王梦然 王诺晗 王 玮 王晓丹 王云鈞美 谢 晖 姚 瑶 张剑玲 周子钧

摄影师：郭力绮 郭泳君 李 晋 李 雪 李永雄 武 勇 杨佳静 张 磊 David

第一章

幸福妈妈的“幸孕”十月

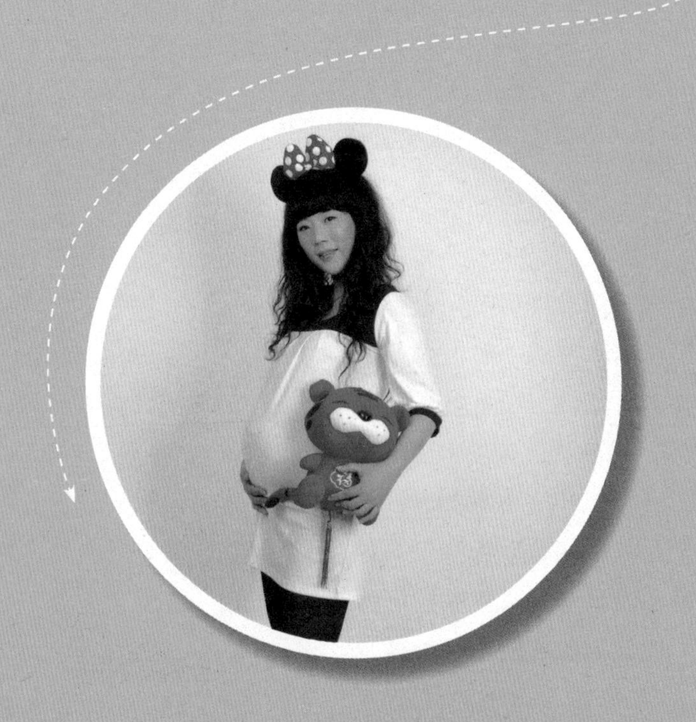

十月怀胎是女性人生中最重要的一段经历，这段时间过得好不好，对孕妈妈和宝宝都有很大的影响。美好的“十月”旅程即将开启，准妈妈们做好准备了吗？

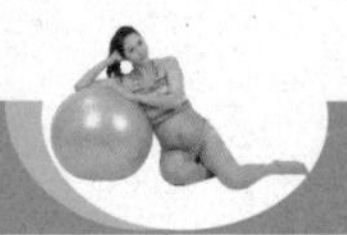

做好计划，优生优育

提前做好怀孕计划

结婚后，很多家庭下一步就要考虑到新的家庭成员的出生问题。如果夫妻还没有做好这方面的思想准备，或者暂时不具备养育孩子的经济条件时就怀孕，出生的孩子就会缺少幸福感，甚至可能影响家庭的稳定。

宝宝的出生，虽然是人生中最神奇的经历，但也会带给孕妈妈责任和负担。有计划地怀孕可以让怀孕成为一件有准备而令人幸福的事。而且，为了孕育出健康的宝宝而事先进行计划怀孕也是相当必要的。有许多孕妈妈事后知道自己怀孕，如果曾在这期间服过药或是照过X线，就会产生不安的情绪。这种情绪不仅对孕妈妈自己，也会对胎儿造成不良的影响。如果有计划地怀孕，就能事先调整好自己的身心，极大地减少危害胎儿行为的发生率。

健康怀孕的条件

健康的精子及卵子

男性精液里的精子必须要“有质”，即健康且有活动能力；“有量”，发育成熟的正常男性每天睾丸

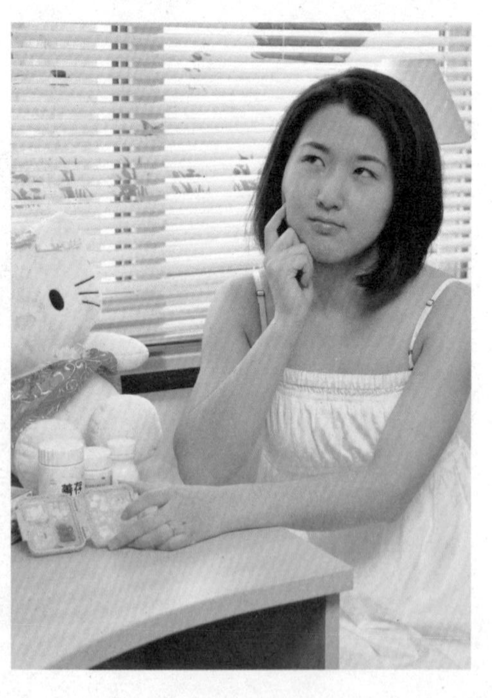

中能产生几亿个精子，一次射精中有4 000万个以上的精子，正常精液每毫升中的精子数不能低于2 000万个，否则不利于怀孕。健康的成年女性每月卵巢中排出1个成熟而健康的卵子。

通畅的生殖道

夫妻同房时，男方必须将精液排入女方阴道。精子的必经之路，包括男性附睾、输精管、尿道，女性阴道、子宫颈管、子宫腔和输卵管，这些管道都必须畅通无阻，才能使精子和卵子在输卵管壶腹部相遇，并结合受精。此时，受精卵再借助输卵管的蠕动被送到子宫腔。

专家提醒：

夫妻应该先确定要不要孩子。有的家庭因家族中有遗传病史，如遗传性精神病、智力低下、先天性疾患、糖尿病、高血压病等，或妻子患有慢性病，如心脏病、肾炎、癫痫等，对是否要生孩子疑虑重重，这就需要向医生咨询，夫妻慎重考虑后，再做决定。

若决定要孩子，夫妻双方还要对健康状况、年龄、工作及学习的安排、家庭的经济状况，甚至小孩出生后的哺养和教育问题等做全面考虑，做到“心中有数”，选择各种条件都处于最佳状况的时期，来完成生儿育女的人生大事。

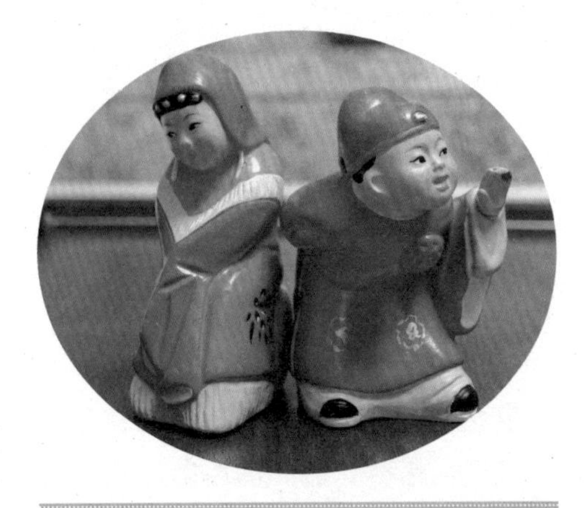

怀孕的理想季节

所有的夫妻都希望孕育一个既聪明又健康的宝宝，有人认为先天智力和体质，与受孕季节、生物交替有一定的关系。选择适宜的季节受孕、生产，对女性的孕期保健、孕期营养、产后恢复、胎儿在母体内的生长发育以及出生后的生长发育都有一定的良性影响。

从优生优育的角度来说，选择在7、8月这段时间内怀孕为好。因为，在妊娠初期40～60天发生初孕反应时，正好处在8、9月份，孕妈妈大多胃口差，爱挑食，但此时蔬菜、瓜果品种繁多，可以调节饮食，增进食欲，保障胎儿的营养需求。

两三个月后正值晚秋，气候凉爽，孕妈妈食欲渐增，对胎儿的生长发育十分有利。此时日照充足，孕妈妈经常晒晒太阳，体内产生大量维生素D，促进钙、磷的吸收，有助于胎儿的骨骼生长。且8、9月正值夏去秋来之际，孕妈妈夜间睡眠受暑热的影响小，休息、营养都会比较充分，这些均有利于胎儿的大脑发育和出生后的智力发展。

当多雪的冬天和乍暖还寒的初春携带着流行性感冒、风疹、流脑等病毒姗姗而来时，胎儿的胎龄已超过了3个月，这意味着胎儿已经平安地度过致畸敏感期。

而相应的预产期为次年的5月前后，正值春末夏初，气温适宜，妈妈哺乳、宝宝沐浴均不易着凉。蔬菜、鱼、蛋等副食品供应也十分丰富，产妇食欲好，乳汁营养也丰富，应是“坐月子”的最佳季节。保证母乳质量的同时，初生宝宝轻装上阵，衣着较少，便于四肢自由活动，有益于大脑及全身的发育。

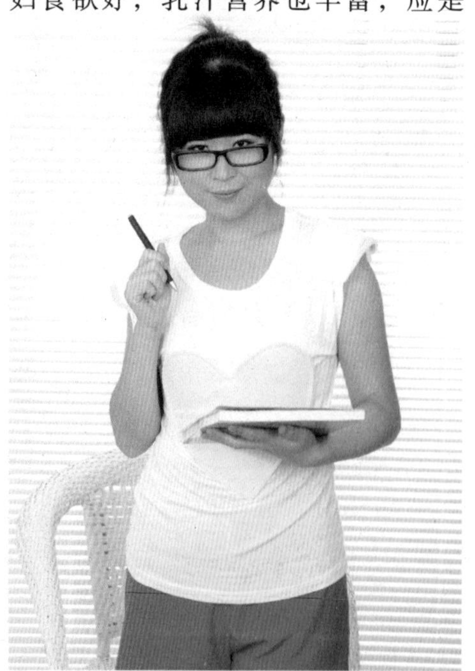

宝宝满月后，时令已入夏，空气清新，阳光充足，便于进行室外日光浴和空气浴。宝宝半岁前后正值金秋十月，该增加辅食时又已避过夏季小儿肠炎等肠道疾病的流行季节。

到了宝宝学习走路，开始断奶的周岁，则又是春夏之交，气候温和，一方面，新鲜食品充足，另一方面，春夏之交，肠胃易于适应，断奶也较易成功。这些都可以为宝宝的生长发育提供有利的条件。

专家提醒：

在国外，有人通过实验的方法增加孕妈妈的胎盘血流量，使进入胎儿体内的氧气量增加，可以大大促进胎儿大脑的发育。因此，孕妈妈如多吸入氧气，提高血氧的浓度，也可增加向胎儿输送的氧气量。但人是不能直接吸入纯氧的。如果吸入100%的氧气，反而会引起氧中毒。所以怀孕后，应尽可能多呼吸呼吸新鲜空气，如每天到公园、绿草地散步等。

怀孕的最佳年龄

现代医学认为，女性24～29岁，男性27～35岁是生育的最佳年龄，这时卵子与精子的质量都很好，有利于优生。

女性一般在20～23岁身体发育开始进入成熟阶段，但心理发育情况却要根据每个人的具体情况而定。一般来讲，进入成熟阶段后结婚生育比较适合。从身体方面来看，女性24～29岁妊娠和分娩时一般都比较顺利，难产的发生率很低，产后身体恢复也较快。男性大约22岁刚大学毕业，此时要融入社会，要择业，要拼搏，感情和物质上都还不稳定。这时若生子，会给生活带来很大的压力，有时会因此影响夫妻之间的感情，影响到自己事业的发展。等到30岁左右时，家庭与事业都稳定下来，那时身心就会都相对放松，非常有利于优生优育。

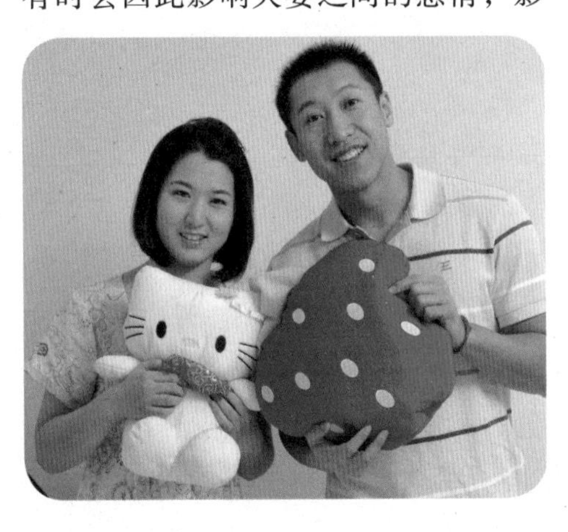

且男性27～35岁精力旺盛，既能提供优质的精子，又能从各方面对女性给予照顾，责任感大大增强。

专家提醒：

大量统计资料表明，青春发育期怀孕的少女易患高血压病、风湿热、心脏病、肾脏病等十余种疾病，这充分说明她们的身体条件不足以承受孕育的重担；甚至有的临产和分娩时还易出现子痫、产程长、胎盘早期剥离、产后出血等20多种险情，不仅孕、产妇死亡率高，而且发生低体重儿及1岁以内幼儿夭折者占6%，为非青春期孕妈妈所生婴儿死亡率的24倍。

最佳受孕时间

科学研究发现，夫妻选择在晚上的21:00～22:00时同房对优生优育非常有益。因为这段时间，既是人体功能的日高潮期，又与中医理论的“阴盛精气足”说法一致，此时孕育，宝宝的先天禀赋会较强。

其次，在这段时间里同房，事后

夫妻会很快进入睡眠状态。女方睡眠时身体平卧，有利于精子沿子宫内壁向输卵管内游动，对精子顺利到达输卵管壶腹部，跟卵子结合非常有利。

如何推算排卵期

通过生理周期推算

月经周期固定为28天者，从下次月经来潮的第1天算起，倒数14天或减去14天，就是排卵日。排卵日的前5天和后4天，连同排卵日在内共10天称为排卵期。

通过基础体温推算

正常情况下，从月经开始那天起，到排卵的那一天，体温一直偏低，一般为36.2～36.5℃；排卵后，黄体分泌孕激素，基础体温上升，一般在36.8℃左右。可以把从低温段向高温段移动的那几日，视为排卵期。

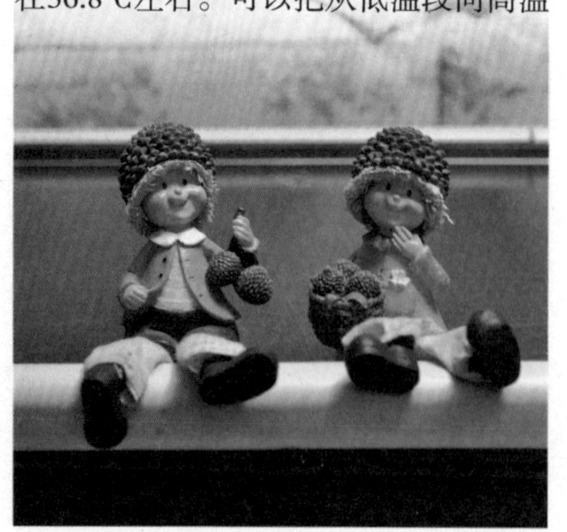

通过宫颈黏液推算

宫颈黏液含水量最多，清澈透明呈蛋清状，拉丝度高，出现这种黏液的最后一天的前后48小时之内是排卵日。

怎样更易怀上小宝宝

准爸妈想顺利地怀上小宝宝，提高受孕概率，在生活上还要注意以下几个方面：

精神放松

有的妻子因精神压力太大，心情紧张，影响了按期正常排卵而不易受孕。所以久不怀孕，又无生殖系统疾患时，应考虑调整精神、心理，最大限度地放松精神，有助于尽快怀孕。

合理安排性生活

我们知道，女性排卵期一般在两次月经周期中间前后几天。排出后的卵子可存活1～2天，精子在子宫内可存活3天。因此在排卵前3天和后1天过性生活会比较容易受孕。性交过少，看起来是养精蓄锐，但精子存储睾丸内时间过长，容易老化，活力降低，反而不易受孕；而性交过频，每次射精时精液中含精子数目过少也不容易受孕。

一般来说，在排卵前后，每两三天性交一次较易受孕。性交射精后，妻子的臀部可适当垫高，保持平卧1小时，这样更有利于受精怀孕。

不可忽视的孕前检查

孕前检查项目

在准备走入孕妈妈行列之前，去医院做相关的孕前检查，对优生优育是至关重要的。检查时间为早上，检查前不要吃早饭。

检查项目	检查内容	检查目的
血常规	红细胞计数、血红蛋白及白细胞计数和分类、血小板计数	及早发现贫血等血液系统疾病。如果孕妈妈贫血，不仅会出现产后出血、产褥感染等并发症，还会使宝宝易感染、抵抗力下降、生长发育落后
尿常规	尿糖、尿蛋白及红细胞、白细胞、管型	有助于肾脏疾病早期的诊断
肝功能等	除肝功能全套检查外，还包括血糖、胆汁酸等	各类肝炎、肝脏损伤诊断。如果孕妈妈患有甲肝，易诱发流产、早产及产后出血。孕妈妈乙肝可以直接传染给胎儿
生殖系统	通过白带检查有无滴虫、真菌、支原体、衣原体感染，有无阴道炎症以及淋病等性传播疾病	了解有无生殖道炎症、肿瘤、畸形等
染色体	检查遗传性疾病	避免遗传性疾病，如克氏综合征、特纳综合征传给下一代
围生期感染	围生期感染风疹、弓形虫、巨细胞病毒、单纯疱疹病毒	风疹病毒可引起胎儿产生白内障、听力障碍、心脏病及发育障碍等疾病。感染弓形虫，会引起流产、死胎、早产或胎儿脑、眼等部位的疾患
内分泌	对月经不调、不孕的女性进行包括月经第2～4天查卵泡促激素、黄体生成激素；月经第3周查孕激素等项目	诊断月经不调等卵巢疾病，为受孕和孕期做相应的指导
口腔	牙齿是否健康	有需要补牙或拔牙者应尽量在孕前治疗，以免孕期发病而致用药困难，同时孕期也不适合拔牙

准爸爸的孕前检查内容

准爸爸孕前检查除了要排除有遗传病家族史之外，还应排除传染病、性病，特别是梅毒、艾滋病等疾病。虽然这些病的病原体对精子的影响至今还不明确，但是这些病原体可能会通过丈夫传染给妻子，再传染给胎儿，导致宝宝出现先天性的缺陷。常规的健康检查，有血、尿常规，肝肾功能和精液检查等。如果出现异常结果，都应暂缓怀孕，进行相应的治疗，也可进行外周血染色体的检查，以排除染色体异常的可能。如果染色体异常，大多数为平衡易位携带者，生出健康下一代的概率就很小。除此之外还需进行泌尿生殖系统检查，这方面若产生问题也会直接影响下一代。

引起胎儿发育异常的因素

除了父母会带给孩子遗传性疾病以外，在受孕以前及妈妈怀孕期间还有很多因素会对胚胎产生影响，造成胎儿的先天性疾病。

受孕以前，致畸因素可作用于精子或卵子而引起畸胎。女性体内卵子的成熟分为两个阶段，第一阶段开始于女性胎儿期，第二阶段直到卵子成熟，排出前才完成。按照女性排卵规律，一般是1个月排出1个卵子，因此卵巢内其他卵子一直处于两个阶段之间，故各种不良因素都会影响卵子，这就是高龄妇女生下畸形儿的概率要比年轻妇女高得多的原因。男性精子的成熟过程约90天，在此期间若存在不良因素的影响，也可造成精子异常。

正常的胚胎发育过程要经过受精卵期、胚胎发育期和胎儿期，在母体内经过约265天才能发育成熟。但胎儿每个器官的发育成长都有严格的规律，大部分是在妊娠早期5～12周时进行。这个时期内，胚胎对外界的各种致畸因素特别敏感，不良因素所产生的影响也最大，可使胎儿致死或造成严重畸形。怀孕3个月后持续到妊娠晚期，某些器官还在继续分化、发育，致畸因素能使胎儿个别器官产生畸形、大脑发育异常或精神发育迟缓。通常能致畸的因素有风疹病毒、巨细胞病毒、弓形体等微生物，某些药物、X射线、香烟、酒精及污染的环境等。

因此，要想生下一个健康聪明的小宝宝，男女双方无论在孕前或孕中都要注意避免接触各种不良因素。

优生优育

目前，我国仍提倡一对夫妇只生一个孩子。因此，要选择最有利的时机来怀孕，也就是说要有计划地怀孕。若能避免下面述及的一些不利因素，就可能防止有缺陷婴儿的出生。

避免高龄妊娠

孕妈妈妊娠年龄为35岁以上，称为高龄妊娠。此时，分娩畸形儿的概率较高。

身体健康状况欠佳时要避免妊娠

如患急性传染病、病毒性肝炎、风疹、流感等疾病可能影响精子和卵子的质量及胚胎的正常发育。如女方患有心、肝、肾等慢性疾病并影响到脏器功能时，则应避孕，待到病情缓解、停药及脏器功能恢复正常后再妊娠。

避免接触放射线

直接接触放射线的女性，最好脱离接触放射线一段时间后再妊娠。

停用药物

长期服用某些有致畸作用或不良影响的药物，如抗癌药、抗癫痫药、链霉素等，最好在停药一段时间后再怀孕。

忌烟、酒

烟草中所含的重金属、亚硝胺以及燃烧后产生的气体中有1／2的物质对人体有害，其中主要为尼古丁、氰化物和一氧化碳等。这些物质作用于末梢血管，使血管收缩。胎盘血管受到影响后，脐血中的氧含量会降低，易引起胎儿缺氧，而长期缺氧会导致胎儿生长受限。

酒精也是日常生活中较常见的致畸因素之一。酒精对胎儿的有害作用主要是损伤脑细胞，使脑细胞发育停止、数目减少，导致不同程度的智力低下、精神发育不良等，并常有小

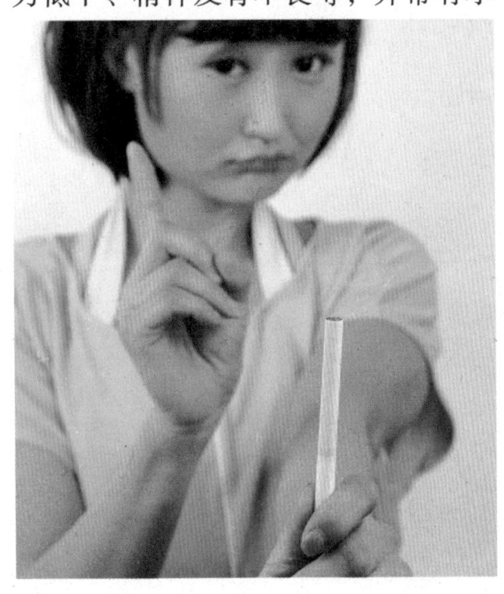

头、小眼裂等面部畸形和先天性心脏病出现。致畸作用与饮酒量、酒中含酒精的浓度、不同胚胎时期有关。经常饮酒较偶尔饮酒危害更大。孕妈妈若长期饮酒可致胎儿慢性酒精中毒，出现胎儿酒精中毒综合征。

此外，烟、酒对生殖细胞亦有影响。因此，要想生一个健康、聪明的孩子，建议夫妻双方在妊娠前戒烟、戒酒，妊娠后，孕妈妈要绝对禁烟、禁酒。

远离宠物危险

如果计划怀孕，就要早早考虑将家里的宠物交给别人代为照顾。因为宠物身上可能存在一种能使人畜共患病的病原体——弓形虫。弓形虫对孕妈妈和胎儿的健康都会有严重影响。孕早期感染弓形虫会导致流产、胎儿发育异常等；孕晚期感染弓形虫会严重影响胎儿的大脑发育，可能导致胎儿畸形或死胎。感染弓形虫的宝宝出生后主要表现为脑积水、小头畸形、精神障碍等。如果宠物只能放在家里，孕期要记得把关于宠物的清洁工作交给家人，因为宠物可通过粪便传播疾病。同时，家人也应注意手的清洁。

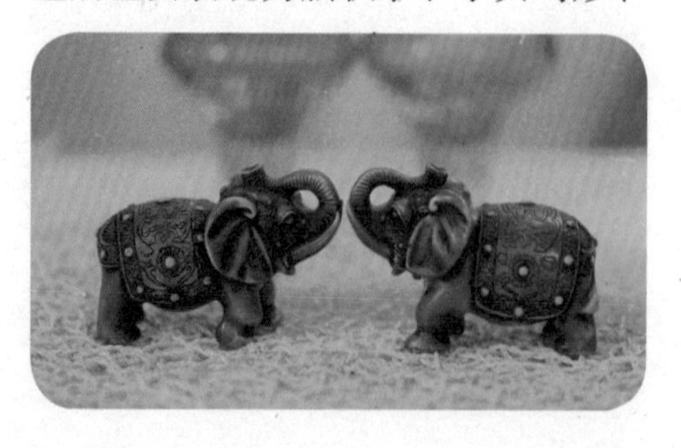

创造良好的受孕环境

气候、地点及双方情绪等都应该调整到最佳的状态。但一些迷信之说，如“虎年生虎子”“羊年生人命苦”等，纯属无稽之谈，不要因此而去做人工流产。

专家提醒：

据统计，孕妈妈吸烟者比不吸烟者的自然流产、早产、死胎及围生期并发症发生率高，新生儿低体重者多，甚至可致畸形。如孕妈妈每日吸烟超过20支，其婴儿围生期死亡率便增加35%。

孕前必须治疗的疾病

如果夫妻在以下某一方面患有疾病，就会影响胎儿的发育。因此，夫妻双方应当认真检查和治疗，确认康复后再怀孕。

贫血

严重贫血不仅对孕妈妈本身有影响，而且会影响胎儿的发育。贫血可以通过食疗来治疗，应多食用豆制品、猪肝、猪肉松、河蟹、蛤蜊、芝麻酱、海带、木耳等含铁量高的食物，或服用铁剂。

高血压病

高血压病患者易并发妊娠期高血压病而使病情加重，并严重损害胎儿的健康。建议高血压病患者按照医生的治疗方案，认真服药和休息。血压指数正常或接近正常后，在医生允许的情况下才可考虑怀孕。

心脏病

心脏功能不正常会造成血液循环障碍如缺氧，引起胎盘供血不足，导致流产、早产。所以怀孕前一定要彻底医治并听取医生的建议。如果心功能尚好，经心内科医生评估，认为可以怀孕了再考虑怀孕。

糖尿病

糖尿病患者怀孕后，如果治疗不及时或发生其他感染，很容易出现酮症、酸中毒等症状，危及生命，还会并发妊娠期高血压病，或引起流产、早产，甚至胎死宫内等。此外，生出巨大儿和畸形儿的概率也会有所增加。因此，应征求医生的意见后再考虑怀孕。

肝脏疾病

怀孕后会增加肝脏负担，如果本身就有肝病，怀孕可能会使病情恶化，病情严重就需终止妊娠。如果病情不严重，在医生指导下，可以继续妊娠。

肾脏疾病

肾脏病患者怀孕后，容易并发妊娠期高血压病，它会使肾脏病变恶化，引起早产、流产及死胎等现象。孕前应经肾内科医生评估，如果病情允许，方可以考虑怀孕。

阴道炎

阴道炎有多种，较多是由念珠菌

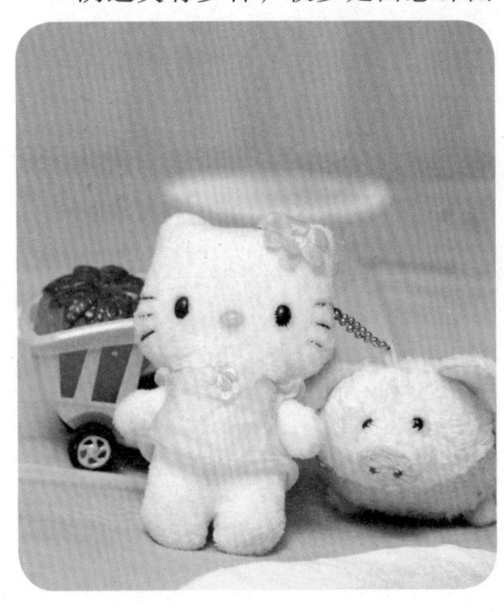

感染引起的。如果带病分娩的话，会传染给胎儿，使新生儿患鹅口疮。

孕前心理调适

夫妻双方在还未怀孕之前，一定要有足够的心理准备，因为宝宝的降临意味着目前生活方式的转变，在带来喜悦的同时也会增加很多责任，在宝宝的喂养、教育、健康安全等方面都需要付出很多的时间和心血。准爸妈会因此而失去很多自由，有时还会因此影响到事业的发展。但从另一个角度看，宝宝带来的欣喜和乐趣是无法替代的，而且随着宝宝逐渐长大，准爸妈也会知道更应关心自己的父母。

怀孕之后，孕妈妈要调节好自己的心理，对自己身体上和心理上的变化有所了解，坦然地面对妊娠所带来的各种不便，心情愉快地孕育自己的小宝宝。为了胎儿的健康，孕妈妈需要注意的事项很多，许多活动和娱乐都将受到限制，对此也应有充分的思想准备。

减轻不必要的担忧

有一些年轻女性对怀孕抱有一种担忧心理，一是怕怀孕会影响自己的身材；二是怕分娩时产生的难以忍受的疼痛；三是怕没有经验，不能照顾好宝宝，或是担心产后上班工作时没有人能帮忙照料宝宝。其实，这些顾虑都是没有必要的。毫无疑问，怀孕后，由于生理上的一系列变化，体型也会发生变化，但只要能坚持锻炼，产后体型很快就能恢复如初。事实证明，凡是在产前做孕妇体操，产后认真进行相关健美操锻炼，并进行母乳喂养的年轻妈妈，其身体的素质及体型都能得到很好地恢复。有许多著名的女运动员、女演员都曾生育过孩子，但他们的体型并没有发生太大的变化，身材仍然非常好，其关键的原因就在于产后坚持运动，坚持锻炼。另外，分娩时所产生的疼痛也只是因人而异，大部分孕妈妈都可以忍受，而且目前很多医院开展镇痛服务，只要能够很好地按照要求去做，同医生密切配合，就能减少痛苦，平安分娩。

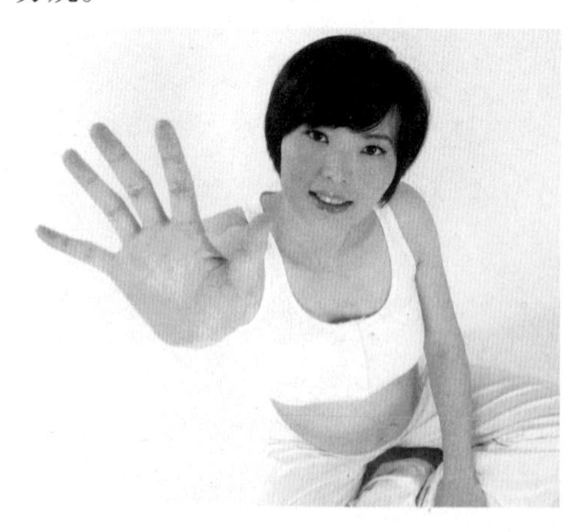

Rh血型不合严重吗

Rh血型不合，会存在一定的问题。当孕妈妈为Rh阴性，而且是经产妇或者做过人工流产、有输血史，准爸爸为Rh阳性，胎儿也为Rh阳性时，就会发生Rh血型不合。这时，对孕妈妈的血液来说，胎儿的血液就是异物，因而会产生对抗胎儿血液的抗体，即抗D抗体。

初次怀孕时，这个反应发生较晚，所以对胎儿没有多大影响，能顺利分娩。但是，如果再次怀孕，胎儿还是Rh阳性，因为这次从一开始孕妈妈的血液中就有抗体，胎儿的红细胞就会逐渐被破坏。

为此，胎儿可能因重症贫血而死于宫内。即使生下来，也可能患重症黄疸，以至发生核黄疸，引起智力障碍等残疾。核黄疸一旦发生就会造成脑损伤后遗症。

因此，Rh阴性的女性，对第二胎及其以后的怀孕、分娩，要特别注意。有分娩史、人流史、输血史等的Rh阴性女性，母体都可能产生对抗Rh阴性血型的抗D抗体。为了避免这种不幸的发生，女性最好尽早明确自己是Rh阳性还是Rh阴性。

导致不孕的因素

凡处在生育年龄的妇女，配偶生殖功能正常，婚后同居两年以上，未避孕而不怀孕者，称为原发性不孕症。若曾有过孕育，又同居两年以上，未避孕而不再怀孕者，称为继发性不孕症。可以引起女性不孕的原因很多，主要有以下几方面的因素：

阴道因素

处女膜闭锁、阴道闭锁、阴道横膈、阴道纵隔、阴道肿瘤等都可引起性交障碍而导致不孕。有霉菌或滴虫性阴道炎症时所产生的炎性分泌物，可以改变阴道生化环境，大量白细胞或滴虫可以吞噬精子，消耗精液中的营养物质，降低精子的活动力，不利于精子生存，从而影响受孕。

宫颈因素

凡子宫颈狭窄、炎症、肿瘤、外伤、粘连等均可影响精子通过。宫颈若有重度糜烂，其分泌物可能有杀伤精子的作用。若宫颈黏液分泌异常，或存在抗精子抗体，则不利于精子穿透宫颈管，以上因素均可影响受孕。

子宫因素

子宫因素引起的不孕症发病率比

较高，主要是子宫发育不良、子宫内膜炎症、子宫内膜异位症、子宫肌瘤等；其次则是子宫畸形、子宫后倾、宫腔粘连等。存在以上因素可导致受精卵不能着床。

输卵管因素

输卵管因素造成的不孕，一般以输卵管炎症引起的管腔堵塞最多。倘若输卵管过长或狭窄也会影响精子、卵子或受精卵的运行。

卵巢因素

卵巢内滤泡发育不良、不能排卵形成黄体、卵巢早衰、多囊卵巢、卵巢肿瘤及子宫内膜异位症等，均严重影响卵泡发育及卵子排出或受精卵着床。

内分泌因素

下丘脑、垂体、卵巢轴系的器质性或功能性异常，引起月经不调，导致闭经，无排卵月经或黄体功能失调。因卵子未能正常发育，或卵巢未能排卵，以致影响受精卵的着床而造成不孕。另外，甲状腺与肾上腺皮质功能的亢进或低下都能影响卵巢功能而阻碍排卵。

先天性因素

先天性因素造成不孕者为数甚少。这类因素主要是严重的先天性生殖器官发育不全、性染色体异常等。

免疫因素

免疫因素可以造成不孕是近些年才提出来的，因为患者的血液或体液中存在抗精子抗体，这种抗体是精子的敌对物质，一旦女方摄纳精液后，就立即将精子杀灭，从而导致不孕。

除去以上这些因素可以导致不孕外，代谢性疾病、慢性消耗性疾病、营养不良等全身性因素；情绪不良、自主神经功能失调等神经精神性因素也可造成不孕。

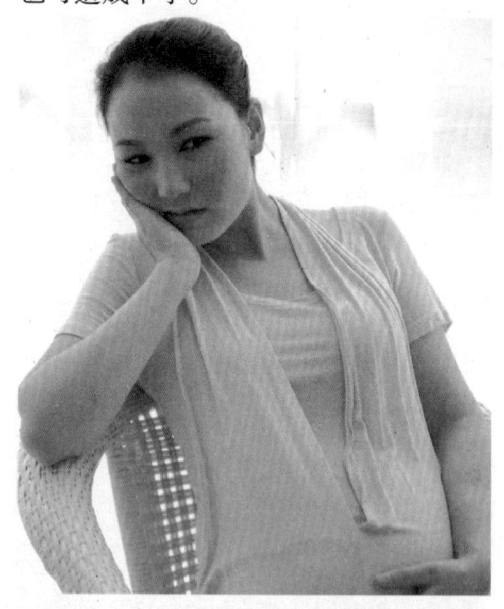

孕前营养搭配

大多数人都知道妊娠期间要加强营养补充，却容易忽视孕前夫妻双方营养的补充。岂不知孕前营养对优生一样重要，因为孕妈妈大多会有一段时间的早孕反应，这时，胚胎发育需要的营养大部分是从母体中获取的。如果母体中储存的营养不够，就会影响胚胎的发育。另外，精子的生存也需要优质的蛋白质、钙、锌、精氨酸和多种维生素等，准爸爸在孕前也应注意营养。因此，如果夫妻双方忽视了孕前营养，很可能会给胎儿的发育带来消极的影响。

准爸妈孕前营养应做到以下几方面：

实现标准体重

育龄妇女若体重过低，营养状况欠佳，易生低体重儿；体重过高则易导致自身发生某些妊娠并发症，如先兆子痫等妊娠期高血压病、妊娠期糖尿病等，且会导致超常体重儿的出生。

合理安排饮食

体重过高者应在膳食营养素平衡的基础上减少每日摄入的总热量。原则是低热量、低脂肪，适宜优质蛋白（如鱼、鸡蛋、豆制品、瘦肉、牛奶等），以减少脂肪（如肥肉、内脏、蛋黄、坚果、植物油等）为主。体重过低者应保证每天膳食营养素的摄取，增加碳水化合物、优质蛋白、新鲜蔬菜水果等的摄取，脂肪按需要量摄入，不宜过多；禁烟酒及成瘾药物。

纠正营养失衡

孕妈妈营养失衡会使胎儿发育所需的某些营养素短缺或过多，于优生不利。故孕妈妈在怀孕前应当对自己的营养状况做全面了解，必要时也可向营养师咨询，有目的地调整饮食，积极储存平时体内含量偏低的营养素。如身体缺铁，可适量增加牛肉、动物肝脏、绿色蔬菜、葡萄干等的摄取；缺钙可适量增加虾皮、乳制品和豆制品的摄取。

健康饮食行为

每餐不要吃得过饱，七八分饱即可，不暴饮暴食，细嚼慢咽，延长进食时间，按进食计划把每餐食品计划好。

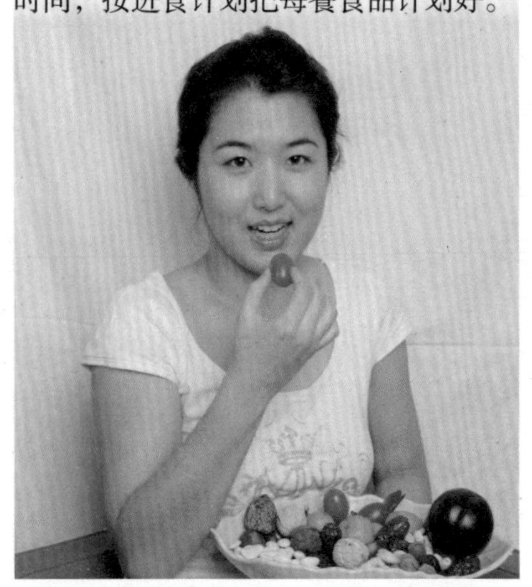

孕前食物大本营

孕前食物大本营	
水果	含有丰富的维生素，多吃水果对胎儿大脑发育有益
小米、玉米	富含蛋白质、脂肪、钙、胡萝卜素、维生素B_1及维生素B_2，是健脑、补脑的有益营养主食
海产品	为人体提供易被吸收利用的钙、碘、磷、铁等矿物质微量元素，对大脑的生长、发育有益，可防止神经衰弱
芝麻	含有丰富的钙、磷、铁，同时含有19.7%的优质蛋白质和近10种重要的氨基酸，这些氨基酸均为构成脑神经细胞的主要成分，必须随时进行补充
核桃	含有丰富的脂肪、蛋白质、磷、铁和维生素A、维生素B_1、维生素B_2等营养成分，对胎儿大脑神经细胞有益
黑木耳	所含胶质可以把残留在消化系统内的灰尘和杂质吸附起来集中排出体外，从而起到清胃涤肠的作用
花生	具有极易被人体吸收利用的优质蛋白，富含各种维生素、糖、卵磷脂，人体必需的蛋白氨基酸、胆碱等

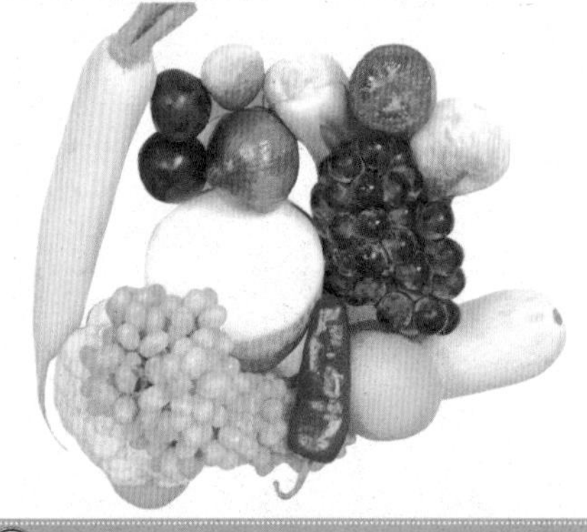

夫妻都要补叶酸

叶酸是一种重要的维生素。叶酸缺乏将导致孕妈妈发生巨幼红细胞性贫血，影响胎儿的发育。如果准爸爸叶酸不足，将会降低精液的浓度，有时还会造成精子中染色体分离异常，这些都会影响到未来宝宝的身体健康。所以，夫妻两人最好每天一起补充叶酸。一般来说，应该在受孕前3～4个月开始服用叶酸。每天服用叶酸0.4mg，日常还可多吃一些富含叶酸的食物，包括芦笋、梨、香蕉、豆类、西蓝花、蛋黄、动物肝脏、菠菜、草莓、酸奶等。但同时应注意，孕妈妈在孕早期切忌服用大剂量的叶酸片,因为长期大剂量服用叶酸片对孕妈妈和胎儿会产生不良的影响。因此提醒孕妈妈要听从医生的指导，不要滥服药。

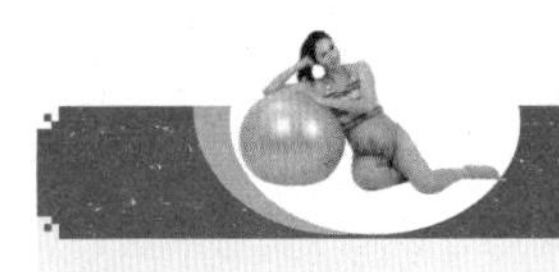

十月怀胎经历

如何判断是否怀孕

想知道自己是否怀孕了，初步可以从下面几点来判断：

月经逾期不来

如果你的月经一向来得很准，这次突然40多天了还没来，这时你就要注意自己是不是怀孕了。

基础体温持续在高温段

坚持测量基础体温时，可以从图表上判断出来。如果体温到了该来月经时仍然保持在高温段，且此现象持续15～20天，就可以认为很可能已经怀孕。基础体温无规律者，也可以根据自己的感觉，如果觉得身体发热、无力、嗜睡等，结合基础体温曲线，也可以做出是否怀孕的判断。

早孕反应

大多数女性一旦怀孕，在末次月经后6周左右会开始出现恶心、呕吐、没有胃口吃东西、想吃酸的、行动有气无力等现象。这些现象多半在

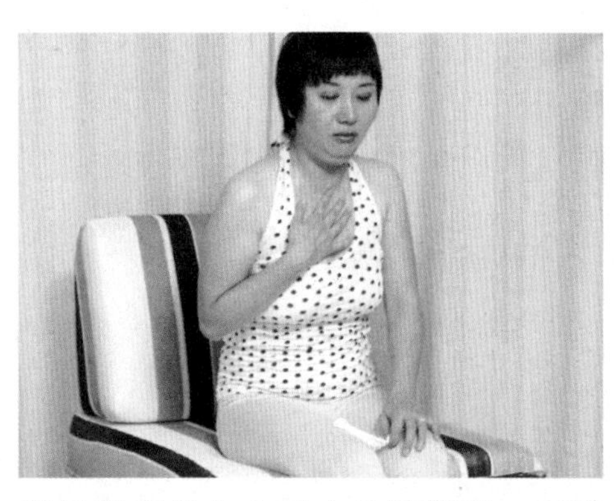

早晨起床后几小时内比较明显，叫做早孕反应。早孕反应一般在12周后会自动消失，这是一种生理现象，不需做特殊处理。也有的孕妈妈没有早孕反应，或早孕反应时间延后；有的孕妈妈早孕反应厉害，如果时间长，要去医院诊治。这与个人当时的体质有关，主要是受体内激素的影响。

乳头、乳晕及乳房变化

怀孕初期，乳头、乳晕、下腹中央及外阴等部分的皮肤，会因激素分泌增加、刺激产生黑色素细胞，而使乳晕变得较广、乳头变大，而且颜色加深。

尿液检查

孕妈妈怀孕早期，由于胚胎的绒

毛细胞能够产生一种内分泌素，叫做绒毛膜促性腺激素，进入孕妈妈的血液，并随小便排出，所以测定尿液中有无绒毛膜促性腺激素，可以确定是否怀孕。只要将一滴晨尿滴在早孕试纸上，3分钟内就可以作出诊断，尿检结果是阳性，则证明已怀孕；如果是阴性，则应在一周后复测，准确率在95%以上，一般在月经逾期2周就可做上述检查。

B超检查

通过这种方法来判断是否怀孕，快速且准确。但专家并不赞成用B超来做早孕检查，应根据需要进行。如果停经后出现阴道出血或小腹疼痛应行B超检查，以排除异位妊娠及流产等情况。

预产期的计算方式

孕妈妈怀孕之后，都特别想知道自己什么时候分娩，以便为将出生的宝宝早作安排，这就需要学会推算预产期。从怀孕（即受精）到分娩大约经过265天，但是每个妇女常无法准确地判定出是哪一天怀孕的。为方便计算，医学上规定从末次月经来潮的第一天开始计算，则整个妊娠期就多了2周，为280天左右，即10个妊娠月（每个妊娠月为28天）。常用计算预产期的方法有以下3种：

从末次月经计算预产期

末次月经的月份减3或加9（如不够减时），日数加7。例如，末次月经为2009年4月10日，预产期应为2010年1月17日。又如，末次月经为2010年2月10日，预产期应为2011年11月17日；若按农历计算，月份计算同前，只是日数加15天。此种计算方法仅适用于月经周期规律者。

从胎动时间推算预产期

如记不清末次月经日期，或哺乳期月经尚未来潮而受孕者，可以根据胎动日粗略推算。一般胎动开始日期在末次月经第一天后的18～20周，再加上20周就能推算出大约的预产期。

B超检查推算预产期

如有条件做B超，通过测量胎头双顶间径、头臀长度及股骨长度等进行测算，即可较准确地测出胎龄，并以此推算预产期。

专家提醒：

以上测算的预产期与实际分娩日期常有差距，可见预产期是一个大概的分娩日期。凡是在预产期前3周或后2周以内分娩者都属于足月分娩。

早孕反应

停经6周左右的孕妈妈，孕早期常会出现恶心、胃口差、消化不良或呕吐，吐出胃内容物或黄绿色苦味液体。此时，孕妈妈会对一些气味特别敏感，如做饭气味、油腻味等都可引起恶心。有时饮食的嗜好也会突然改变，出现挑食、偏食、嗜酸辣，或想吃一些过去不喜欢吃的东西。还可能出现头晕、头痛、失眠、乏力、畏寒、烦躁、忧虑或便秘等。这些都是妊娠早期特有的症状，称为“早孕反应”。

早孕反应多持续4～6周后逐渐缓解。少数孕妈妈的妊娠反应可能持续更长的时间，甚至到妊娠5～6个月才好转。当然，还有少数孕妈妈没有任何反应，这也是正常的。如果早孕反应较严重，孕妈妈可以尝试通过以下方式缓解：

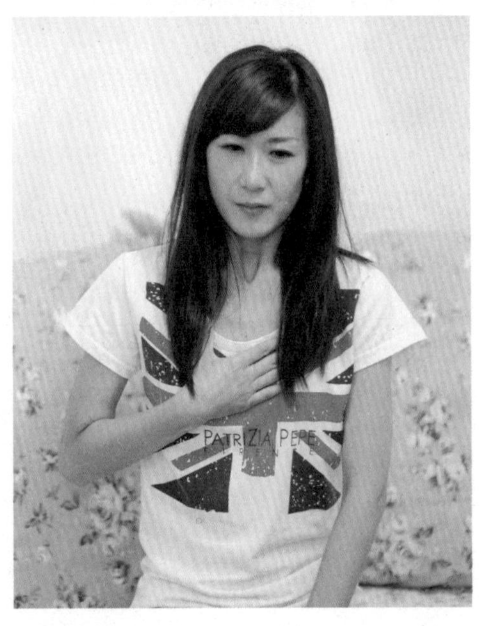

保持乐观的心情

孕妈妈应尽量做到身心放松，经常告诉自己：妊娠反应是生理反应，一两个月就会过去。情绪不好时，可以听听舒缓的音乐，或者与准爸爸一起去散步，还可以找几个好朋友聊聊天。

吃得舒服一点

◎少吃多餐，每日可以多加几餐，增加食物摄取量。

◎在床边放一些小零食，如饼干，每天睡前和起床前吃一点，可以有效缓解孕吐。

◎时刻告诉自己，要多吃一点，尽量多喝水，空腹易引起孕吐。

◎孕妈妈唾液分泌较多，有时会刺激呕吐，这时不妨喝些酸性纯果汁。

◎出现反胃时，试试喝一点柠檬水。

身体不适时要休息

如果妊娠反应特别强烈，可以请假在家休息。

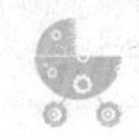

寻求家人帮助

由于妊娠反应的特殊性，孕妈妈可能懒于做家务，尤其对厨房的油烟味道反应强烈，孕妈妈可以告诉准爸爸及其他家人什么是妊娠反应，让他们积极分担家务，使自己轻松度过妊娠反应期。

保证充足的睡眠

睡觉可以减少恶心，因此，孕妈妈一定要在孕早期保证充足的睡眠。为避免起床后恶心，可以在睡前吃一些清淡的食物，如水果或面食。

胎动初感

孕9周时，B超检查便可观察到胎儿肢体的运动，但由于运动的强度及幅度微小，尚不足以引起孕妈妈的注意。随着胎儿的生长发育，当其运动强度及幅度增加到一定程度时，方可为孕妈妈察觉。

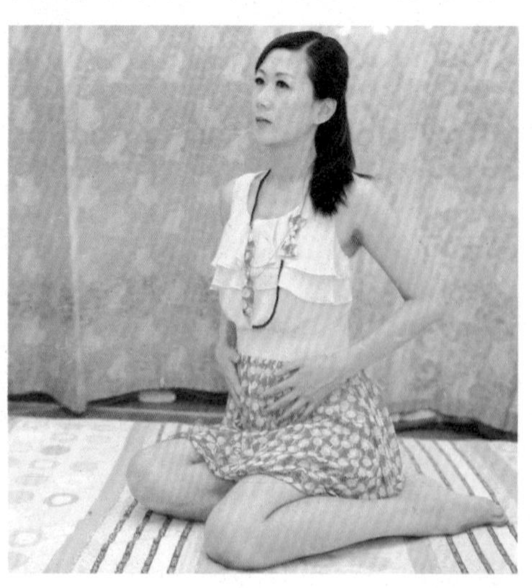

胎动本身虽是客观存在，但感觉却因人而异。比较细心的孕妈妈，可在孕4个月时便体察到轻微的胎动，大多数在孕4个半月左右时察觉，仅个别孕妈妈在孕5个月时方感到胎动，经产妇由于已有经验，往往察觉得早。月经规律的妇女，当孕5个月还未察觉胎动时，应及时就医，以确定胎儿情况。

专家提醒：

胎动是胎儿存活的征象，正确地体察胎动是一项简便的自我监护措施。胎动是胎儿的随意运动，无固定规律，应与肠蠕动及腹部大血管的跳动加以区分。

胎儿的生长发育过程

胎儿的发育过程可分3个阶段:

受精后2周内（即停经4周）称为胚卵期。此时受精卵发生迅速的细胞分裂，形成胚泡。

孕8周内称为胚胎。此时胚体初具人形，各器官也都在这个阶段分化、形成，如心脏已形成且有搏动，肝、肾也开始形成，故又称为胚胎器官形成期。

孕9周以后称为胎儿，各脏器继续发育成熟直至出生。

妊娠4个月末（即孕16周末），胎儿身长约16厘米，体重约120克，外生殖器已可区分男女，从孕妈妈腹部可以听到胎心音，孕妈妈自己也可能感到胎动。

胎儿发育到7个孕月末（即孕28周末），胎儿身长约35厘米，体重约1300克，头部有毛发，眼皮可张开，可有呼吸。如果此时出生，婴儿生活能力极弱，需要很好的护理才能存活。

胎儿发育到9个孕月末（即孕36周末），胎儿身长约45厘米，体重约2 700克，皮下脂肪发育良好，指（趾）甲已达指（趾）尖，出生后能啼哭及吸吮，生活能力较强，此时出生可以存活。

孕40周的胎儿，身长约52厘米，体重大多在3 000克左右，皮下脂肪丰满，头发长2～3厘米，出生后能大声啼哭，四肢运动活泼，吸吮力强，表现出很强的生活能力。

专家提醒：

精子和卵子在输卵管里结合为受精卵，经过5天左右从输卵管移行到子宫腔，植入子宫蜕膜后发育成胎儿。胎儿在子宫内发育生长时间，从受精那天起，算是265天左右，但通常从末次月经第一天算起，约为280天，以28天为1个妊娠月，恰巧是10个月或者40周。

孕妈妈身体的变化

妊娠期由于胎儿的生长发育，母体内会发生许多变化，最为显著的有以下几方面：

生殖系统方面

以子宫变化最为明显，其重量由未孕时的50克，增加到足月妊娠时的1 000克左右。宫腔容量比未孕时增大约1 000倍。子宫底在怀孕3个月后，从腹部即可触知，并随着怀孕月份的增加而上升，至妊娠9个月时，宫底可达胸骨剑突下。

心血管方面

心脏因增大的子宫上推横膈而向上、向左移位。孕妈妈全身血容量比怀孕前增加约35%，心搏出量也增加，加重了心脏负担。由于血液稀释，即使是正常妊娠，血红蛋白也有所下降，故孕妈妈易贫血。妊娠子宫增大后，压迫腹腔及盆腔大血管，使血液回流受阻，易致下肢和外阴静脉曲张和痔疮的形成。

呼吸系统方面

孕妈妈对氧的需要量及二氧化碳的排出量增加，使肺的负担加重；妊娠后期增大的子宫使膈肌活动受限，故孕妈妈呼吸比较急促。

泌尿系统方面

孕妈妈由于代谢旺盛及替胎儿排泄废物，尿中排出尿素、肌酐、尿酸等增加。又因妊娠期体内激素的变化，使平滑肌迟缓，致肾盂、输尿管扩张，输尿管蠕动减弱，尿流缓慢，且因右侧输尿管易受右旋的妊娠子宫压迫，故孕妈妈易发生肾盂肾炎，并以右侧多见。

消化系统方面

怀孕早期，会出现妊娠反应，因此有呕吐、恶心等症状。而在怀孕晚期，增大的子宫会压迫腹部，孕妈妈因此会出现腹胀等症状，并影响孕妈妈的食欲。

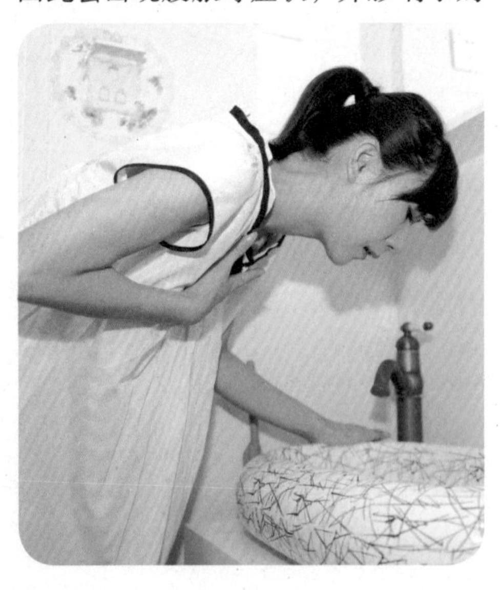

其他

乳房会出现相应变化，同时有皮肤色素沉着，有些孕妈妈面部出现蝴蝶斑，产后也不一定能完全消失。孕妈妈可因骨盆关节或椎骨关节等松弛，而发生腰骶或肢体疼痛等。

专家提醒：

以上各种变化都属于正常生理现象，对健康无害。但孕期如未给予足够重视，可以诱发一些并发症。

妊娠期生理现象

妊娠期孕妈妈为了适应胎儿的生长发育和分娩，身体会发生一系列变化。这些变化既不是疾病现象又明显不同于常人，被人们称为妊娠生理现象。

阴道

随着妊娠时间的增加，阴道壁伸长，变得疏松柔软，弹性增大；黏膜变厚，充血，呈紫蓝色；阴道分泌物也会增多，呈酸性，可以抑制致病菌的生长；外阴部色素沉着，膨大变软，以利于胎儿娩出。

皮肤

孕妈妈在妊娠期间会出现色斑，皮肤发暗，腹部、大腿外侧及乳房等处的皮肤会因弹力纤维断裂而出现妊娠纹。此外，妊娠期还常会感到皮肤瘙痒。

心血管

妊娠中期，母体血容量明显增加，血液呈稀释状，白细胞的数量略有上升。到了妊娠中晚期，心率平均每分钟增加10～15次。

消化

妊娠早期，孕妈妈会有食欲减退、恶心、呕吐等症状，妊娠12周后上述症状会逐渐消失。由于肠蠕动减慢，妊娠期还易出现肠胀气和便秘现象。

膀胱

妊娠早期增大的子宫和妊娠晚期胎头对膀胱的压迫，常会使孕妈妈出现尿频现象。由于妊娠期母子代谢产物的排泄量增多，肾脏血液量及肾小球滤过率也都会有所增加。至足月时，膀胱的大小会比孕前增加30%～50%。

呼吸

随着妊娠周数的增加，孕妈妈腹压增高，横膈上移，使呼吸变得短促而激烈，容易疲劳。因此，孕妈妈一定要注意休息，避免劳累。

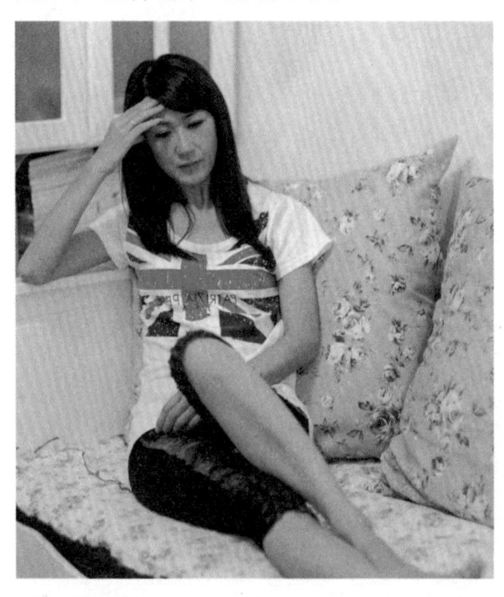

骨骼

因妊娠期骨盆关节及椎骨间关节松弛，孕妈妈会感到腰骶部、耻骨联合处或肢体有疼痛的感觉。孕妈妈要适当补钙，注意坐立行走的姿势。妊娠生理现象不同于病理现象，是可以忍受的。但若上述现象过于严重，则很可能是病理现象，要及时去医院就诊。

孕期孕妈妈乳房的变化

孕早期乳房的变化

当怀孕至第5周左右，孕妈妈通常

会出现早孕反应，此时乳房也开始改变。乳头会变深、乳房正下方的血管越来越明显。怀孕3～4个月时，大部分孕妈妈的乳房已开始变大，除了稍有疼痛外，偶尔还会摸到肿块，这是乳腺发达以及激素分泌增加的缘故。

从怀孕8周左右起，乳房还会开始变大，并且它们会在整个孕期不断增大。同时由于乳房皮肤被拉伸，可能会感觉到乳房发痒，甚至出现妊娠纹。

另外，乳房表皮正下方会持续出现静脉曲张，可能会看到乳房皮肤下的血管，并发现乳头变大、颜色变暗了。怀孕头几个月后，乳晕也会逐渐增大，颜色变暗。乳晕上的小小的突起（一种叫做"蒙哥马利结节"的皮脂腺）可能会变得更明显了。

孕中期乳房的变化

怀孕中期，胸部也会明显变大许多，外表一看便知，原本的胸罩已经不太适合，应该要开始穿戴较大的孕妇专用内衣。此时期乳房内可能开始生成乳汁，所以乳头会分泌少量白色乳汁。

孕晚期乳房的变化

原则上，后期乳房没有新的变化，只是随着中期的加大，肿胀感更为严重。这个时期乳腺发育几乎到达顶峰，轻轻按乳头就可能分泌乳汁。10公斤左右是孕妈妈最后时期可能增加的体重，其中也有乳房变大的贡献。整个妊娠期间乳腺发育的程度是决定乳汁分泌的关键因素之一。

腹部增大

随着孕期的进展，胎儿及其附属物（胎盘、羊水）日渐增长。至足月时胎儿重达3 000～4 000克，胎盘、羊水各重约500克，再加上子宫肌肉的增生及肥大，故妊娠后子宫会按月增大。

早孕3个月内（自末次月经第一天算），子宫底尚未超出小骨盆腔，通过妇科检查方能查出增大的子宫。3个月后，子宫底逐渐超出小骨盆腔，孕妈妈平卧时可在下腹正中摸到子宫底的上缘，此时腹部外形尚无明显的变化。妊娠5个月后，子宫底升至肚脐水平或以上时则会出现腹部增大，怀双胎时更明显。

依孕妈妈身材高矮、骨盆的倾斜度及腹壁紧张度的差异，腹部形态各有不同，部分孕妈妈腹部均匀性增大，腰部增粗；另一部分孕妈妈腹部向前突出，皆属正常。腹部前突并伴有明显下垂者，称为悬垂腹，若发生于初产妇时，要警惕胎头与骨盆入口不相称。

专家提醒：

由于腹部增大是渐进性的，孕妈妈均能适应。但若在短期内迅速增大，可引起胸闷、气促、心悸及不能平卧等压迫症状，则属异常情况，应及时就医，查明原因。

妊娠后子宫的变化

怀孕后，胎儿在子宫内生长发育。随着妊娠的进展，子宫逐渐增大。妊娠足月时，子宫腔的容量比未孕时增大1 000倍左右。

子宫主要由平滑肌组成。妊娠后子宫肌纤维增生、肥大；妊娠后半期，则主要是子宫肌纤维本身的伸展、加长、变宽。因此，未孕时子宫重量仅50克，到足月妊娠时子宫重量可达1 000克左右。子宫肌纤维之间有丰富的弹力纤维，使妊娠子宫变软而富有弹性。子宫血管增粗，血运丰富；胎盘绒毛伸入子宫蜕膜的血窦中，从而保证胎儿能自母血中吸取营养物质，并将其代谢废物排出。

子宫于妊娠12～14周开始有不规则收缩，随着妊娠时间的增加，子宫敏感性增高，收缩逐渐频繁，孕妈妈自己也能在腹部摸到子宫一阵阵的发硬，这种收缩是不规则的，没有明显不适的感觉，不影响休息，也不会引起子宫颈口扩张。而临产时的规律性子宫收缩，能引起宫颈口扩张，并使产妇感到不舒服，这才是临产征兆。

子宫下段即子宫峡部，是子宫体与宫颈交界处。子宫峡部在非孕期仅长1厘米；妊娠后，峡部逐渐被拉长，形成子宫下段。足月时子宫下段可长达7～10厘米。

子宫颈在妊娠期因充血而变软，并呈紫色。宫颈管腺体分泌增多，并积聚在子宫颈管内形成黏液栓，可以

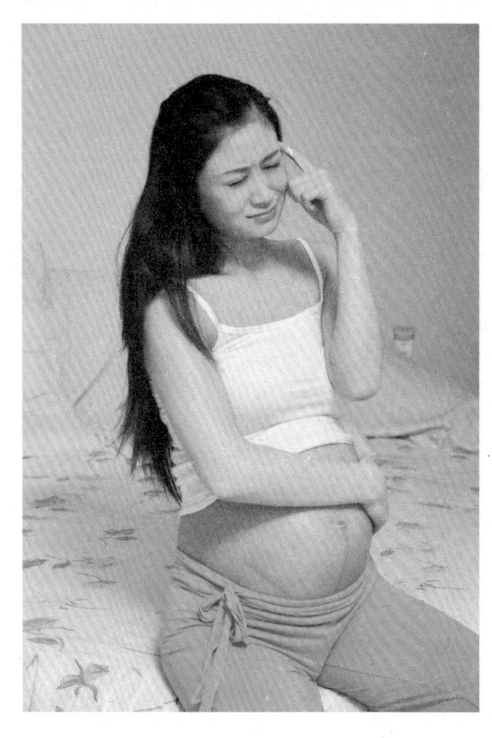

避免阴道内的细菌上行。妊娠末期，子宫颈渐缩短，颈口变松，表明宫颈逐步成熟。临产时，因子宫体收缩牵拉宫颈口向上、向外并扩张，宫颈口逐渐扩大以便足月胎头通过。

以上的变化是在大脑皮质控制及内分泌激素等调节下进行的。

孕妈妈的体重变化

随着妊娠时间的增加，孕妈妈体重也会增加，体重增加的多少有较大的个体差异。除胎儿、胎盘、羊水、子宫、乳腺及妈妈血容量等增加外，妈妈的脂肪储备亦有所增加，这是为分娩及哺乳储备能源。孕妈妈在整个妊娠期理想的体重增加范围为11.5～16.5千克；超重的孕妈妈理想体重增加7～11.5千克；体重过轻的孕妈妈理想的体重增加12.5～17.5千克。孕20周前增加1／3，尔后增加2／3。孕妈妈在产前检查时，每次都要测体重，观察其变化，以便于早期发现问题。一般孕晚期孕妈妈体重增加比孕早期明显，若有水肿则体重迅速增加。孕晚期需每周测体重，如果每周体重的增加超过500克，即使孕妈妈无明显的水肿表现，实际上组织间已有水分潴留，通常我们称之为隐性水肿，应予以重视并处理。如果一周体重增加2千克或以上者需住院诊治。孕妈妈体重过高会造成下列不良影响：

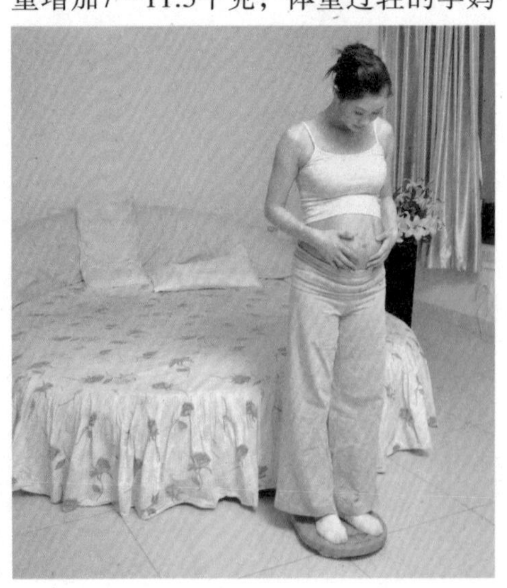

患妊娠期高血压综合征的概率增加

过胖会增加心脏负担和血压升高。此外，还可引起糖尿病、肾炎等，使妊娠难以继续或影响胎儿的发育。

难产发生概率较高

这是由于产道中积存太多脂肪，导致孕妈妈身体组织弹性下降，分娩时产道无力，容易出现滞产或大出血情况，增加剖宫产的概率。另外，体重过高的孕妈妈往往营养过剩，这也会使胎儿的体重也大大增加，而胎儿越大，越容易发生难产。

围生期胎儿的死亡率高

这是因为，体重过高的孕妈妈会因身体代谢异常而导致新生儿神经管缺陷的危险性增加。

影响产后身体的健康状况

孕妈妈体重过高，在产后会有一定的缓解，但也有相当一部分孕妈妈的糖尿病不容易治愈，使其终生受糖尿病的困扰。

影响宝宝以后的健康

孕妈妈体重过高会导致胎儿的脂肪细胞分裂加速，使其脂肪细胞明显多于正常胎儿，使宝宝成为先天性肥胖队伍的成员，为以后的健康埋下隐患。

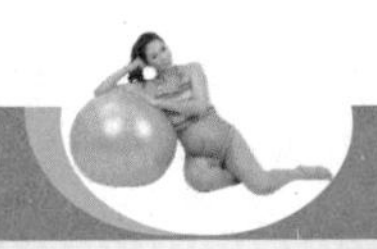

轻松应对孕期小问题

白带增多

正常情况下，女性的白带是阴道渗液和子宫颈黏液的混合物，内含阴道杆菌及生殖道黏膜的脱落细胞，以阴道和宫颈上皮细胞为主，偶有输卵管上皮细胞及子宫内膜细胞，呈乳白色。邻近排卵期时，白带量多、质稀，如蛋清样。

孕妈妈的子宫颈管易被稠厚的黏液栓堵塞。此时，白带主要是阴道的渗液及脱落细胞。妊娠期生殖器官发生充血及组织增生等变化，阴道皱襞增多、松软而富于弹性，表面积增大。此外，胎盘分泌的大量孕激素，阻断了雌激素对阴道上皮细胞的增生及角化作用，阴道上皮细胞停留于中层阶段，阴道黏膜变薄，故渗液比非孕时明显增多。多量的渗液呈乳白色，此乃正常妊娠的生理变化，不需要治疗。由于白带增多，外阴部经常处于潮湿状态，对局部皮肤有一定刺

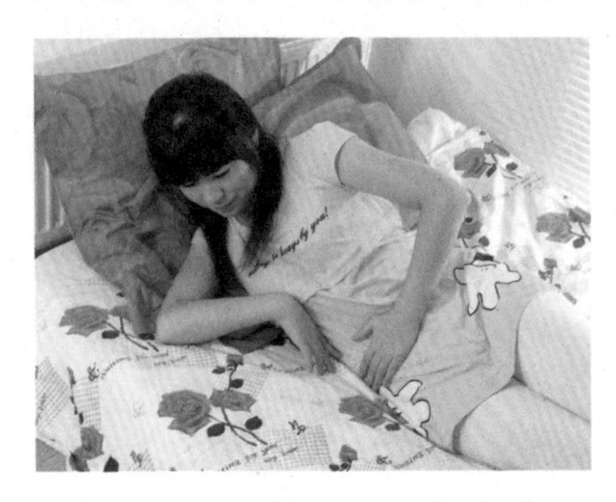

激作用。宜常用温水清洗，保持外阴部清洁、干燥，并最好穿质软、透气的棉质内裤。

专家提醒：

如果白带量增多，而且质地异常，如白带呈豆渣样或凝乳块样、灰黄色、有异味，并伴有不同程度的外阴及阴道瘙痒，则属病理情况，应及时到妇产科就诊，查明原因，进行治疗。

尿频

女性的子宫位于小骨盆腔的中央，其前方为膀胱，后方为直肠。子宫体可因膀胱和直肠充盈程度的不同而改变位置。正常膀胱贮存尿液达400毫升时，方可使人产生尿意，平均约4小时排尿一次，饮水量多则时间相应缩短。

妊娠后，由于胎儿的发育，子宫逐渐增大。妊娠3个月左右的子宫尚未进入大腹腔，只在盆腔中占据了大部分空间；妊娠8个月后，胎头与骨盆衔接，由于妊娠子宫或胎头向前压迫膀胱，膀胱的贮尿量比非孕时明显减少，因而排尿次数增多，每1～2小时排尿一次。此种尿频现象，不伴有尿急和尿痛，尿液检查也无异常发现，属于妊娠期的正常生理现象，不必担心，也不需要治疗。

专家提醒：

若排尿的次数增多，不是发生在上述妊娠阶段，或伴有尿急、尿痛，则是异常情况。最常见的原因是膀胱炎，应及时到医院就诊，查明原因，进行治疗，以防感染上行，引起急性肾盂肾炎。

腹胀

子宫增大后，将胃部推向上方，肠管则被推向上方及两侧。此外，胎盘分泌大量激素，其中孕激素及松弛素可使胃肠道平滑肌的张力降低，蠕动减弱，从而延缓了胃内容物的排空

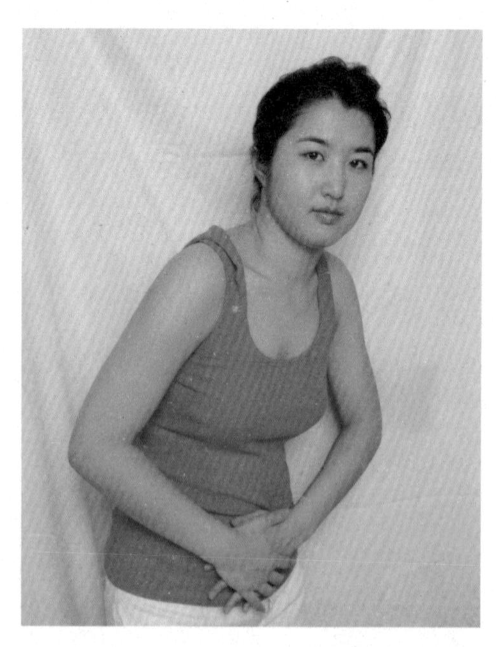

时间，故孕妈妈常有上腹部饱胀感。妊娠中晚期的孕妈妈应防止过饱，宜采用少食多餐的方式以减轻饱胀感。

此时，肠蠕动也同样减弱，粪便在大肠中停留的时间延长，水分逐渐被吸收，粪便干结而便秘。便秘会进一步影响肠道功能，加重腹胀。

便秘

孕期体内激素的变化有助于维持妊娠子宫的安定。但与此同时，胃肠道及泌尿系的平滑肌活动也相应迟缓。胃肠蠕动减弱是导致孕妈妈便秘的原因。

孕妈妈便秘是十分常见的，严重者3～4日或更长时间才大便一次。大便不通往往引起腹痛、腹胀及食欲不振，大便困难、久蹲用力又促使痔疮的发生及加重。

平时应养成每日定时排便的良好习惯。对于便秘，人们通常采用进食香蕉、甘薯或饮蜂蜜水等方法以促使排便。然而在妊娠中、晚期，特别是有肥胖或伴糖代谢异常者，这些方法都不合适。孕妈妈也不宜使用泻药，因排便次数过多或腹泻，可以导致流产或早产。

专家提醒

若想安全有效地通便，在日常生活中应多进食一些粗粮及含纤维素多的蔬菜，并且要多饮水。当1～2日未解便时，可以使用开塞露（主要成分为甘油及水），每次使用1～2支，通过膨胀直肠及润滑粪便而促进排便。用时要注意将瓶口剪切光滑，以免插入时损伤肛管黏膜。还可以使用乳果糖，清晨口服乳果糖1包（15毫升）或1支，24小时仍不能排便时，可加量至每日2包。乳果糖在结肠中被细菌分解为有机酸，降低了肠道的pH，可通过保留水分而增加粪便体积，刺激肠蠕动而促进排便。

小腿抽筋

半数以上的正常怀孕女性在孕期中可发生小腿抽筋。小腿抽筋最早可发生在怀孕2个月，最迟发生在怀孕8个月，绝大多数发生在怀孕3～8个月。该症状是由于小腿后部腓肠肌痉挛性收缩而产生的剧烈疼痛，俗称小腿抽筋或腿肚子转筋。

正常情况下，血中钙离子浓度平均为2.38毫摩尔／升，其波动幅度较小，是维持肌肉、神经稳定性的重要因素。为了满足自身及胎儿的生长发育，孕妈妈对钙的需求量明显增加。由于膳食中钙及维生素D含量不足或缺乏日照，以及胎盘、子宫循环的建立，孕妈妈自怀孕3个月开始血容量增加，血液被稀释，导致血钙水平下降，从而增加肌肉及神经的兴奋性。因夜间血钙水平比日间要低，故小腿抽筋常常在夜间及寒冷季节发作。小腿抽筋属于轻度缺钙，严重时可引起手足搐搦。

专家提醒

需要指出，当前孕妈妈缺钙现象是普遍存在的。由于个体对缺钙所能耐受的阈值有差异，部分缺钙的孕妈妈并无小腿抽筋的症状，若仅以小腿抽筋作为需要补钙的指标是不够准确的。临床上往往在妊娠4个月开始，给孕妈妈进行常规补充钙剂及维生素D；孕妈妈若能参加营养咨询，做到有针对性的补给最好。

晕厥

无明显诱因而突然发生头晕、跌倒，即是晕厥。晕厥是孕早期常见的现象。发生的原因有：血管舒缩中枢不稳定，如久立、久坐时，血液淤滞于下肢及内脏，或在高温环境、沐浴的水温过高时，皮肤血管扩张，均可使回心血量减少，导致低血压及暂时性脑缺血。此外，还可见于妊娠反应伴低血糖的情况。

专家提醒

如能避免久坐、久立及剧烈的下肢活动，防止突然的体位改变（如由蹲或坐位突然站立），不在高温环境中久留及避免沐浴时水温过高，实行少食多餐或正餐间加辅助餐，可保持血压及血糖水平的稳定，进而减少晕厥的发生。

头晕时，应就地蹲、坐或躺下，以免发生意外损伤。晕厥为一过性的，一旦发生不必惊慌失措。有条件时，可针对原因进行处理，如由于低血压引起晕厥的，可饮用咖啡或茶水；低血糖引起晕厥的，可喝糖水。若发作频繁或伴有其他症状时，最好也能查明原因。

偏头痛

偏头痛在生育年龄妇女中很常见。孕妈妈发生偏头痛大多数有既往发作史，约15%在妊娠期首次发作。偏头痛的原因不明，约半数患者有家族史。典型表现为：缓缓发作的单侧或全头部钝痛或跳痛，常伴恶心、

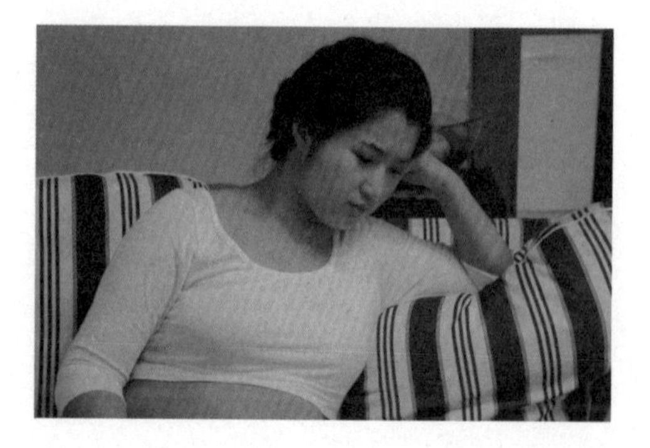

呕吐及耳鸣；发作前或发作过程中还可出现神经、精神功能障碍；头痛往往持续一日，偶有持续时间更长者。

70%～80%的患者于早孕过后症状会缓解，少数不再发作，但也有症状加重者。偏头痛对妊娠的结果无不良影响，流产、死胎、妊娠期高血压综合征及胎儿畸形的发生率与正常的妊娠情况相近。

专家提醒

预防偏头痛应从消除诱因着手，包括避免进食酒类、味精及高酪胺食物（腌、腊食物）等；注意生活规律，按时就餐。

鼻出血

两鼻孔中间的隔板称为鼻中隔，将鼻腔分为左、右两部分。鼻中隔前下方黏膜的血管丰富，位置较浅，当气候干燥或局部外伤时，便容易破损而出血，是最常见的出血部位。

鼻出血是日常生活中较为常见的情况，孕妈妈更容易发生。这是因为妊娠后，体内激素水平的变化导致鼻黏膜肿胀，血管扩张、充血之故。

专家提醒

一旦发生鼻出血，不要惊慌，先坐下来，将头部后仰，立即用手指将出血侧的鼻翼向鼻中隔方向紧压。双侧出血时，则用拇指及食指分别将两侧鼻翼压向鼻中隔。注意压紧鼻中隔前下方最常发生出血的部位。若有干净棉花塞入鼻孔后压迫更好，一般压迫5分钟以上多可止血，这是一种简便、易行的止血法。另外在额部敷以冷毛巾可以促进局部血管收缩，也可减少出血，加速止血。经压迫仍不能止血时，应及时到医院诊治。当头部微仰时，鼻内流出的血液可自后鼻孔流入咽部，应吐出。

孕妈妈若反复、多次发生鼻出血，应予以重视，须到医院进行详细检查，确定是否存在其他疾病，以针对病因彻底治疗。

妊娠斑与皮肤色素沉着

部分孕妈妈在妊娠4个月后，脸上出现茶褐色斑，分布于鼻梁、双颊，也可见于前额部，呈蝴蝶形分布，称为“妊娠斑”。日光照射可使面部妊娠斑加重。因此，孕妈妈在夏日外出时应戴遮阳帽，避免阳光直射面部。产后数月，皮肤色素颜色变浅，最终可消失，但面部的妊娠斑可能消退不全而遗留淡淡的茶色痕迹。此外，孕妈妈的乳头、乳晕、腹正中线及阴部皮肤着色加深，深浅的程度因人而异，原有的黑痣颜色也多加深。这种色素沉着是由于孕期的内分泌改变，致使皮肤中的黑色素细胞功能增强之故，属于妊娠期的生理性变化，不必担心，也不需要治疗。

妊娠纹

初次怀孕到6～7个月后，多数妇女在腹部两侧、乳房及大腿上部等处可能出现纵行、斜行或放射形的淡红色或紫色条纹，称为“妊娠纹”。

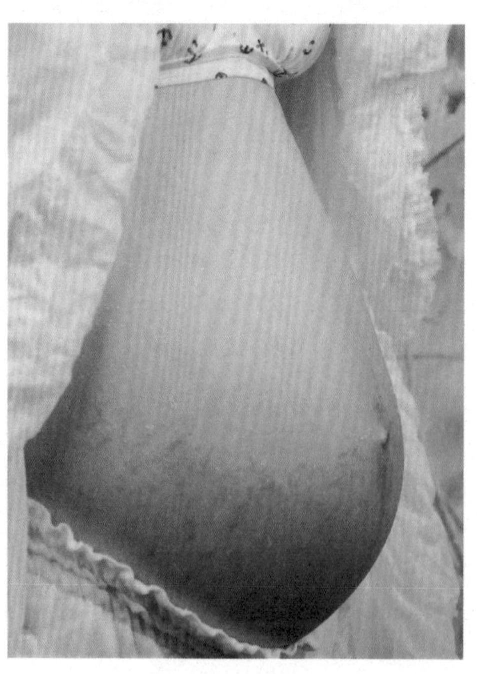

条纹中间宽，两端窄，可以平行或融合，摸上去有轻度凹陷感。

由于孕期内分泌的改变，皮下的弹力纤维变弱、脆性增加，皮下毛细血管及静脉壁变薄、扩张。妊娠6个月后，子宫日益增大，乳房由于乳腺组织的发育及脂肪沉积也逐渐长大。上述两方面的改变，导致相应部位皮肤伸展、变薄，弹力纤维发生断裂，从而透显出皮下血管的颜色而形成妊娠纹。

妊娠纹是孕期的一种生理性改变，局部可有轻度瘙痒感，不需治疗。产后纹理逐渐变窄，最终呈银白色，不能消失。

专家提醒

皮肤紫纹并非妊娠所特有，还可出现于使用肾上腺皮质激素治疗的患者，这是由于体内激素水平的迅速增高产生的全身变化及对皮肤的影响。

静脉曲张

怀孕女性的腿部或大阴唇部位有时出现迂曲索状或蜷曲成团的青筋，即下肢或外阴静脉曲张。

由于逐渐增大的妊娠子宫压迫下腔静脉，引起盆腔和下肢的血液淤滞，静脉压增高，再加上孕期内分泌的变化，静脉血管平滑肌张力减低等，

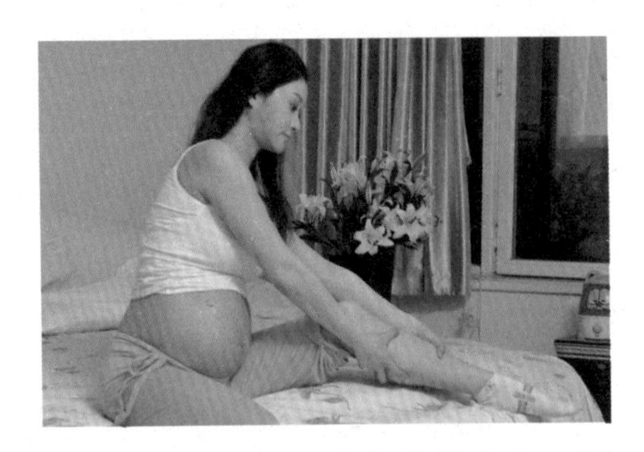

从而导致外阴或下肢的静脉充盈、迂曲，突出皮面。静脉曲张的程度随妊娠进展而日益明显，在活动后加剧，卧床休息后减轻。局部可有瘙痒或钝痛感，外阴部病变可引起下坠感。

妊娠晚期或分娩时，外阴部曲张的静脉可能发生破裂出血。产后血栓性静脉炎也容易在静脉曲张的基础上发生，幸而此种疾病在我国不常见。

专家提醒

凡有下肢静脉曲张的孕妈妈应避免长时间站立，重者于患肢处可以自下而上地缠上弹力绷带，避免“二郎腿”坐姿阻碍下肢静脉血回流，睡觉时宜侧卧并抬高下肢，以促进静脉血回流。外阴静脉曲张的患者睡时宜抬高臀部，局部可设法加压。

手部麻木及疼痛

妊娠晚期，有少数孕妈妈感到单侧或双侧手部阵发性疼痛、麻木、有针刺或灼烧状感觉，夜间及过度伸、屈腕关节时症状加重。这往往是由于孕期中筋膜、肌腱及结缔组织的变化及组织水肿，使本来有限的腕管容积变得更小，从而压迫通过腕管的正中神经造成的，因而取名为“腕管综合征”。手部疼痛、麻木等异常感觉主要累及拇指、食指、中指及无名指桡侧，影响手指的细微动作，通常无其他严重后果。再次妊娠时不一定发生同样现象。

专家提醒

如抬高手臂，使手保持适中的位置，可以减轻症状，通常无须特殊治疗，分娩数周至数月后，症状可逐渐减轻并消失。

头晕、眼花

孕早期孕妈妈常可发生头晕，甚至晕厥，但多无不良后果；而孕中、晚期，若出现上述症状则不可等闲视之，它常是某些严重并发症的征兆。

贫血

当孕妈妈饮食中铁、维生素B_{12}及叶酸供应不足时，容易引起缺铁性或巨细胞性贫血。由于血红蛋白浓度下降，血液携氧能力降低，脑组织因缺氧而产生头晕、眼前发黑，还常伴有乏力及皮肤、口唇、睑结膜和甲床色浅或苍白的现象。

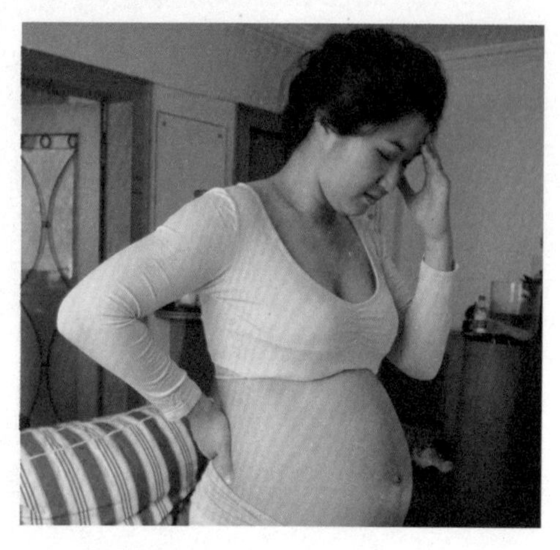

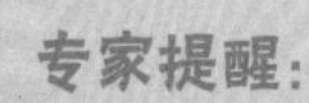妊娠高血压综合征

由于脑部及眼底小动脉痉挛性收缩，以致局部组织缺血、缺氧，甚至水肿，而引起头晕、眼花，眼前冒金星或有闪光亮点，这是妊娠高血压综合征发展到严重阶段的预兆，通常伴有头痛、水肿等症状及血压升高和蛋白尿。

专家提醒：

妊娠中、晚期一旦出现头晕、眼花应及时就诊，查明原因，进行治疗；否则可发展成重度贫血或发生重度子痫前期，甚至子痫，对孕妈妈和胎儿均有危害。

小腿水肿

妊娠晚期，约有40%的孕妈妈出现小腿水肿的情况。用手指重压脚踝内侧或小腿胫骨前方出现局部凹陷，午后明显，经常站立工作的孕妈妈更为突出。若水肿范围局限在膝盖以下，经过一夜睡眠可以消退，且不伴有血压升高或蛋白尿者，仍属于正常现象，不必治疗。

水肿是由于孕期内分泌的改变，以致体内有水分及钠盐潴留。另外，妊娠子宫压迫盆腔及下肢的静脉，阻碍血液回流，使静脉压增高，故水肿经常发生在下肢远端，以踝部及小腿为主，站立工作的孕妈妈更明显。

当一夜睡眠后水肿仍不消失或水肿范围向上发展超过膝盖，甚至累及到全身则为异常，常是妊娠高血压综合征向严重阶段发展的征兆，对此，必须予以重视并进行治疗。

专家提醒

孕妈妈若能避免长时间站立，白天适当休息，睡觉时抬高下肢，就座时垫高脚部，不吃过咸的饭菜，可减少水肿的发生与发展。

心慌、气短

孕期母体内的各种变化及胎儿的生长发育，增加了孕妈妈各组织、器官的工作量。孕妈妈由于新陈代谢增快，需要更多的氧气，故需通过加深呼吸来增加肺的通气量，以获得足够的氧气及排出二氧化碳。在肺泡中交换的氧气经血循环被输送到全身的组织、器官及胎盘中。

孕期母体血容量比非孕期时平均增加1 500毫升以上，血浆增加的比例远超过红细胞的增加，出现所谓的妊娠期生理性贫血，致使血液携氧能力下降；再加上增大的子宫上推，使心脏向上、向左移位，心脏处于不利的条件下工作。上述种种因素都加重了心脏的负荷，机体通过增加心率及心搏出量来完成超额的工作。一般情况下，尚不至于出现症状，但遇活动量稍有增多，氧气需求量增加，再进一步加重心、肺负担时，便容易出现心慌及气短现象，若心脏没有器质性病变则无大碍。

专家提醒：

妊娠中晚期时，需要为孕妈妈安排适当的休息。白天如能有1小时的午间休息最好。此外，应避免剧烈的活动。

腰背疼痛

女性怀孕后，由于胎儿发育，子宫逐月增大。在妊娠中晚期，腹部明显向前突出，身体的重心随之前移。为保持身体的平衡，孕妈妈经常需要双腿分开站立，上半身后仰，这导致背肌处于紧张状态，当腰椎过度前凸时则更明显。此外，孕期内分泌的变化引起脊柱及骨盆各关节、韧带松弛，失去正常的稳定性等，均是造成腰背疼痛的原因。

专家提醒：

由于腰背疼痛是因肌肉过度疲劳所致，故平时体质瘦弱者更易发生这种情况。腰背疼痛于休息后可以减轻，若疼痛严重影响活动或疼痛向其他部位放射时，则应到医院检查有无其他疾病。

对于肌肉疲劳引起的疼痛，若能纠正过度的代偿性姿势，开展适当的体育运动以加强脊柱的柔韧度，避免提重物、睡硬床垫及穿轻便的低跟鞋，便能得到不同程度的缓解。

坐骨神经痛

坐骨神经痛是指坐骨神经及其分布区域内出现的神经性疼痛。

原因

妊娠期子宫增大，特别是妊娠晚期胎头下降入骨盆时，可对途经盆腔的坐骨神经产生机械性压迫而引起坐骨神经痛。坐骨神经痛多见于一侧，常发生在步行及活动后。

主要临床表现

疼痛自臀部或髋部开始，向下沿大腿外侧、腿窝、小腿至足背外侧，呈放射性疼痛、持续性钝痛，或阵发性灼烧痛。严重时，下肢肌肉痉挛，活动受限，甚至走路呈跛形。临床症状常不典型，严重者为少数。

治疗

目前，尚无有效的治疗方法，口服或肌内注射维生素B_{12}可能有一定的帮助，重症则需要休息。产后解除了压迫，疼痛便会自行消失。

专家提醒：

要解决这些问题，应该坦诚地与医生进行沟通，学习有关孕期的医学知识，配合治疗。生活上应多与家人沟通，合理安排，这一点极为重要，不可忽视。

情绪不稳定

一般说来，妊娠对一个盼望做妈妈的女性来说是一件喜事，因此大多数孕妈妈在妊娠期情绪是乐观的。但由于妊娠也会给女性带来一些问题，以至部分孕妈妈会发生情绪不稳定现象。

如早孕反应使孕妈妈进食受到限制，严重的恶心、呕吐、不能进食，引起脱水及酸中毒而需要住院治疗；孕中期后，逐渐增大的腹部给孕妈妈的行动带来不便；孕期出现的一些并发症或合并症关系到孕妈妈和胎儿的安危时，则更会给孕妈妈带来沉重的精神负担及心理压力；此外，对今后生活安排的种种考虑也会使孕妈妈的情绪不稳，甚至引起烦躁、失眠等焦虑症状。

基于上述问题，孕妈妈要积极地对待妊娠及分娩，遇到问题应主动地寻求解决的方法。尽量克制自己的情绪，以平和的心态及愉快的心情迎接宝宝的降生。

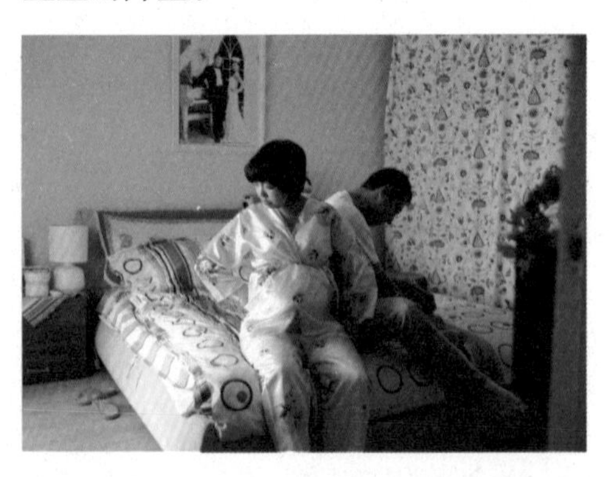

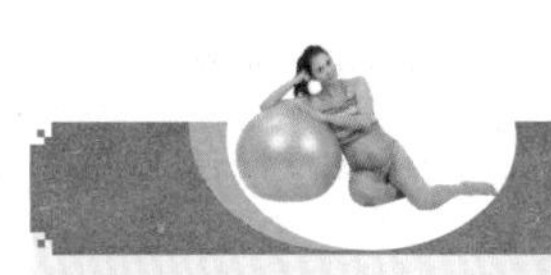

异常妊娠要关注

流产

孕期不足28周，胎儿提前产出称为流产。发生在孕13周前，称为早期流产；发生在孕13周及以后，称为晚期流产。流产的胎儿通常不能存活。引起流产的原因有：

胚胎原因

孕卵发育异常是早期流产最常见的原因之一，主要由于精子或卵子的缺陷，或两者均有缺陷所致；也可能是孕卵在发育过程中，受到外界因素的干扰（如X线照射等）引起分裂异常所致。

母体原因

如内分泌失调、子宫局部因素、母体的疾病及围生期感染等。

早期妊娠时，若卵巢黄体功能不全，其所产生的孕激素不足可致子宫蜕膜发育不良，从而影响孕卵着床及发育。甲状腺功能减低时，甲状腺素分泌不足，细胞的新陈代谢降低，从而影响胚胎发育。

子宫局部因素，如子宫畸形（双角子宫、纵隔子宫等），子宫肌瘤，尤其是黏膜下子宫肌瘤可影响胚胎生长的环境而致流产。此外，患有子宫颈内口关闭不全时，逐渐长大的胎儿及其附属物，对子宫颈口施加的压力与日俱增，以致原来关闭不全的子宫颈内口不堪重负，终将引起胎膜早破而发生晚期流产。

急性发热性疾病，如流行性感冒、肺炎等带来的细菌毒素或病毒可以通过胎盘进入胎儿体内引起胎儿中毒、感染而死亡，高热也可引起子宫收缩导致流产。母体的慢性疾病，如严重的心、肝、肾疾病，可引起胎儿缺氧，或引起胎盘损害而发生晚期流产。

母子血型不合时，由于母体产生对抗胎儿的抗体，也可致使胎儿无法在子宫内继续生长而流产。

围生期的各种感染，如风疹病毒、巨细胞病毒、单纯疱疹病毒及弓形虫感染等也都可能造成流产。

确诊为妊娠的女性，如发生下腹痛或阴道出血，则应该考虑流产的可能；若发生在极早期妊娠时，还需排除异位妊娠的可能。许多早期流产的胚胎本身存在着染色体的异常，因此流产实际上是一种自然淘汰现象。出现流产征兆的孕妈妈，应及时去医院就诊。腹痛越重、阴道出血越多的孕妈妈，发生流产的可能性越大。若在怀孕的极早期，孕妈妈发生少量阴道出血，经休息或适当采用保胎药物，如孕酮及镇静剂等治疗，症状消失后，还必须随诊胎儿的发育情况。需强调的是，不可以盲目地进行长期保胎，在保胎治疗7～10日后必须到妇科检查，做B超检查以确定胎儿发育情况，然后再决定进一步的处理。

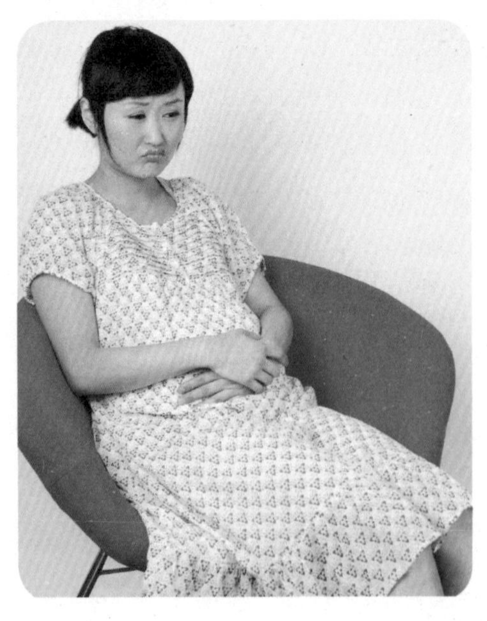

专家提醒：

孕妈妈应注意孕期卫生，预防并及时治疗急性传染病。尽量避免接触有害物质。存在内分泌失调、生殖器官疾病或慢性内科疾病者，孕前就应该进行医学咨询，根据病情确定能否妊娠，尽量争取在疾病治愈后或病情控制和稳定时再怀孕为好。

异位妊娠

正常妊娠时，孕卵种植在子宫腔内，称为宫内孕；若孕卵种植在子宫腔以外的其他部位，则称为异位妊娠即宫外孕。异位妊娠最多见于输卵管，少数亦可见于卵巢、宫颈等处。

当输卵管妊娠发生流产或破裂时，孕卵落入腹腔，偶可在大网膜、肠系膜、膀胱腹膜等处继续生长，形成腹腔妊娠。孕卵自输卵管管壁分离而被排入腹腔，为输卵管妊娠流产；若孕卵绒毛穿破输卵管管壁则为输卵管妊娠破裂。两者均可引起腹腔内出血，但后者更严重，由于大量的内出血导致休克，往往危及孕妈妈生命。

引起异位妊娠的常见原因是输卵管炎症或粘连，如慢性输卵管炎、输卵管结核等，积极防治上述疾病可有一定的预防异位妊娠的作用。另外，放置宫内节育器的妇女也可能发生异位妊娠，应提高警惕。

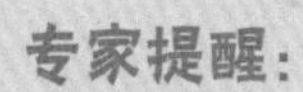

专家提醒：

异位妊娠是妇科的一种常见而危险的急腹症，必须对其保持高度的警惕。一旦有上述现象出现时，应立即去医院检查、确诊。医生根据检查所见即能及时地进行诊断及处理，从而减少或防止腹腔大量内出血。

葡萄胎

早期胚胎有时会出现葡萄胎现象，即胚胎是类似葡萄串形状的东西。这是由于构成胎盘的绒毛组织变性而异常增殖，形成大小不等的水疱，互相间有细蒂相连成串，形状像葡萄一样，所以称作葡萄胎。

水疱样变性多波及胎盘，如果无胎盘和胎儿可见，就称为完全性葡萄胎。如果部分胎盘可以保留，甚至胎儿可以生成，称为部分性葡萄胎。患有葡萄胎时常会出现下列症状：

停经

和一般早孕相似，多有2～3个月，或更长时间的闭经。而且早孕反应严重，常伴有妊娠剧吐。

阴道流血

阴道出血是葡萄胎的明显表现，多为持续性出血，开始量少，中间可有反复大量的出血。如果仔细观察，有时血中可发现水疱状物。部分出血还可以蓄积于子宫内，也可以在一定时间内完全蓄积于子宫内，从而使闭经时间延长，往往容易忽略，推迟发现时间。

子宫异常增大

由于绒毛水疱样变性的宫腔内积血，所以很多患者子宫都大于停经月份和妊娠子宫。往往到了妊娠3个月时，肚子却像5个月那么大，然而听不到胎心音，感觉不到胎动。

腹痛

葡萄胎在子宫内会很快地胀大，撑胀子宫，刺激子宫收缩，引起腹痛。

贫血与感染

阴道反复出血，没有及时治疗的患者就会引起贫血，个别还可能死于大出血。由于贫血，又可导致抗病力低下，阴道内的病菌会乘虚而入，造成感染。

葡萄胎不仅可以通过这些特殊症状发现，也可通过B超和多普勒超声检查及时发现。

专家提醒：

由于葡萄胎是良性疾病，因此在确诊后不要过分紧张。确诊后，首先应尽快清除葡萄胎。一次清宫往往不能完全吸净，常需要再次清宫。刮出物必须送病理检查。术后，要严密随诊绒毛膜促性腺激素水平的变化，直至转为阴性后，还要复查1～2年。复查中，若发现绒毛膜促性腺激素的水平不按规律下降及转阴，或阴性后又转为阳性，或患者出现阴道出血、咯血等异常现象，则应警惕葡萄胎恶性变的可能，需做进一步检查以确诊。

胚胎萎缩

妊娠期中常常会发生一些异常现象，孕早期的胚胎萎缩就是异常现象之一。有的孕妈妈通过怀孕试纸和去医院进行超声检查，都肯定自己是怀孕了，可是隔一个星期检查时胚囊还是没有心跳，等到怀孕6～7周了，超声检查还是没有心跳，只能看到圆圆的胚囊。这种现象，医学上称为萎缩性胚囊，必须做流产手术。出现这种结果有很多原因，其中60%是因为受精卵染色体异常或受精卵本身就有问题。这属于自然淘汰，准爸爸和孕妈妈不必难过。

如果好几次怀孕都发生胚胎萎缩，则很有可能形成习惯性流产。夫妻双方应进一步检查，看有无染色体等方面的异常情况，并且一定要在医生的指导下进行怀孕。若不注意夫妻双方的健康状况，勉强怀孕的话，有时候虽能保住胎儿生下来，但有可能新生儿会带有某种疾病。不过，这种情况毕竟很少，一般孕妈妈在下一胎中是可以生出一个健康小宝宝的，所以不必过于担心，配合医生，注意休息，调整好自己的心情，摄取足够的营养，让自己各方面都处于良好的状态,然后做一下身体检查，在医生的指导下怀孕。

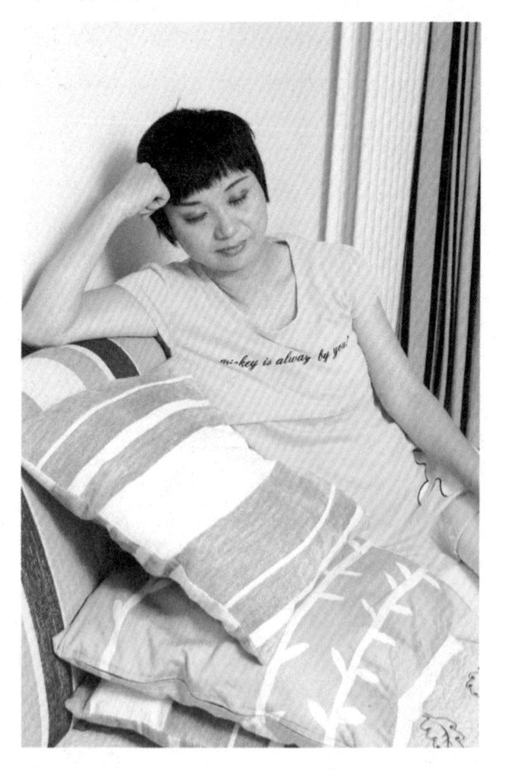

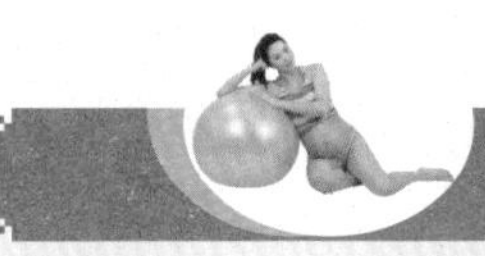

高危妊娠及其监护措施

高危妊娠

妊娠期存在一些对母子不利的因素，包括特殊体质因素、妊娠期并发症或内、外科合并症等，给妊娠及分娩带来一定风险，这种妊娠称为高危妊娠。高危妊娠通常包括年龄小于18岁或大于40岁，以及身材矮小，骨盆狭窄及子宫畸形等的孕妈妈。孕期并发症，如妊娠高血压综合征、胎位异常、产前出血、羊水过多、多胎、胎儿过大或过小及母子血型不合等。妊娠合并症，如妊娠合并心脏病、肝炎、肾炎、糖尿病、甲状腺功能异常、血液病及性传播疾病等。此外，还包括不良孕、产史，如不孕症、反复或习惯性流产史、早产史、难产史、死胎或死产史，以及子宫肌瘤剔除史等。下面将介绍一些常见的高危妊娠情况。

专家提醒：

高危妊娠的孕妈妈必须在医院中分娩，这样才能保证母子的安全。属于高危孕妈妈也不要过于紧张，应与医生密切配合，通过严密监测及适当的处理，往往可以安全地渡过妊娠及分娩期。

高危妊娠增加了围生期母子死亡率，应予以高度重视。一般医院均设立产前高危门诊，由有经验的医生通过多项指标测定，如胎儿生长指标、胎心监测、B超、胎盘功能测定及必要的妇科及内科各项检查，对孕妈妈及胎儿进行定期监测，发现高危因素并及时进行纠正和指导。对胎儿已近成熟或高危状态又无法纠正的孕妈妈，还可以选择适当时机终止妊娠。

羊水过多

羊水是由孕妈妈血清经羊膜渗透到羊膜腔内的液体及胎儿尿液所组成。它可保护胎儿免受挤压，防止胎体粘连，保持子宫腔内恒温、恒压，并有助于胎肺的发育。

妊娠足月时，正常羊水量约为1 000毫升，若羊水量超过2 000毫升，则为羊水过多。羊水量在数天内急剧增加并超过正常量者，为急性羊水过多；若羊水逐渐增加超过正常量者则为慢性羊水过多。

急性羊水过多常发生于妊娠中期，此时由于羊水急剧增加，使孕妈妈子宫迅速地膨胀.从而引起腹痛、腹胀等不适；压迫横膈、心肺时，可引起心悸、气短、不能平卧等；压迫下腔静脉可出现下肢、外阴水肿等。急性羊水过多常合并胎儿畸形，其中以无脑儿、脊柱裂等开放性神经管畸形为多。而慢性羊水过多，由于羊水量是逐渐增加的，一般孕妈妈多能适应，故上述症状较轻。

胎儿频繁活动于过多的羊水中，往往导致胎位异常。

子宫过度膨胀或羊水压力过高，容易发生胎膜早破而引发早产。

破膜后，羊水急速流出可引起胎盘早期剥离及脐带脱垂。

临产时，由于羊水过多，子宫过度膨胀，往往导致子宫收缩乏力而引起产程延长。

分娩后，子宫收缩乏力易发生产后出血。

专家提醒：

产生羊水过多的原因尚不明了，孕妈妈一旦发现腹部增大迅速时，应立即去医院检查。通过B超检查即可明确是否为羊水过多，胎儿有无畸形。还要注意有无其他并发症，如糖尿病等。若确诊有胎儿畸形，应尽早终止妊娠。若胎儿正常，可根据羊水量的多少及孕妈妈症状的轻重，遵医生指导采用休息、限盐、口服利尿剂、消炎痛或抽吸羊水减压等方式进行治疗，并注意避免胎膜早破。

羊水过少

妊娠足月时，羊水量少于300毫升称为羊水过少，最少甚至仅有数毫升。羊水量少时，胎儿皮肤与羊膜紧贴，其间几乎无空隙存在。目前，多采用B超测定的最大羊水池小于2厘米作为羊水过少的诊断标准；还有以脐为中心，测量周围四个象限羊水量，当四个象限羊水量之和即羊水指数小于5厘米诊断为羊水过少。

羊水过少对孕妈妈的影响较少，对胎儿威胁较大。孕中期羊水过少常伴有胎儿泌尿系统畸形，如先天性肾缺如、肾发育不全等；孕晚期羊水过少常与过期妊娠、胎盘功能不全等同时存在。定期产前检查及B超检查便可发现羊水过少。

当确诊为羊水过少时，应警惕有无胎儿畸形、胎儿窘迫和胎盘功能不全等。若发现胎儿畸形则应及时终止妊娠。胎儿正常的，孕妈妈应密切注意胎动变化，并随诊子宫增长情况，B超监测羊水量的变化，必要时应动态监测胎盘功能，可随诊血或尿雌三醇（E_3）水平、血胎盘催乳素（HPL）、胎心监护或生物物理5项评分（后者是指B超下观察最大羊水池深度、胎儿肌张力、胎动及胎儿的呼吸运动，再加上胎儿监护无应激试验的反应性）等，以了解胎儿有无缺氧的情况。若发现异常，而胎儿已达到可活期则应尽早行剖宫产术，使胎儿脱离不良的宫内环境，以保证其安全。

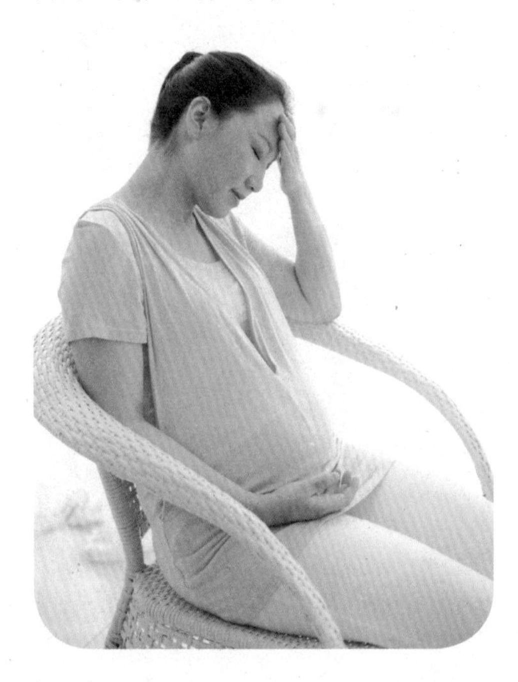

母子血型不合及其危害

母体与胎儿的血型不合时，可能导致流产、早产、胎死宫内或新生儿溶血症等。母子血型不合最常见的有2种类型。

ABO血型不合：孕妈妈血型为O型，丈夫血型为A型、B型或AB型时，若胎儿的血型为A型或B型，这就构成了ABO母儿血型不合。此类血型不合在我国比较常见，但这种血型不合的病情较轻，新生儿很少患重度溶血症，故危害性较小。

Rh型不合：Rh血型分为Rh阳性和Rh阴性。如孕妈妈Rh因子为阴性，其丈夫为Rh阳性，若胎儿的血型为Rh阳性时，则为Rh血型不合。在我国汉族人群中的Rh阴性者仅占0.34%，故发生这种血型不合的很少见；但在少数民族地区，Rh阴性者占有一定的比例，如维吾尔族Rh阴性者占4.9%，故在少数民族地区，Rh血型不合的问题就比较突出。Rh血型不合往往可导致严重后果，如引起胎死宫内，或引起严重的新生儿溶血症。当胎儿从父亲遗传下来的带有显性抗原的红细胞，通过妊娠、人工流产或分娩过程等，反复进入母体达到一定量，或妈妈曾输入过Rh阳性的血液，母体就会对这种显性抗原产生相对应的抗体。再妊娠

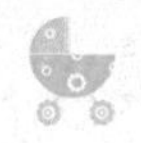

时，这种抗体便会通过胎盘进入胎儿体内。妈妈的抗体，作用于胎儿的红细胞，导致胎儿红细胞凝集、破坏，造成胎儿严重的溶血及贫血。其危害程度取决于妈妈血中抗体的滴度与活性，抗体的滴度愈高、活性愈强则危害愈大。

无论哪种母子血型不合，其危害都在于孕妈妈血内存在抗胎儿红细胞的抗体（抗A、抗B或抗RhC、抗RhD、抗RhE的IG抗体）。这类抗体均能通过胎盘进入胎儿血液，多量的抗体与胎儿红细胞膜上的相应抗原发生反应，从而破坏胎儿红细胞，导致溶血。大量的红细胞被破坏致使胎儿发生严重贫血、心脏扩大、胎儿及胎盘水肿，血中有核红细胞增多。病情轻者，仍可能足月分娩；重者，胎儿由于缺氧往往发生胎死宫内。新生儿可能表现贫血、肝脾肿大，早期出现黄疸及血中间接胆红素增高，即新生儿溶血症。间接胆红素可以通过血脑屏障使脑神经核染黄色，将会影响智力发育及神经功能，又称为“核黄疸”。

凡有母子血型不合可能者，均应积极配合医生做好孕期及新生儿的监测，以减少其危害，决不可麻痹大意或存侥幸心理。

孕妈妈如有ABO血型不合，抗体滴度达1∶32以上时；或Rh血型不合，库姆试验阳性时；或曾有过新生儿溶血症史等，可给予中药预防，这是临床上常用的方法。必要时还可采用孕妈妈血浆置换以降低血中抗体的滴度，或给胎儿宫内输血纠正严重的贫血。由于妊娠晚期抗体产生日益增多，酌情提前在孕35周左右娩出胎儿，往往用于严重的Rh血型不合需要挽救胎儿的情况。在预产期前2周，孕妈妈口服苯巴比妥，可以增加胎儿肝细胞内的葡萄糖醛酸酶的活性，提高其与胆红素结合的能力，从而减少新生儿溶血症的危害。

胎儿娩出后，必须迅速切断脐带，以减少抗体进入新生儿体内。密切监测新生儿黄疸情况，及时诊断

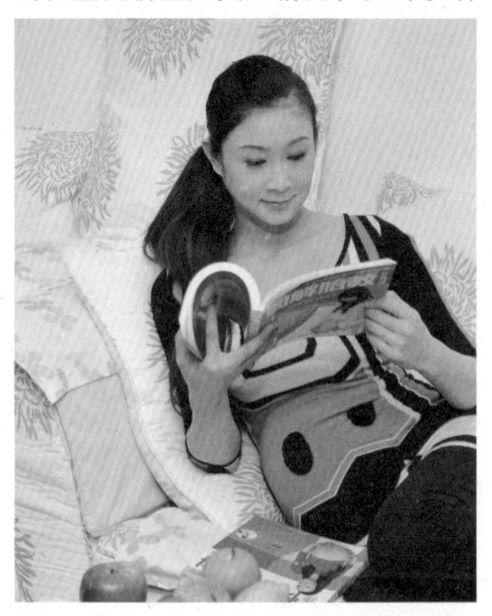

并给予相应的处理。目前常用的治疗方法有给婴儿输入白蛋白，采用波长425～475纳米的蓝光照射治疗或中药治疗等。个别严重者，还可采用换血疗法，以降低间接胆红素的浓度，减少核黄疸的发生。

如为Rh血型不合，应于第1次分娩、流产或异位妊娠手术后的72小时内，注射抗D球蛋白，以结合、破坏进入母体的胎儿红细胞。这样，母体就不会再产生抗体，从而保护再次妊娠平安无事。

妊娠期糖尿病

患糖尿病的女性怀孕，属于妊娠合并糖尿病。若孕前无糖尿病，妊娠期由于胎盘产生的大量激素削弱了胰岛素的作用，导致胰岛素抵抗，引起明显的糖代谢异常，达到了诊断糖尿病的标准时，则为妊娠期糖尿病。该病为妊娠期的并发症，其对孕妈妈、胎儿的影响与妊娠合并糖尿病相似，均属于高危妊娠。产后妊娠期糖尿病者的糖耐量试验能够恢复正常。如果对孕前糖尿病病史了解得不清楚，孕期才发现血糖异常者，可以暂时按妊娠期糖尿病对待，产后复查糖耐量试验后才能最终分辨是妊娠期糖尿病抑或是妊娠合并糖尿病。

妊娠期糖尿病控制不好易发生巨大儿，这类胎儿体重虽大，却存在着许多健康问题。且不说巨大儿给分娩带来的许多困难。单因高胰岛素血症促使胎儿的代谢增加，耗氧量增大，就会导致胎儿宫内缺氧。慢性缺氧可诱导红细胞生成素增加，从而引起胎儿红细胞增多症。糖皮质激素具有促进胎肺Ⅱ型细胞合成及释放肺表面活性物质的作用，但受到高胰岛素血症的拮抗，将会导致胎肺成熟延迟。

综上所述，此类产妇在分娩过程中容易发生胎儿窘迫；生后容易发生新生儿窒息及新生儿呼吸窘迫综合征等。新生儿由于出生后中断了妈

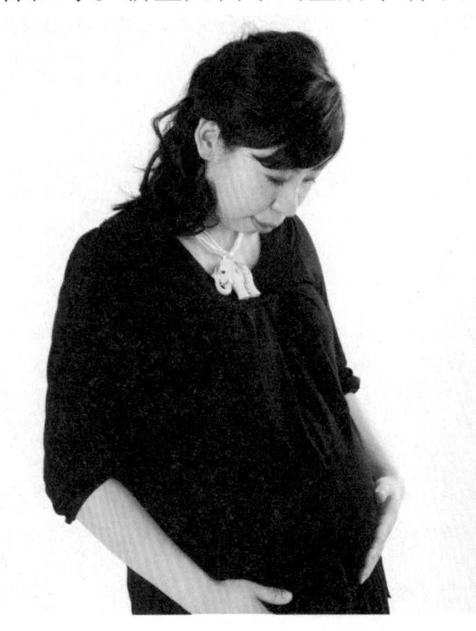

妈的血糖供应，而体内的胰岛素仍维持在较高的水平，故往往会发生低血糖症，甚至出现抽搐，及早喂糖水或输入葡萄糖液可以预防新生儿低血糖症。新生儿红细胞增多症，在生后大量的红细胞被破坏可引起新生儿高胆红素血症，重者需要进行处置。另外，约半数的婴儿会发生低钙血症，应与低血糖鉴别。

日后，这类婴儿肥胖及糖尿病的发病率也较正常新生儿为高，因此需要长期的严密监测与照顾。

专家提醒：

患有妊娠期糖尿病或糖代谢异常的孕妈妈只要与医生密切配合，在控制饮食的基础上，必要时使用胰岛素，可使妊娠期糖尿病得到很好的控制，从而避免上述种种对婴儿不利的影响。

妊娠高血压综合征

妊娠20周以后，孕妈妈出现水肿、血压升高、蛋白尿，严重者有头痛、头晕，甚至抽搐、昏迷等症状，称为妊娠高血压综合征。

它是妊娠期特有的并发症，发病原因尚不明了，分娩后上述症状随之消失，可见它与妊娠的存在直接相关。其主要的病理生理变化是全身小动脉痉挛，从而导致各脏器血液灌注量减少。该病严重危害母儿健康，是引起孕妈妈和围生儿死亡的主要原因之一。

妊娠晚期，由于子宫压迫下腔静脉使下肢血液回流受阻，孕妈妈常可出现轻微的下肢水肿。经过休息，水肿能自然消退者属于生理性的，否则为病理性的。有时孕妈妈虽无明显的可凹性水肿，但体重增长较多（每周超过0.5千克）时，这便意味着体内水分潴留过多，应予以重视。血压升高是指相隔6小时，2次测量的血压达到或超过140/90 毫米汞柱或比基础血压升高30/15毫米汞柱或以上。正常孕妈妈的尿中可以有微量蛋白，如尿（清洁中段尿）中出现蛋白（+）以上，则为病理现象。

既往根据血压、水肿及蛋白尿的程度，将妊娠期高血压综合征分为妊娠高血压综合征轻、中、重度。目前，趋向于采用国际通用的分类，将其分为：妊娠期高血压，子痫前期（轻度、重度），子痫，高血压病并发子痫前期，妊娠合并高血压病。重度子痫前期时，血压达到或超过160/110 毫米汞柱，并出现不同脏器功能的严重受损（含心、肝、肺、肾、弥散性血管内凝血及胎儿窘迫、胎盘早期剥离、胎死宫内或胎儿生长受限等），但不一定全部出现，可仅以某一个或两个脏器受损为主；在子痫前期的基础上，发生抽搐、昏迷则为子痫，均表明疾病已进入严重阶段。

孕妈妈定期进行产前检查，能及时发现血压、水肿及尿蛋白的异常变化，经过医生的相应处理便可防止其向严重阶段发展。

专家提醒：

并发妊娠期高血压综合征的孕妈妈，一旦出现头痛、眼花、眼前出现闪光点、恶心、呕吐或上腹剧痛等症状，往往表示疾病将发生急剧的变化，应及时就诊。

胆汁淤积症

有些孕妈妈在妊娠中晚期发生全身皮肤瘙痒，往往四肢及躯干抓痕累累，此多由肝内胆汁淤积所致，病因尚不明了，可能与孕期高水平的雌激素有关，有家族发病倾向。

胆汁的主要成分是胆盐及胆色素，由肝细胞分泌，经过肝毛细胆管及肝胆管进入胆囊。正常时，进食可刺激胆囊收缩，使胆汁排入十二指肠，胆盐可乳化脂肪，协助其消化与吸收，并能促进脂溶性维生素的吸收。

发生肝内胆汁淤积症时，胆汁反流人体循环中，血中胆盐浓度随之增高，过多的胆盐沉积于皮肤内，刺激皮肤而致瘙痒，症状轻、重不等。部位以四肢明显，躯干较轻，亦有累及面部者。可外用止痒剂或服消胆胺治疗。

有些病例在发生皮肤瘙痒数日至数周后出现黄疸，表现为皮肤及巩膜发黄，并可伴有轻度恶心、乏力、腹泻及腹胀等症状。对此应予以足够的重视，需要及时就医，以排除急性病毒性肝炎、妊娠期急性脂肪肝及妊

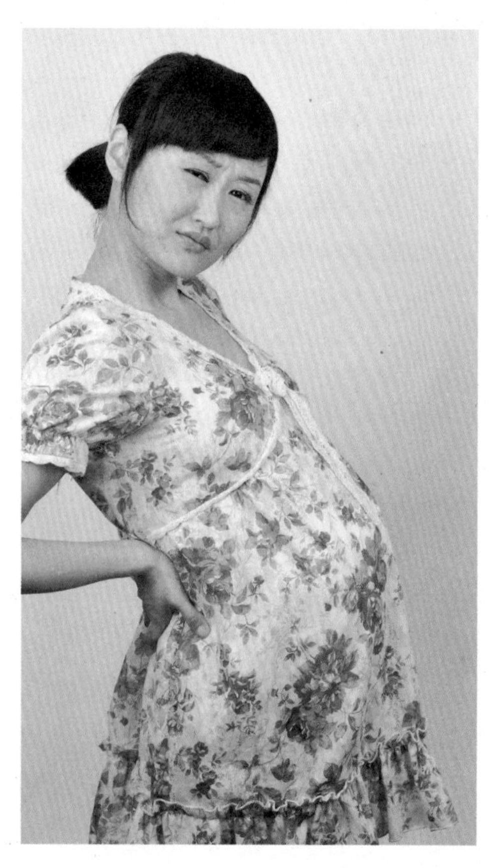

娠期高血压综合征伴发肝损害等严重疾患。

并发肝内胆汁淤积症的孕妈妈易发生胎盘功能不全、胎儿窘迫、死胎、死产，还增加早产、妊娠高血压综合征及产后出血等症的发生率，危害母子健康，属于高危妊娠。重症患者需要及时住院，进行治疗及严密监测胎儿情况。绝大多数患者于产后1～2周内，瘙痒及黄疸迅速消退，预后良好。

专家提醒：

孕妈妈在妊娠晚期常有腹壁皮肤瘙痒的现象，这往往是由于腹壁过度伸展出现妊娠纹，以及腹壁的感觉神经末梢受到刺激的缘故，而不是肝内胆汁淤积所致，症状常较轻微，不需要治疗。

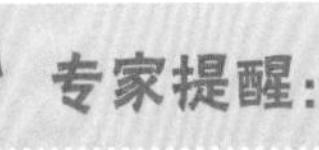

泌尿系统感染

泌尿系统感染是妊娠期常见的合并症之一，包括无症状菌尿症、膀胱炎及急性肾盂肾炎。不同部位的感染，临床表现相差悬殊。

病原菌以大肠杆菌最为多见。妊娠期激素的影响，致使输尿管的张力减低、蠕动减弱；增大的子宫使途经骨盆边缘处的输尿管，特别是右侧输尿管受压，可能产生输尿管部分梗阻及扩张，上述种种均导致尿液引流不畅。大肠杆菌存在于肠道中，可通过淋巴系统、血行或自尿路上行感染。并能黏附于泌尿道上皮细胞而不易被尿流冲走。在尿潴留的基础上，易引发急性肾盂肾炎。

轻型泌尿系统感染，尿液培养有细菌但无临床症状，尿常规也可正常。发生膀胱炎时，则出现尿频、尿急、尿痛甚至血尿等。发生急性肾盂肾炎，则有寒战、高热、肾区疼痛及叩痛，以右侧者居多，亦可为双侧；可有排尿困难或血尿；并可伴有恶心、呕吐；尿常规检查有白细胞；少数可并发败血症、感染性休克及肾功能衰竭等。高热可引发早产或胎死宫内等。

治疗主要用抗炎药物及支持疗法，关键是治疗应彻底。医护人员在进行阴道操作或导尿时，要严格施行无菌操作，避免引发泌尿系统感染。

专家提醒：

孕妈妈为预防泌尿系统感染，应注意养成良好的卫生习惯。每日要清洗外阴部、更换内裤及保持大便通畅，排便后手纸应由前往后擦拭肛门以减少肠道细菌污染阴道及尿道口。

急腹症

急腹症是指由于各种原因导致的突发性剧烈腹痛，需要及时诊断与治疗，一旦延误可能危及生命。孕妈妈与非孕女性一样可以患各种疾病，较常见的急腹症有急性阑尾炎、急性胆囊炎、急性胰腺炎、肠梗阻、附件囊肿扭转及泌尿系统结石等。妊娠期特有的并发症也可以表现为急腹症，如输卵管妊娠流产或破裂、胎盘早期剥离、子宫肌瘤红色变性及重度子痫前期肝包膜下出血等。

不同原因的急腹症，临床病史及表现有各自的特点，而剧烈腹痛是其共同点，往往伴有不同程度的胃肠道刺激症状，如恶心、呕吐。急性炎症常有发热及白细胞计数增多；伴出血者，表现面色苍白，但检查时的血红蛋白不一定降低，腹腔内出血时腹部膨隆，叩诊有移动性浊音；有子宫肌瘤时，肌瘤局部压痛明显；胎盘早期剥离时，子宫呈现强直性收缩伴有压痛，胎心出现变化或消失。病情危重者，可以发生流产、早产、胎儿窘迫，或胎死宫内。病情发展迅猛导致感染性休克或失血性休克时，则可危及母子生命。

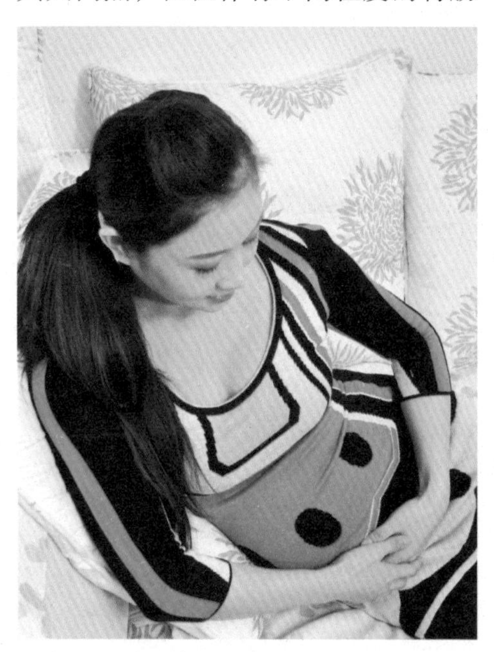

专家提醒：

孕妈妈一旦发生急性腹痛，不可在家中观察等待，必须立即到医院就诊。医生通过询问病史，进行体格检查及必要的辅助检查，便可及时作出诊断，根据具体情况采取有效的治疗手段（保守治疗或手术治疗），使患者转危为安。

妊娠期，急性阑尾炎的早期诊断和及时手术治疗极为重要。一旦确诊，应立即进行手术。高度可疑者应住院，严密观察病情变化，必要时行开腹探查术以避免上述的不良后果。手术前、手术后及手术中应用大剂量抗生素。术中注意麻醉的安全性，操作要轻柔，以防引起流产或早产。术后要注意保胎。

急性阑尾炎

孕妈妈发生急性腹痛除了产科情况外，阑尾炎是最常见的原因之一。由于妊娠子宫逐月增大，阑尾的位置也随之改变，故孕期阑尾炎的症状和体征与非孕期有所不同。这也是孕期阑尾炎诊断难处之所在。

孕期阑尾炎患者中，约1/3在孕前有慢性阑尾炎史。疾病发作时，多数患者有恶心、呕吐、腹痛，常较非孕女性为轻。疼痛往往起始于上腹部或脐周，逐渐向右下腹部转移，位置的高、低视妊娠的月份而定。由于炎症常局限于腹腔后部常被增大的子宫掩盖，临床上常缺乏典型的腹部体征。患者的体温可以正常，仅有1/4～1/2的患者体温超过38℃。孕期，阑尾的炎症不容易被局限和包裹，常迅速扩散，容易发生穿孔，造成弥漫性腹膜炎，甚至引起膈下脓肿，预后不良。约1/3的患者表现尿频、尿急、尿中有大量白细胞，偶有血尿，发生的原因是增大的子宫将阑尾挤向输尿管，阑尾炎累及了泌尿系之故。严重的感染可以刺激子宫收缩，引起流产或早产；伴发败血症时，可以引起胎死宫内。产后子宫迅速收缩变小，可使已经局限的阑尾脓肿受到牵拉而破裂，引起弥漫性腹膜炎。

贫血

怀孕后，孕妈妈体内新陈代谢加快，需氧量增加。由于子宫、胎儿、胎盘生长发育，孕妈妈的血容量也日渐增加。在增加的血容量中，血浆增加的比例要比红细胞高，因此形成了孕期血液稀释的现象，血红蛋白浓度稍有下降，这是一种妊娠期正常的生理过程，医学上称之为妊娠期生理性贫血。

哪些原因能引起妊娠期贫血呢？红细胞的主要成分是血红蛋白，其合成需要大量的铁。生育年龄的妇女，由于平时月经期失血，或既往妊娠、分娩、哺乳等消耗体内的铁，以致体内的铁贮备往往不足。随着胎儿的生长发育，铁的需要量不断增加。孕妈妈常常是先动用体内贮存的铁，当其消耗殆尽而仍未能得到及时补充时，则可发生贫血。因此凡能引起铁的摄入量不足、需要量增加，或存在铁的丢失等情况，均可导致孕妈妈发生缺铁性贫血。孕妈妈贫血以缺铁性贫血最为常见，少数为巨幼红细胞性贫血。

营养缺乏引起的贫血

孕早期由于孕妈妈出现厌食、挑食、恶心、呕吐等早孕反应而进食不足；孕中晚期，食物中缺乏足够的铁、蛋白质、维生素B_{12}及叶酸等，可以引起缺铁性或巨幼红细胞性贫血。

双胎的孕妈妈更容易发生贫血。

胃肠道疾病引起的贫血

如急、慢性胃肠炎时，含铁的食物不能在胃中转化为亚铁盐，导致铁不能被小肠很好地吸收，而发生缺铁性贫血。

急、慢性失血引起的贫血

如胃十二指肠溃疡、痔疮、钩虫病等，均可引起慢性失血而发生贫血。

孕妈妈贫血严重时，可给母儿带来多种危害。因贫血造成胎盘供氧不足，轻者影响胎儿生长发育；重者可发生早产、胎儿窘迫，甚至胎死宫内。孕妈妈可因严重的贫血发生贫血性心脏病，以致手术、产后伤口不易愈合。一旦发生产后出血，极易引起休克；还因抵抗力差容易导致产后感染。

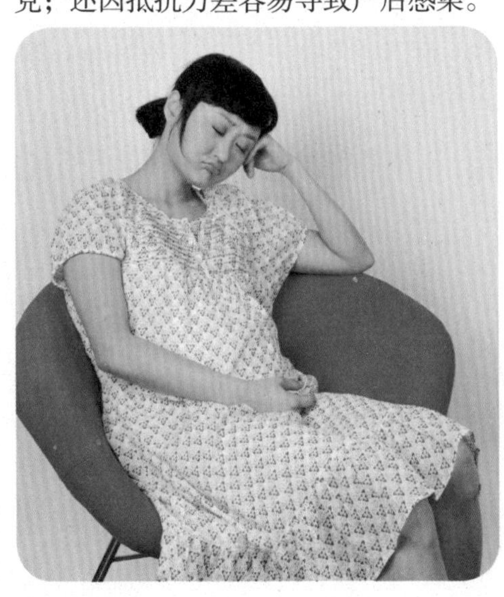

专家提醒：

为预防孕妈妈发生贫血，首先要保证膳食中的各种营养，特别是铁及维生素B12等的摄入，可多进食肝、蛋、瘦肉，以及豆制品、蔬菜及水果等；适时补充铁剂，能有效地预防妊娠期贫血。孕妈妈应定期检查血红蛋白、红细胞数，以便及早发现并治疗。还应及时诊断和治疗引起贫血的各种疾病，存在上述疾病的妇女最好治愈后再妊娠。

胎儿生长受限

由于某些原因影响胎儿在子宫内的生长、发育，致使其体重小于同等孕龄胎儿体重的低限，医学上称此种现象为胎儿生长受限，并常以其英文名称的首位字母FGR来表示。

常见的原因：孕妈妈患有严重的疾病，如妊娠高血压综合征、慢性高血压、慢性肾炎、心脏病、贫血等，导致胎盘功能障碍或母体缺氧，从而影响了母体对胎儿的供血、供氧，造成胎儿的营养障碍。

多胎妊娠时，由于母体营养供应不足，或营养不能充分分配给各个胎儿，使多胎胎儿或其中某个胎儿发生宫内生长受限。

如不存在上述情况，其原因可能

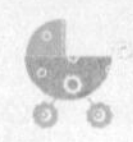

为先天遗传因素，即胎儿宫内的发育受父母身高、体重等多种因素的影响。另外，少数是因为胎儿先天畸形。

宫内生长受限的胎儿，其身体、智力的发育均不及正常的同龄儿，但出生后若经过积极治疗及后天足够的营养补充，部分仍能够赶上正常同龄儿童的发育。

专家提醒：

要防治胎儿生长受限，孕妈妈一定要定期进行产前检查。医生可以综合孕妈妈腹围的大小、子宫底高度及B超各项参数的监测作出早期诊断，一旦确诊即应积极治疗。一方面要针对所发现的并发症，如妊娠高血压综合征等进行治疗；另一方面应加强营养，保证热量的摄入。必要时，还应考虑入院进行高营养治疗，即静脉滴注右旋糖酐、葡萄糖液、能量合剂及维生素等，以改善母体及胎儿的营养状况，纠正胎儿营养障碍。监测中，除需观察胎儿生长、发育情况外，还应注意有无胎儿缺氧的情况，必要时进行胎心监护。

巨大儿

胎儿出生体重达到或超过4 000克者，称为巨大儿。胎儿过大，可增加母儿在分娩中的风险。分娩时，由于胎儿过大常引起胎肩娩出困难，从而导致胎儿缺氧、窒息，甚至死亡；在牵拉过程中孕妈妈用力过猛，也可引起胎儿锁骨骨折，臂丛神经受损以致麻痹，颅内出血或妈妈产道严重撕裂等；产后由于子宫过度膨胀，子宫肌肉收缩乏力，可引起产后大出血。

对巨大儿的诊断，单纯依靠观察孕妈妈腹部大小来判断是不准确的，因为胎儿大小常受孕妈妈身高、体重、产次及羊水多少等因素的影响。一般应测量孕妈妈的子宫底高度、腹围大小，并通过B超测量胎儿头径、肢体长短、胸围、腹围及羊水量来科学地估计胎儿大小。

若确诊为巨大儿，医生还需仔细判断胎儿大小与妈妈的骨盆是否相称，预测胎儿能否顺利地通过孕妈妈的骨盆娩出，从而决定适当的分娩方式。如胎儿大小与骨盆明显不相称，则应进行剖宫产分娩；若估计胎儿大小与骨盆大致相称，即可以进行试产，酌情行阴道助产协助胎儿娩出。其他因素，如孕妈妈是初产或经产，妊娠有无过期及羊水多少等，对巨大胎儿的分娩也有一定的影响，医生应综合考虑，酌情放宽剖宫产的指征。

产前检查发现胎儿生长过快时，应了解孕妈妈有无妊娠期糖尿病或糖代谢异常，对孕妈妈的饮食应进行合理的控制，必要时应用胰岛素控制血糖水平，以减少巨大儿的发生。

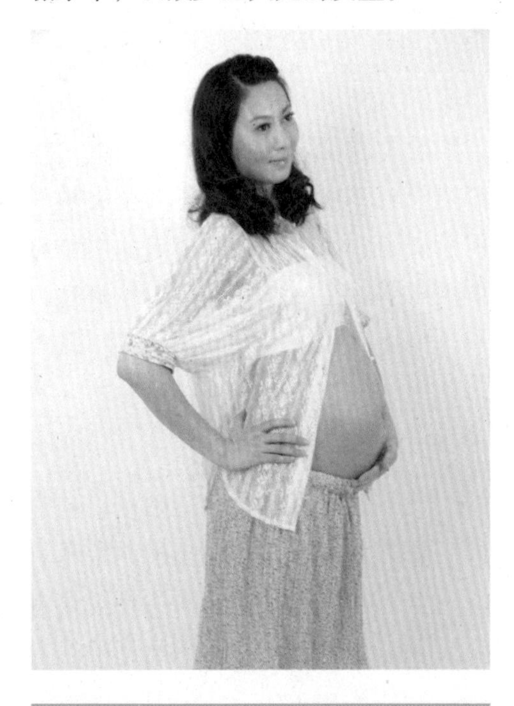

双胎妊娠

一次妊娠同时孕育两个胎儿称为双胎妊娠。在早期妊娠阶段，通过B超检查即可确诊双胎。当医生告知你将会得到两个小宝宝时，你一定会欣喜万分。但同时双胎妊娠母体的负担也会加重，易发生各种妊娠并发症，从而增加母子的风险，属于高危妊娠。双胎妊娠应注意下列事项：

补充营养、纠正贫血

由于两个胎儿生长、发育，其所需要的营养也要加倍；双胎孕妈妈的血容量比单胎者也明显增多，因此极易发生贫血。孕妈妈应尽可能多吃一些营养丰富的食品，特别是富含铁元素的食物，并根据血红蛋白的情况及时补充铁剂，以预防和纠正贫血。

提前住院待产

双胎孕妈妈的子宫比单胎孕妈妈子宫明显增大，这不仅增加了双胎孕妈妈身体的负担，还由于心、肺负担加重及下腔静脉的受压迫，而产生较明显的心慌、气短及下肢水肿等。双胎妊娠容易并发妊娠高血压综合征；因子宫过度膨胀也易发生早产。因此，双胎孕妈妈常需提前住院待产，以得到充分的休息，减轻压迫症状，控制妊娠期高血压综合征及避免早产。

专家提醒：

双胎妊娠通常可经阴道顺利分娩。有些情况，如子宫过度膨胀导致宫缩乏力、胎位异常或单羊膜囊双胎等则需施行剖宫产术。

妊娠晚期阴道出血

妊娠晚期指的是怀孕末3个月，即孕28周至妊娠足月。此期，孕妈妈阴道出血的主要原因是由于胎盘异常，以前置胎盘和胎盘早期剥离为常见。

什么是前置胎盘？为什么会引起出血呢？

正常胎盘的位置是在子宫体部的前壁、后壁、侧壁或底部。当胎盘附着部位较低，部分或全部覆盖在子宫颈内口上，则形成部分性或完全性（又称中央性）前置胎盘。胎盘的下缘位于子宫下段或接近子宫颈内口，为低置胎盘及边缘性胎盘；妊娠晚期，子宫不规律收缩，子宫下段扩张，可使覆盖于子宫颈内口处的胎盘与子宫壁分离，而引起反复性阴道出血。前置胎盘的出血量与胎盘覆盖子宫颈内口的程度有关，覆盖面越大，出血越早，量亦越多；反之，则出血晚，甚至临产后才发生出血，量亦少些。此种出血的特点是血色鲜红且不伴有腹痛。

胎盘早期剥离是指正常位置的胎盘在胎儿娩出前，已部分地从子宫壁剥离，常由于妊娠高血压综合征、外伤或突然破膜大量羊水流出而引起。出血色暗并伴腹痛，重者胎盘后血肿的压力致血液渗入子宫肌层，可引起

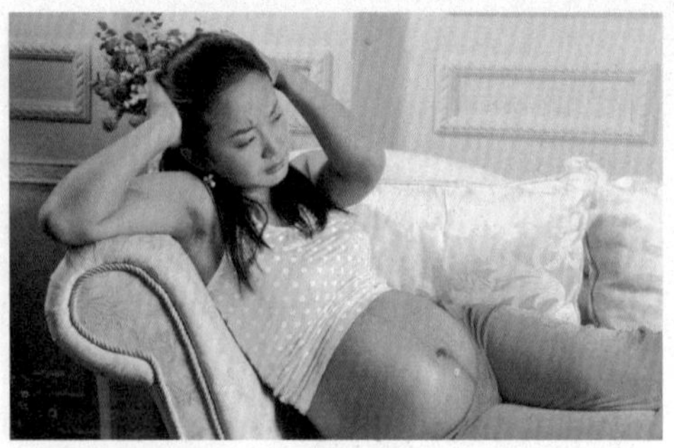

强直性宫缩，甚至子宫卒中。初始孕妈妈感到腹部剧痛，触之子宫硬、局部压痛且不能放松，当子宫卒中时则子宫迟缓。由于胎盘剥离面的出血与阴道不一定相通，以致外出血量与产妇及胎儿的危重情况不相符合，往往会掩盖病情。因此，密切监测产妇及胎儿情况是极其重要的。

前置胎盘及胎盘早期剥离，是妊娠晚期的严重并发症。大量的失血，无论是内出血还是外出血均可导致休克，若处理不及时将会危及母子的生命。孕期的B超检查可以确诊胎盘的位置。但在孕早、中期检查发现胎盘位置低时，由于胎盘可能随孕月增长而上移至正常位置，故此时若无阴道出血，不需特殊处理，可定期检查胎盘位置的变化。孕34周，胎盘仍处于低位时，才做出低置或前置胎盘的诊断。胎盘早期剥离的诊断主要依据临床表现，B超检查仅作参考。一旦发生妊娠晚期出血，孕妈妈应立即到医院

就诊，必要时住院观察。妊娠晚期或临产后，胎盘低置或轻度胎盘早期剥离的孕妈妈若阴道出血不多，情况良好时，可以严密观察，有时仍可能自阴道顺利分娩；但若出血量增多、腹痛加重、产程进展不顺利或出现休克征兆，则应立即行剖宫产结束分娩。重型胎盘早期剥离无论胎儿死活均应及早行剖宫产术。

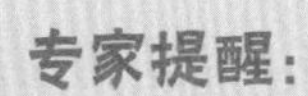

专家提醒：

降低人工流产率及盆腔感染，对预防前置胎盘的发生可能有一定的作用。及时发现并治疗妊娠高血压综合征，避免外伤等，有助于减少胎盘早期剥离的发生。

臀位

怀孕7个月之前，由于胎儿较小，羊水量相对较多，因而胎位常不固定，此时若为臀位，可不必处理，多数均能自然转为头位。孕30～32周后，仍为臀位则应予以纠正，从而降低发生胎膜早破、脐带脱垂及臀位分娩的风险。

纠正臀位的方法

膝胸卧位是最常用又比较安全的纠正臀位的方法。膝胸卧位，是让孕妈妈跪在硬板床上，头向侧方，双上肢及胸部紧贴床垫，臀部抬高，大腿与床面垂直。这样便可使胎儿臀部从骨盆中退出，并可借助胎儿重心的改变，促使胎儿从臀位转为头位。每日进行2次，每次15分钟，可安排在清晨或晚上进行，事前应解小便，并松解腰带。通常可在1～2周见效。

臀高头低位，膝胸卧位对于肥胖或有高血压病的孕妈妈来说仍是个不小的负担，国外有学者提出采用臀高头低位也同样可以达到纠正臀位的目的。在睡眠时，将臀部垫高，这种体位不会使孕妈妈感到太多的不适，更体现了人性化的关怀。

其他，如艾灸足部至阴穴或音乐转胎也有一定的效果。

采用上述方法不能纠正的臀位，也不必勉强进行纠正。

但存在下述情况时，则不应进行纠正：

①双胎一儿或两儿为臀位，因宫腔的空间有限，胎儿不易转动。

②子宫畸形，如纵隔子宫、弓形子宫、单角子宫或子宫肌瘤较大，宫腔变形时，胎儿只能取适应宫腔形状的位置。

③骨盆狭窄、前置胎盘等，即使纠正了胎位仍不可能自阴道分娩者，或因其他原因需行择期剖宫产者。

专家提醒：

臀位的孕妈妈要避免负重并节制性生活，以防胎膜早破；在破膜后要平卧，防止脐带脱垂。

横位

横位是一种少见的异常胎位。横位时，胎儿身体的纵轴与母体的纵轴呈垂直交叉，胎儿以肩部为先露部。一般情况下横位是不可能自然分娩的。横位多见于弓形子宫，子宫腔的形状适合于胎儿横卧；也常见于腹壁松弛的经产妇或合并骨盆狭窄及前置胎盘等情况的孕妈妈。

横位的风险，在于胎膜破裂后易发生脐带脱垂或胎臂滑出。临产时胎膜破裂后，在强烈的子宫阵缩下，若仍未能得到及时的处理，便将成为忽略性横位，胎肩嵌顿于骨盆腔内不但可以造成胎儿死亡，还可以导致子宫破裂危及孕妈妈的生命。

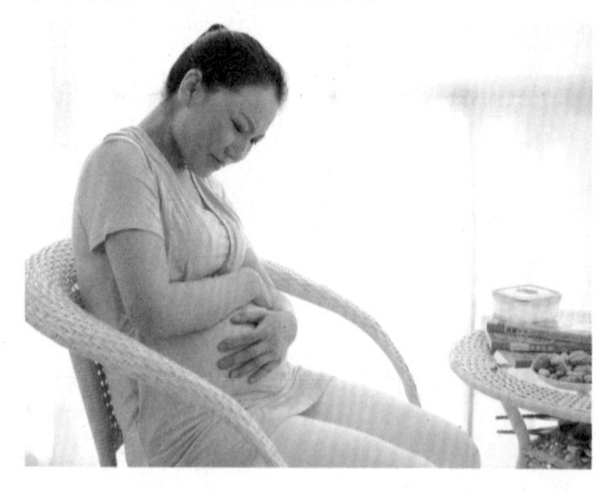

专家提醒：

妊娠30周前如发现横位时，医生会叮嘱孕妈妈避免性生活及负重，以预防胎膜早破。妊娠30周后，医生会推荐试用膝胸卧位或臀高头低位进行纠正，这些是较为安全的纠正胎位的方法。腹壁松弛的孕妈妈，有时医生还可以试行外倒转术。需要注意的是当纠正困难时，特别是对初产妇，切不可强行纠正。横位发生胎膜早破时，孕妈妈应取卧位送往医院，医生会根据具体情况进行妥善处理。妊娠足月仍为横位者，应行选择性剖宫产术。

胎膜早破

正常情况下，胎膜应在有规律的子宫收缩及宫颈口开大后才破裂。若胎膜破裂发生在临产前，则为胎膜早破，是产科常见的情况。胎膜早破可能由于子宫颈内口关闭不全，羊膜腔内的压力不均或过高（见于头盆不称、胎位不正或羊水过多），剧烈的运动或性交刺激，胎膜发育不良，或因炎症致使局部薄弱等原因造成。有些病例找不到明确的原因。

胎膜破裂的位置低、破口大时，可突然出现阴道大量流水；反之可为持续性少量流液。正常羊水色清，可混有胎脂，若呈血性或黄绿色者为异常。

多数孕妈妈在破膜后1～2日内自然临产。妊娠已满36周发生破膜时，多无不良影响。如破膜发生过早，尚未成熟的早产儿成活的机会少；破膜后短期内不临产时，由于羊膜腔与阴道相通，容易招致上行感染，危及胎儿及孕妈妈；发生于胎头浮动或胎位不正时，还易合并脐带脱垂。胎膜早破对母儿均不利。孕期中，应针对原因作好预防。一旦发生胎膜早破，应立即就诊，以得到及时与合理的处理。破膜后要保持外阴部清洁，可使用消毒卫生巾或纸；胎头浮动或胎位不正者，应抬高臀部，取卧位转送。

专家提醒：

胎膜破裂后，羊水常不至于完全流尽，况且羊水仍不断产生，对于发生“干产”的顾虑是完全不必要的。

当发现脐带脱垂，胎儿已近足月，而子宫颈口尚未开大，且胎心音正常时，为了挽救胎儿，可急行剖宫产术。因为这是一种非常紧急，要分秒必争的手术，产妇要充分理解并很好地配合。妊娠未足月的臀位发生胎膜早破后，应卧床、抬高臀部、保持外阴部清洁、严密监测胎动及胎心音的变化，同时应进行促胎肺成熟治疗，酌情安排分娩时间。

胎膜破裂12小时仍未临产者，应给予抗生素预防感染。

早产

早产就是不足月的分娩，确切地说，是怀孕28～37周分娩者。由于早产月份的不同，胎儿出生体重及生存能力亦有很大的差异。早产的月份越小，一般说来婴儿的体重越轻，生存能力也越弱；大月份的早产则与之相反。

早产是围生儿死亡的重要原因之一，特别是月份小的早产儿，因此预防早产是降低围生儿死亡率的重要环节。妊娠晚期，当孕妈妈出现下腹痛或阴道出血等早产征象时，应及时就医。医生将根据病情采取保胎措施，如卧床休息及应用宫缩抑制剂等。经过治疗，多数孕妈妈可以继续妊娠；少数孕妈妈的妊娠期往往也能得到适当延长，这样便为促胎肺成熟提供了充裕的时间，有利于早产儿成活。

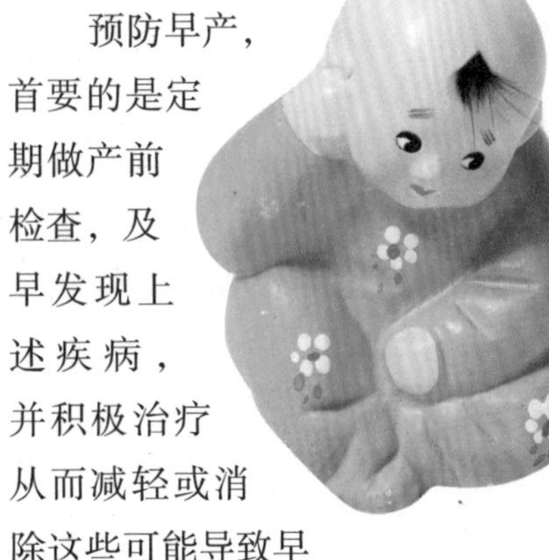

预防早产，首要的是定期做产前检查，及早发现上述疾病，并积极治疗从而减轻或消除这些可能导致早

产的原因。其次，孕期要避免过度劳累、精神紧张，注意孕期卫生，预防传染病，并尽量避免接触放射线及有害物质等。此外，房事要有所节制。

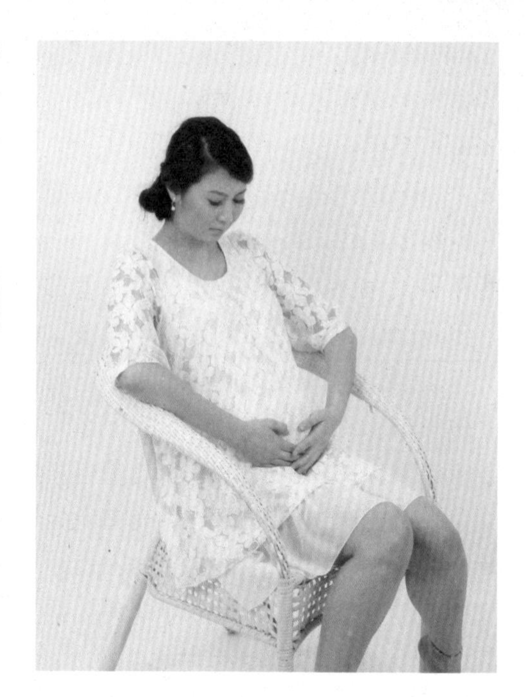

过期妊娠

超过预产期2周以上仍不临产者，为过期妊娠。此时若胎儿过大或胎头过硬，分娩时便不容易通过产道，胎盘老化或功能减退伴发羊水过少，致使胎儿不能耐受产程中强烈的子宫收缩而易发生胎儿窘迫等高危情况，故应设法避免过期妊娠的发生。

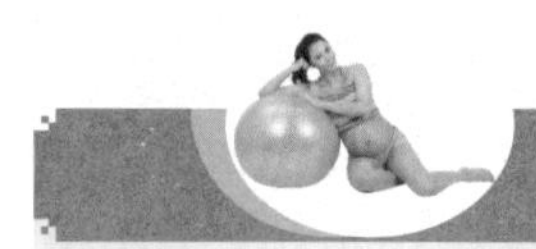

孕期检查保健康

检查前的准备工作

孕期检查是很重要的，这关系到孕妈妈和胎儿的健康，千万不能马虎和存在侥幸心理。孕妈妈在检查前需要做一些准备工作，以确保检查能够安全、顺利地进行。

检查前精神准备

许多孕妈妈在做检查前都会产生焦虑和不安心理，主要原因有三：一是对检查项目不了解，感觉茫然不知所措。二是害怕检查出问题，因此越想越不安。三是有害羞心理，怕遇到男医生检查，怕医生提的问题难为情等。针对这些情况，孕妈妈在检查前一定要做好心理建设。在检查前孕妈妈可以找一些相关书籍了解一下，了解检查内容后，紧张不安就会消失。

同时也不用担心医生性别的问题，在医生的职业眼光中，并没有什么性别之分。所以不用过分担心，对检查抱以平常心就行了。

检查前物质准备

■ 手提包

包里一定要带上母婴手册、医保卡、诊疗卡等。如果还有身体变化的记录或准备向医生咨询的问题也要一并带上。

■ 衣服

准备接受检查时，穿的衣服要舒适、整洁，要穿穿脱方便的衣服。要穿浅口的、便于穿脱的鞋。

■ 身体

检查前要洗澡，换上干净的内衣，最好是纯棉制品。不要佩戴华丽的饰品，也不要洒香水和抹味道浓烈的化妆品。

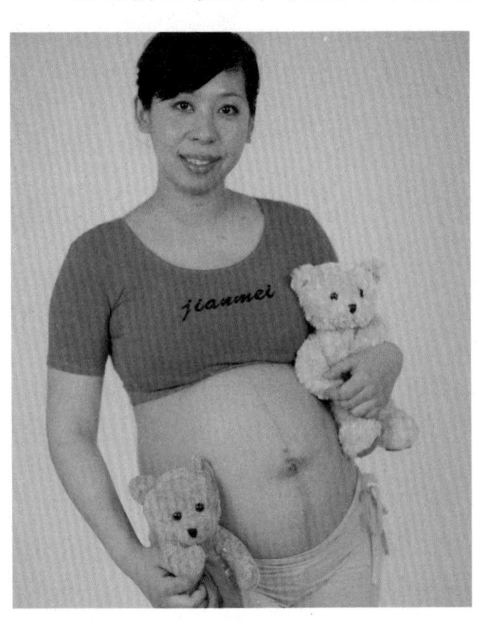

■ 脸部

洗脸后最好只搽一点润肤霜，不要化妆。因为医生要通过脸色来判断孕妈妈的健康状态，化妆会影响医生的观察效果。

孕期检查时间与常规检查内容

从严格意义来讲，孕期检查的时间，应该是在确诊怀孕时就开始了。一旦确定怀孕，就开始进入孕期保健和孕期检查阶段了。按40周为一个孕期，一般的孕期检查的时间和次数应该是：

第一阶段：妊娠早期做第一次孕期检查，最迟不超过妊娠3个月，如果检查结果一切正常，那么以后就平均4周检查一次，直到怀孕7个月时，也就是28周。

第二阶段：28周以后每2周检查一次，直到36周。

第三阶段：36周以后每周检查一次了。

以上是在正常情况下的孕期检查的时间安排，如果期间出现异常情况，检查的时间和次数就要根据具体情况进行安排了。

初次产前检查的内容

检查生殖道情况及具体受孕的时间、推算准确预产期、测量血压、尿蛋白、血红蛋白，对孕妈妈基本情况做出评估。

建册时常规辅助检查

空腹血糖、肝功能、血浆蛋白、总蛋白、白蛋白、球蛋白、血浆铁、钙、镁等元素测定、肝肾功能、心电图。

血型测定。测定孕妈妈及其丈夫是否为ABO血型及Rh血型，既为分娩做准备，也为了解有无母儿血型不合情况发生。

如果丈夫为A型、B型或AB型血，孕妈妈为O型血，生出的小宝宝有ABO溶血的可能。如果夫妻Rh血型不合，也有可能发生新生儿溶血。如果准妈妈为Rh阴性，在生产前医院还要预先备好Rh阴性的血液，以便一旦分娩时发生意外，确保证血液的及时供给。

血总胆汁酸。如升高，则提示有妊娠期肝内胆汁淤积症（ICP）的可能，此病为孕妈妈特有的疾病，愈后对妈妈无不良影响，但对胎儿的影响较大。

艾滋病病毒（HIV）、梅毒筛选试验（RPR）。筛查孕妈妈有无传播性疾病，减少母婴之间及医源性的传播。

唐氏综合征血清筛查（孕14～20周做）

抽取母血检查，用以筛查胎儿唐氏综合征21-三体综合征、18-三体综合征、开放性神经管缺陷等先天异常。唐氏综合征为第21条染色体上多了一条染色体，多见于年龄较大的孕妈妈。

妊娠糖尿病筛查（孕24～28周做）

口服含50克葡萄糖的水，一小时后抽血检测血浆血糖值。用以筛查有无妊娠期糖尿病的可能。如果≥7.8mmol/L，则说明筛查阳性，需进一步进行75克葡萄糖耐量试验，以明确有无妊娠糖尿病。

胎心监护（孕35周后每周一次）

以了解胎儿宫内安危情况，及时发现胎儿宫内缺氧等异常情况。

阴道分泌物检查（孕13～27周建卡时做）

检查项目：白带清洁度、有无念珠菌和滴虫、线索细胞。

白带是由阴道黏膜渗出物、宫颈管及子宫内膜腺体分泌物等混合组成的。在正常情况下清洁度为Ⅰ～Ⅱ度，如果为Ⅲ～Ⅳ度则是异常白带，表示阴道有炎症。

如果念珠菌或滴虫出现阳性，说明有感染，需要进行相应的治疗。正常为阴性。

线索细胞是细菌性阴道病最敏感、最具特异性的指标，如果在阴道分泌物中找有线索细胞，即可做出细菌性阴道病的诊断，如为阴性说明正常。

尿常规检查

检查项目：尿液中蛋白、糖及酮体，镜检红细胞和白细胞等（每次产前检查均化验）。了解孕妈妈尿液中有无蛋白、糖及尿相对密度等，以了解孕妈妈有无泌尿系统及其他系统的疾患。正常情况下，上述指标均为阴性。

如果蛋白阳性，提示有妊娠高血压综合征、肾脏疾病的可能。如果糖或酮体阳性，说明有糖尿病的可能，需进一步检查。如果发现有红细胞和白细胞，则提示有尿路感染的可能，需引起重视，如伴有尿频、尿急等症状，需及时治疗。

血常规检查

除初诊检查外，在怀孕32周、分娩前分别再检查1次，主要是判断孕妈妈是否贫血，血红蛋白正常值是100～160g/L。轻度贫血对孕妈妈及分娩的影响不大，重度贫血可引起早产、低体重儿等不良后果。

白细胞在机体内起着消灭病原体，保卫健康的作用，正常值是（4～10）$\times 10^9$/L，超过这个范围说明有感染的可能，但孕期可以轻度升高。血小板在止血过程中起重要作用，正常值为（100～300）$\times 10^{12}$/L，如果血小板低于100$\times 10^{12}$/L，则说明孕妈妈的凝血功能异常。

超声检查（孕10～14周、18～24周、32～36周各做1次）

B超可以看到胎儿的躯体、头部、胎心跳动、胎盘、羊水和脐带等，可检测胎儿是否存活，是否为多胎、甚至还能鉴定胎儿是否畸形（如无脑儿、脑积水、肾积水、多囊肾短肢畸形、连体畸形、先天性心脏病等）。

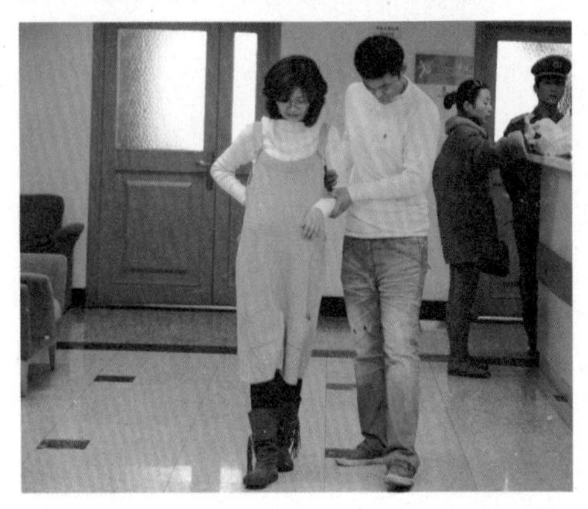

孕早期的常规检查

第一次产前检查时，医生会详细询问以下内容，并做一些相关的检查。

询问内容

姓名、年龄、种族、职业、结婚时间。

月经情况：月经初潮年龄，每个周期的间隔时间，月经持续时间,末次月经时间。

你和爱人的工作职业情况，你是否仍在工作。

爱人健康状况如何，是否近亲结婚。

父妈妈及双方直系亲属中有无患遗传病、高血压病或糖尿病的人。

你是否住过院，有过什么严重的疾病，比如传染病、心脏病、高血压病、肝肾方面疾病等。是否作过手术。

是否患过病毒性流感或出过风疹，曾服用何种药物，有无药物过敏史。

是否用过避孕药，是哪一种、什么时候停用。

家中有无双胎史，是否生过畸胎。

有无难产史或流产史。

是否接触过有毒有害气体。

本次妊娠的经过、有无妊娠反应、有无阴道出血、头昏、心悸、下肢水肿等情况。

相关的身体检查

■ 双合诊检查

医生一般要做双合诊检查了解子宫大小与孕周是否相符，作为预测预产期的依据，这对一些月经不规律的孕妈妈尤为重要。如果月经规律，但子宫大小与停经月份不符，就要做进一步的检查，以明确原因，必要时给予治疗。

■ 常规检查

身高：测量身高是为了评估骨盆大小和骨盆出口大小。身材过于矮小者，有可能因骨盆出口小，而使发生难产的概率增大。

体重：体重的异常增加预示有先兆子痫的可能。为使体重测量的数值准确，每次称体重时，尽量穿同样的衣服，以避免不必要的体重变化。虽然妊娠头3月内由于恶心、呕吐，体重会降低，但每一次体重下降的原因一定要应弄清楚。

血压：检查血压是否正常，防止在出现妊娠高血压综合征。

乳房：检查乳头状况，有无肿块、乳头凹陷。

检查心、肺、肝、肾功能。测血压、做血、尿常规及相关检查。

■ 异常情况的检查

对于有遗传病家族史或分娩史者，医生将会做进一步检查。对于不应继续妊娠者。如孕早期病毒感染、接触有毒物或患严重疾病等。医生会告诉你继续妊娠的危害，并建议你终止妊娠。对于有异常但可以继续妊娠的孕妈妈，医生会加强孕期监护，并给予及时的指导，确保孕妈妈及胎儿的安全。

孕中期常规检查

询问前次检查后有无不适症状。

做孕期检查最好能找一个固定的医生，这样便于对你的孕期状况有一个系统的了解。中期检查主要是询问前次产前检查后，有无恶心、呕吐、头晕、头痛、困乏、眼花、阴道出血等异常，并针对情况给予指导。

实验室检查

检查有无心、肝、肾、肺等重要脏器疾病。检查有无水肿、贫血等情况，复查尿常规及血常规，了解有无尿蛋白、阴道出血、贫血、水肿及高血压病等妊娠并发症，并给予相应的治疗措施。

腹部触诊

测定宫底高度（子宫顶部）和胎儿大小、位置。指示妊娠时间和胎儿在子宫内的位置。

测量血压

正常血压值是120／80mm/Hg，高血压病可指示许多问题，包括先兆子痫。经常检查的意义在于保持其正常，若突然升高则应引起重视。

超声检查

超声可以通过显示屏确认胎儿的各个身体部位，了解胎儿在宫内生长情况，确定胎儿发育是否良好、胎儿是否存活以及多胎妊娠情况。另外，还可以诊断出准确的妊娠周数。

孕晚期的常规检查

进入妊娠后期，随着胎儿的逐渐长大，分娩开始进入倒计时，检查的次数也由每月一次，变为每月两次、一周一次，这也意味着预产期就要来临。在预产期之前接受检查，能判定

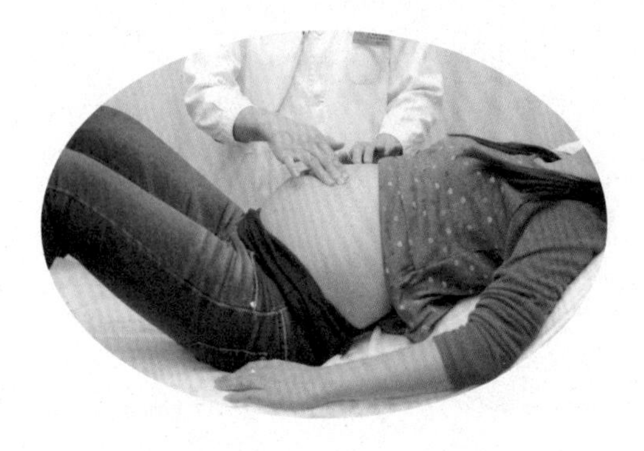

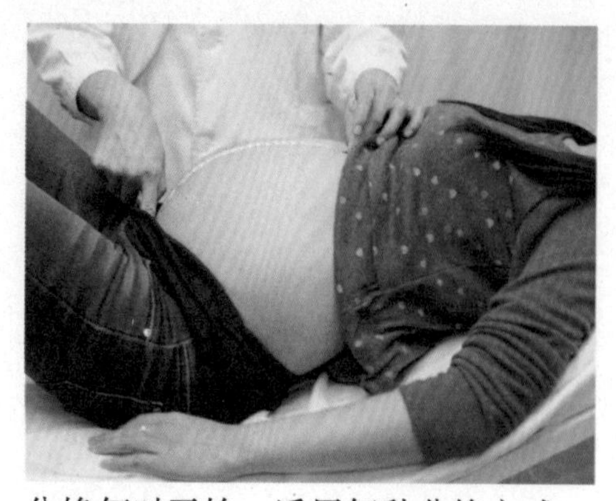

分娩何时开始、适用何种分娩方式。另外通过最后一个月的检查，也可以明确实施自然分娩的可能性。在妊娠的最后一个月，应该每周接受一次定期检查。因为这段时期胎儿变化比较大，一周一次的检查可以在第一时间内了解胎儿的变化情况，据此推测出确切的分娩日期，为随时都有可能来临的分娩做好最充分的准备。如果前期的妊娠过程中没有异常情况，一般会在预产期的前后2周内分娩。怀孕后期的检查与怀孕中期的检查基本差不多，主要有：

检查胎儿的生长发育状况

多普勒检查：测定胎儿的心跳强度和频率，检查胎位是否正常，确定胎儿发育是否良好。

询问孕妈妈的身体情况

询问孕妈妈有无懒倦、头晕、头痛现象，饮食及睡眠如何；有无便秘，每天的排尿次数等情况。

常规检查

测量血压：留意有无突然的血压变化。

尿检：检查有无感染，测量蛋白质含量。

称体重：一般体重增加12.5～15千克属于正常范围。

测量子宫：通过超声波或内诊检查，测定子宫的大小。

检查腿脚：观察有无静脉曲张及肿胀情况，程度如何。

专家提醒：

通过产前检查，通常可发现：巨大儿、胎儿宫内发育迟缓、前置胎盘、先天畸形、染色体异常和遗传病等。有巨大儿、胎儿宫内发育迟缓情况的孕妈妈，通常会合并妊娠疾病，如糖尿病、贫血、心脏病等；年龄大于35岁或小于16岁，有遗传病家族史，接触过有毒物质的孕妈妈，胎儿容易出现先天畸形，染色体异常和遗传病等情况。

一些常规检查

肝肾功能检查

检查肝肾功能的目的，主要是

为了检查孕妈妈有无肝炎、肾炎等疾病。因为怀孕时肝脏、肾脏的负担要比以前加重许多，如果指标超过正常范围值，就说明肝肾功能不正常，需要及时给予治疗。如果准妈妈以前肝肾功能就不太好，怀孕后极有可能使原来的疾病更为严重。

检查项目：谷丙转氨酶（GPT）、谷草转氨酶（GOT）、尿素氮（BUN）、肌酐（Cr）等。

肝功能正常值：谷丙转氨酶0～55U/L；谷草转氨酶0～55U/L。

肾功能正常值：尿素氮9～20 mg/dl；肌酐0.5～1.1mg/dl。

乙型肝炎病毒学检查

在病毒性肝炎中，以乙型肝炎发病率最高，如果在妊娠早期感染上乙肝病毒，就会使早孕反应加重，而且容易发展为急性重症肝炎，对孕妈妈的生命造成极大的威胁。乙肝病毒，可通过胎盘感染胎儿。

检查项目：乙肝病毒抗原和抗体。

正常孕妈妈各项指标均为阴性。

如果单纯乙型肝炎表面抗体（HBsAb）阳性，说明以前感染过乙肝病毒，现已经痊愈，并且对乙肝病毒具有免疫力，或者注射乙肝疫苗后出现HBsAb。

如果其他指标（HBsAg、HBeAg、HBeAb、HBcAb-IgG、HBcAbIgM）呈阳性则需引起重视，说明目前病毒具有传染性，复查HBV-DNA进一步确定传染性，应向医生进行咨询。

丙型肝炎病毒学检查

丙型肝炎病毒是丙肝的病原体，虽然目前丙型肝炎患病率不算高，但更具危险性，而且比较隐匿，75%患者并无症状，仅25%患者有发热、呕吐、腹泻等现象。孕妈妈感染上丙型肝炎病毒，可通过胎盘传染给胎儿。

检查项目：丙型肝炎（HCV）抗体。

检查结果为阴性，说明孕妈妈正常；如果为阳性，说明有丙型肝炎病毒感染，需引起重视。

心电图检查

心电图检查是为了探明孕妈妈有无心脏方面的疾病，是否能承受怀孕、分娩。如果检查出孕妈妈有心脏病，还要根据实际情况，考虑能否继续妊娠。

检查项目：心电图。

如心电图异常，需及时向医生咨询，并做进一步检查。

超声检查

怀孕早期做超声检查，可以鉴

别是宫内妊娠还是宫外妊娠，还可以鉴别胚胎是不是生长发育良好。在怀孕中期做超声检查，能清晰地看到胎儿的各个器官，可对胎儿从头检查到脚。在怀孕后期做超声波检查，可以了解胎儿大小、羊水状况、胎盘位置和成熟程度及有无脐带绕颈等，并再次检查有无畸形。如发现胎儿过大或过小，羊水过多或过少，胎盘位置偏低或前置，头位还是臀位，医生会采取相应的治疗措施。

检查项目：B超。

羊水深度在3～7厘米为正常，超过7厘米为羊水增多，少于3厘米则为羊水减少，这些情况都对胎儿生长不利。

胎心存在，说明胎儿存活。正常胎心率为120～160次/分，低于或超出这个范围则提示胎儿在宫内有缺氧的可能。

妊娠糖尿病检查

妊娠性糖尿病检查是一项常规检查。主要是为了检查孕妈妈是否患有高血糖状态下的妊娠性糖尿病。准妈妈在妊娠24～28周到医院接受这项检查，妊娠糖尿病是常见的妊娠并发症，有其特殊性，它虽然可以在胎儿出生后大部分消失，但是在孕期对胎儿和孕妈妈的健康非常有害。

需要重点检查的项目

对一些有异常情况的孕妈妈，特别是高危孕妈妈，医生会根据每个人的具体情况，建议做一些相关的检查。

甲胎蛋白筛查

甲胎蛋白检查适宜在怀孕16～20周实施，甲胎蛋白检查是通过孕妈妈血中的甲胎蛋白含量数值，来了解胎儿是否有问题，甲胎蛋白数值通常很低，若此时血中甲胎蛋白升高，所怀的胎儿可能有神经管缺损，如脊椎裂或其他脑发育异常。但这不是唯一的结论性证据，双胎时甲胎蛋白水平就可能升高。低于正常水平的甲胎蛋白通常指示有唐氏综合征的危险。要根据孕妈妈的年龄、体重及怀孕的时间综合分析，如果甲胎蛋白检查发现了问题，通常还需要做其他的检查，才能得出结论性的结果。

三项试验

三项试验适宜在怀孕16周进行，这是另一种孕妈妈血清筛选试验［也称巴特氏（Bart）三项试验、利氏（Leeds）试验、拜尔马克（Biomork）试验或倍他（Beta）三项试验］。是甲胎蛋白的扩展试验。其目的是检测血中2项或更多的激素，如雌三醇和绒毛膜促性腺激素。此结果是要根据孕妈妈的年龄来进行评价，从而预测胎儿得唐氏综合征的概率，一般来说，年龄超过35岁的孕妈妈风险比较大一些。

绒毛膜绒毛取样检查

此项检查适宜在怀孕9～12周进行。利用超声波检查确定胎儿和胎盘的位置后，通过子宫颈部，抽取绒毛组织，做染色体或基因分析，可诊断35岁以上孕妈妈及胎儿的异常，如胎儿是否患有先天性畸形，胎儿有无遗传病，如镰状细胞性贫血、血友病和囊性纤维化病。

35岁以上的孕妈妈、以前生产过畸形儿的孕妈妈、家族中有遗传病例的孕妈妈，都必须做绒毛膜绒毛检查。

羊膜穿刺术

此项检查适合在15～20周内进行。即抽取羊水腔内的羊水，做羊水细胞染色体或基因的分析。用于检测胎儿生理缺陷，包括脊椎裂和先天愚型。如果有家族遗传病、性连锁疾病或怀疑有某些畸形而其他方法又检查不出时应用。因为只抽取羊水，所以对胎盘和胎儿没有什么危害。

胎儿脐静脉穿刺术

此方法适宜在怀孕22～23周进行。将针刺到胎儿的脐带里，抽取脐静脉血来做胎儿的染色体检验，诊断胎儿是否存在染色体病，代谢病。

梅毒血清学试验

检查项目：螺旋体抗体血凝试验（TPHA）和快速血浆反应素试验（RPR）。梅毒是由梅毒螺旋体引起的一种性传播性疾病。正常孕妈妈这两项试验结果均为阴性。当机体受到梅毒螺旋体感染后，会产生两种抗体，表现为RPR阳性和TPHA阳性。RPR阳性的特异性不高，会受到其他疾病的影响而出现假阳性，TPHA阳性可作为梅毒的确诊试验。如果孕妈妈患梅毒可通过胎盘直接传给胎儿，有可能导致新生儿先天梅毒。

艾滋病血清学检查

艾滋病是一种严重的免疫缺陷疾患，其病原体是HIV病毒。如果感染了HIV病毒，则结果为阳性。HIV病毒会通过胎盘传播给胎儿，会造成新生儿HIV病毒感染。正常孕妈妈HIV抗体为阴性。

淋病细菌学检查

取孕妈妈的宫颈管分泌物做淋菌

培养。淋病是由淋病双球菌引起的性传播疾病，孕妈妈如果患上淋病，可通过被淋病污染的衣物、便盆、器械等传播，也可通过患母的产道传染给胎儿。正常孕妈妈培养结果应该为阴性。如果为阳性，说明有淋球菌的感染，需及时治疗。

妊娠糖尿病筛查

此项检查适宜在妊娠24～28周进行，是一种妊娠糖尿病筛查试验。

脐带血检查

此项检查适宜在妊娠20周后进行。利用超声波观察胎儿的位置，对胎儿直接实施采血，进行染色体分析。其目的除了诊断胎儿是否畸形外，还可以对胎儿的整体状态进行直接的确认。如果认为胎儿红细胞异常、患有血小板疾病或非免疫性胎儿水肿时，医生就会建议实施该项检查。

颈项超声扫描

此项检查适宜在怀孕11～13周进行。用高分辨率的超声扫描测量胎儿颈部透明带，用以评估先天愚型综合征的危险和神经管缺损。若大于2.5毫米，则指示高危状态，可能为畸形，但还需要做进一步试验来验证。

孕期的自我监护与家庭监护

按时进行产前检查、B超监测等，是了解孕妈妈及胎儿情况的重要手段，但均需在门诊部或医院中进行。

孕妈妈本人对其自身情况最了解，通过接受孕期卫生知识宣教与指导，便能察觉出异常情况，及时就医，一般不至于有大的问题。对胎儿来说则完全不同，在“正常妊娠”中仍可能出现异常情况，特别是难以预料的脐带因素，常导致胎儿窘迫，甚至死亡，即使定期检查仍然显得不足。鉴于母儿间的密切关系，胎儿的某些变化，孕妈妈可以最先感知，若教会孕妈妈自己观察胎儿的正常与

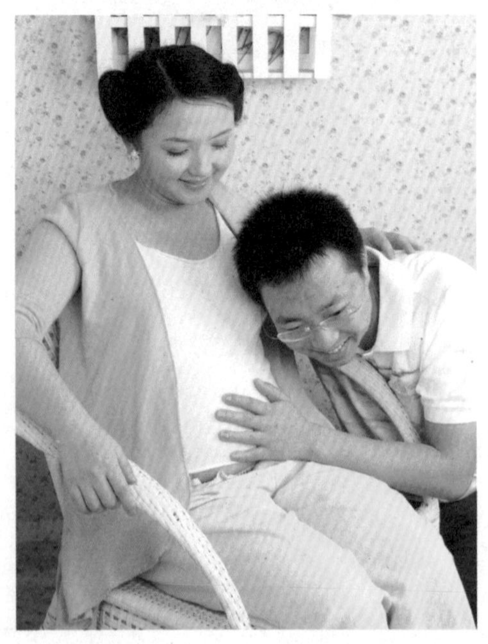

否，便可能做到每时每刻的监护，这就是自我监护的基础。由于胎儿自缺氧至死亡常需要经历一段过程。在此过程中必定会出现胎动的变化，胎动或频繁或减弱，故于妊娠28～30周后，若能指导孕妈妈做胎动计数，发现胎动异常及时就医，便可能挽救濒危的胎儿。

妊娠30～32周后，可教会家人或孕妈妈腹部听取胎心音，这样便可以在自己家中进行胎心监测。正常的胎心率为120～160次/分，较有规律；胎心率增快、减慢或不规律均为异常，要及时去医院检查，这就是简易的家庭监护。若能在家中测量体重及血压，则能做到更全面的监测。

将自我监护、家庭监护与医院的围生保健工作结合起来，便能及时发现胎儿异常情况，从而可以得到及时的处置。

专家提醒:

每日早、中、晚各计数胎动1个小时，正常胎动大于3次/小时，通常也不应超过100次/小时；也有将3小时计数之总和乘以4作为12小时内的胎动数，正常应在30次以上。异常的胎动为持续增多或减少，提示胎儿有异常情况，应及时就诊。

探测胎儿心跳

胚胎心脏于卵子受精后18～19天时发生，21～22天即开始跳动，并推动血液循环。此时胎儿心脏跳动微弱，目前常用探测胎心的方法还不能将其显示出来。随孕周增长，于早孕7～8周时（自末次月经第1日算），B超检查便可观察到胎心搏动并能计数，此时胎心率偏快，可达180次／分或以上，仍属正常。妊娠10～12周时，用超声多普勒胎心探测仪便可以探得。妊娠4个月后，可用各种胎心音听诊器，自孕妈妈腹部子宫位置直接听取。妊娠后期，胎心音更容易听取，俯耳于孕妈妈腹部胎背处，便能清楚地听到胎心音。正常胎心率为120～160次／分，比较有规律。由家人协助听取胎心音，以监测胎儿情况，是产科的一种家庭监测手段。

电子胎心监护

胎儿心脏活动是在中枢神经系统控制下，通过交感神经及副交感神经进行调节的，主动脉弓及颈动脉窦的压力及化学感受器可接受循环中压力及血中化学物质变化，并将这些信号传递至脑部参与调节。电子胎心监护，就是采用一种电子仪器将胎儿心脏瞬时活动进行即时并连续地描记，形成的图像即胎心监护图。

根据上述原理可以知道，胎心监护图主要反映的是胎儿脑部的调节功能。脑调节功能直接受氧供应的影响。缺氧时，胎心监护图便出现异常变化，借此可以及时发现胎儿窘迫。它较既往凭听胎心来诊断胎儿窘迫要更准确、简便。

远程胎心监护

远程胎心监护是将一个简单的、但随时能显示出胎心率的仪器租借给孕妈妈，教会其使用，使其了解最基本的异常情况。孕妈妈可以每日在家中定时进行胎心监护，或在胎动有特殊变化时进行监护。当监护发现异常，可以随时用电话与所属医院的产科医生取得联系，必要时还可以将胎心监护图形传送到医院。当然，最好直接到医院就诊，这样便能得到及时的指导与处置，减少由于缺氧给胎儿带来的危害。

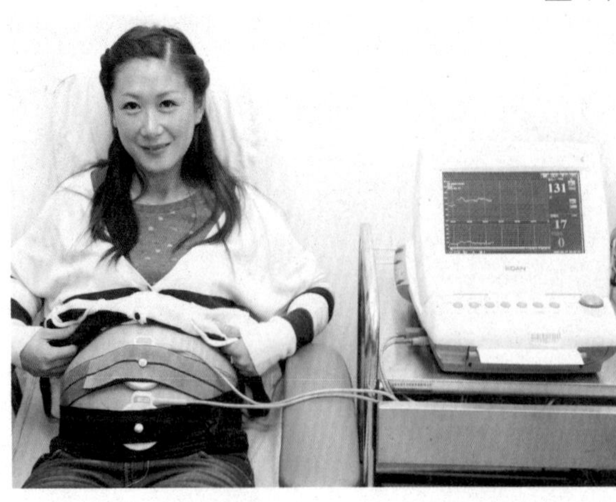

孕妈妈用药的注意事项

人生病用药治疗，是大家都熟悉的事。许多个人或家庭都有一些自备药物，小的毛病不一定都去就医。对孕妈妈来说，则不能这样，用药时应格外小心。这是为什么呢？主要是必须考虑到胎儿。早孕3个月内，是胎儿各种器官形成的重要时期，胎儿对来自外界的影响极为敏感，用药不当可导致胎儿发生一种或多种畸形。另外，凡对母体有毒的药物，对胎儿也有同样的毒性，而且不受妊娠阶段的影响。为了减少药物对胎儿的不良影响，向孕妈妈提出几点建议：

月经一向规律的已婚妇女，一旦月经逾期就要想到妊娠的可能：应尽量不用药，更不能自己随便用药；就医时别忘了告诉医生，自己可能已经怀孕。

确实患病需要治疗时，要在医生指导下用药：只要在医生的指导下，选择对胎儿无影响或影响最小的药物，便可避免不良后果。由于药物的种类繁多，对胎儿的影响还有其他因素参与，极其复杂。孕妈妈很难掌握哪些药物能用，哪些药物不能用。一句话，就是用任何药都应在医生的指导下，不能疏忽大意。

母体患有严重疾病应及时治疗，不治疗则自身难保，也就谈不到胎儿的安全问题。即使用药对胎儿有危害，但别无选择，必须进行治疗。妊娠早中期用过对胎儿有危害的药物，待孕妈妈病情稳定后，可考虑行人工流产或中期引产手术。药物对妊娠晚期胎儿的影响相对较小，可听其自然。

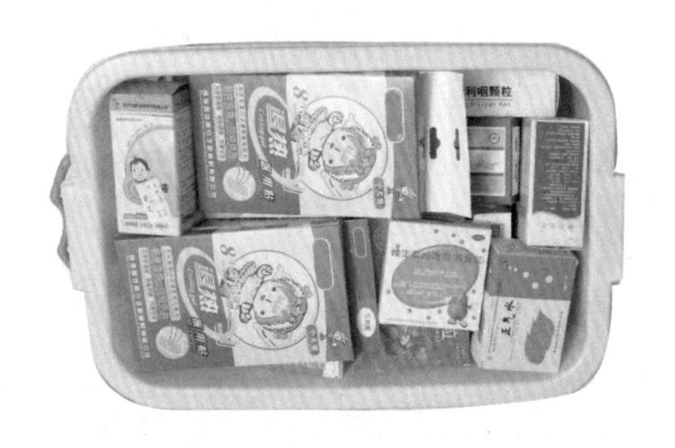

围生期和围生期保健

围生期保健的内容有3方面：

高危妊娠的监护：在妊娠期母儿有某些并发症或存在某些致病因素能危害母、儿或导致难产，称为高危妊娠。“高危”的提法，是在于引起医生的重视和孕妈妈的警惕。对高危妊娠必须加强监护，发现问题给以及时的处置，从而保证母儿安全。

加强分娩期监护：分娩过程中随时可能出现异常情况，若未能及时发现与处理，就可能发生难产，危及母、儿生命。加强产程的监护十分重要，内容包括观察宫缩、胎心、子宫颈口扩张、胎儿先露部的下降，以及孕妈妈的血压、脉搏、呼吸等全身状况，配合电子胎心监护图还可以了解子宫收缩时胎心率的变化等，有助于及早发现胎儿窘迫及难产征兆，从而得到及时的处理。

新生儿保健：出生后1周内的新生儿保健很重要，直接关系到新生儿的存活与健康。保健的内容包括：新生儿窒息的抢救，新生儿体检及对其健康的全面评估，新生儿的喂养、护理，先天性疾病的筛查，计划免疫及预防新生儿常见病等。

专家提醒：

从妊娠28周至产后7天，称为围生期。这是分娩前后的重要时期，母儿在这个时期容易发生问题，因此加强围生期保健是十分重要的。做好围生期的保健，可确保母儿安康，降低围生儿死亡率。

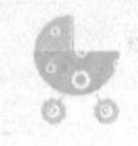

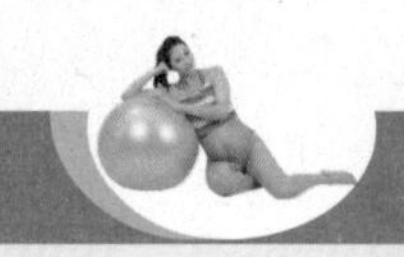

十月孕期生活指南

孕期睡眠调节

睡眠时间

睡眠能使身体得到完全的休息，是消除疲劳的主要方法，这是生理需要。工作、休息应有规律性，白天从事各种工作，晚上应停止工作去睡觉，让体力、脑力得到恢复。如果睡眠不足，疲劳过度，会使身体抵抗力下降，从而不能抵御外来的细菌或病毒的感染而发生各种疾病。睡眠时间的长短有个体差异，有的人仅睡5～6小时即感到体力恢复，有的则需要更长的时间，正常成人一般需要8小时。

孕妈妈因身体各方面的变化容易感到疲劳，故睡眠时间应比平时多1小时，最低不能少于8小时。怀孕7～8个月后，每天中午最好有1小时的午休时间，但不要睡得太久，以免影响晚上的睡眠。

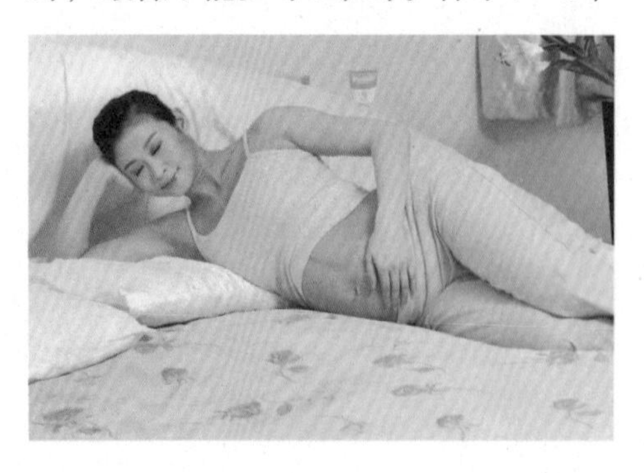

睡眠时应采取的体位

妊娠早期子宫增大不明显，体位对胎儿的影响不大。此时孕妈妈一般多喜平卧，膝下垫枕，全身肌肉易于松弛。

妊娠5个月后，子宫日益增大，对体位则有一定要求，一般侧卧位比仰卧位好。仰卧时，子宫压迫位于脊柱前方的血管，下腔静脉管壁较薄，以致阻碍下肢、盆腔脏器及肾脏的血液回流入心脏，从而降低了心脏排血量。孕妈妈会有头晕、出汗等虚脱症状，称为仰卧综合征。此时子宫、胎盘的血液灌注也相应减少，若腹主动脉受到压迫，则直接降低了子宫、胎盘血流量，长期胎盘灌注不足，胎儿缺乏氧气及养料，可导致胎儿生长受限。急性而严重的胎盘灌注不足，可造成胎儿窘迫，甚至危及生命。另外，当下腔静脉受压时，下肢及盆腔内静脉的压力增加，可致下肢静脉曲张及痔疮的发生。因此提倡孕妈妈取侧卧位，以避免上述各种不良症状。

在正常情况下，妊娠子宫多向右侧旋转，使子宫动脉受到扭曲，左侧卧位可使之得到一定程度的纠正，从而保证子宫血流畅通及良好胎盘血液灌注。因此，左侧卧位又比右侧卧位好。

专家提醒:

人们卧床休息，不论采取什么体位，只要自己感到舒服就行。孕妈妈则不然，不能只顾自己，还要考虑到哪种体位对胎儿更为有利。胎儿通过胎盘与母体进行气体及物质交换，获取氧气、营养，排出二氧化碳及代谢废物。胎盘血液灌注的充足与否，对胎儿的生长发育至关重要。孕妈妈的体位直接影响胎盘的血液灌注，故对孕妈妈的睡眠体位应予以足够重视。

睡觉时，孕妈妈侧卧可用棉被支撑悬空的腰部，两腿稍弯曲，或上面的腿伸向前方。孕妈妈有下肢水肿或静脉曲张，应将腿部适当垫高。

选择合适的床及床上用品

孕妈妈宜睡木板床，但是木板床过硬，缺乏缓冲力，易使孕妈妈翻身过频，多梦易醒。如果能在上面铺9厘米厚的棉垫，就会让孕妈妈感觉很舒服。在夏天，孕妈妈还可以睡棕棚床。棕棚床透气好，非常有利于散热，但下面最好也能铺上一层薄棉垫。

孕妈妈选择的枕头，高应以10厘米(平肩)左右为宜。枕头过高会迫使颈部长时间前屈，压迫颈部动脉，引起落枕。并且对大脑的供血也会产生影响，严重时会引起脑缺氧。同样，枕头过低或不用枕头也不利于健康。因为枕头过低会使供血不均衡，影响呼吸；不垫枕头仰卧睡觉时，人会过分后仰，容易张着嘴巴睡觉，这时，易引起口干舌燥、咽喉疼痛等；侧卧时因颈部肌肉过分伸拉也会造成落枕。另外，孕妈妈选择枕头也要软硬适度，弹性不要过大，如“弹簧枕”“气枕”一类的最好不用。

孕妈妈选择被子宜选全棉布包裹优质棉花絮的。不宜选化纤混纺织物来做被套或床单，因为化纤布容易刺激皮肤，吸汗性也差。颜色以清新淡雅、温和的为好，这样会让孕妈妈心情更加平和。掉颜色的棉料不要用，因为这些棉

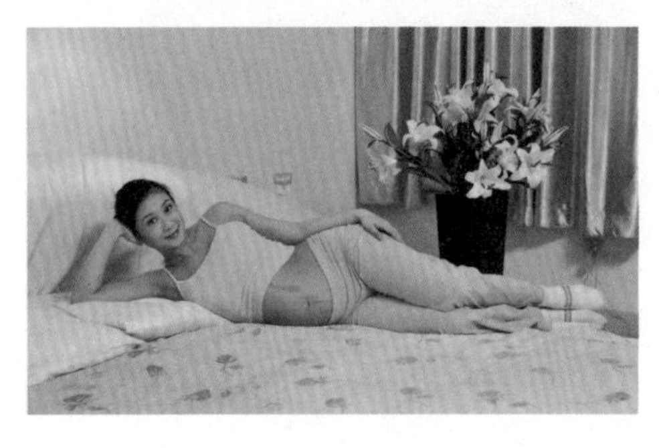

布大多加工简单，不利于健康。

孕妈妈也可以选择一顶蚊帐，蚊帐不仅可以避蚊防风，还可以过滤空气，更有利于睡眠。有些孕妈妈在这小小的自由空间会感到更惬意。但要选择蚊帐时，最好选棉线料的，因为尼龙蚊帐遇火熔化，很容易沾到皮肤上，造成严重的烫伤。

孕妈妈的着装与打扮

适合孕妈妈的穿着打扮

孕妈妈体形的变化主要表现为腹部日见增大，乳房逐渐丰满，胸围亦增大。孕妈妈的衣着应以宽大舒适为原则，式样简单，易穿也易脱，防暑、保暖，清洁卫生。不宜穿紧身衣裤或紧束腰带，以免限制胎儿生长，影响胎儿的发育。裤带及袜口不可过紧，以免影响下肢血液循环。选择孕妇装时可根据个人的喜好，选择那种穿在身上能够很美地体现胸部线条，使鼓起的肚子不太明显的服装,一般认为“A”字形，上小、下大的连衣裙比较好。颜色以能使人精神振奋的、明快的为好。大红、大绿或花色繁多的图案会让孕妈妈看上去更加臃肿。

在冬天选择孕妇装时不要太厚重，那样会使肚子及身材看起来相当笨重。最好选择质料轻柔，又具有保暖性的针织衣服或羊毛衣为主。夏天天气炎热，应以通气、吸汗又方便洗涤的棉、麻质衣服为主。

孕妈妈化妆宜淡不宜浓

孕妈妈如果觉得自己面色不佳，可以偶尔化淡妆，但不要浓妆艳抹。孕妈妈可以选择透气性好、油性小、安全性强、含铅少、不含激素且品质优良的化妆品。像高科技生化产品、祛斑祛痘的特殊保养品、含激素及磨砂类产品，最好不要使用。专门为婴儿使用的皮肤护理品是不错的选择。

为了确保孕期安全，尤其是敏感关键的孕早期，孕妈妈还是少化妆为好。在挑选合适的化妆品时，下列表中的化妆品要慎重使用：

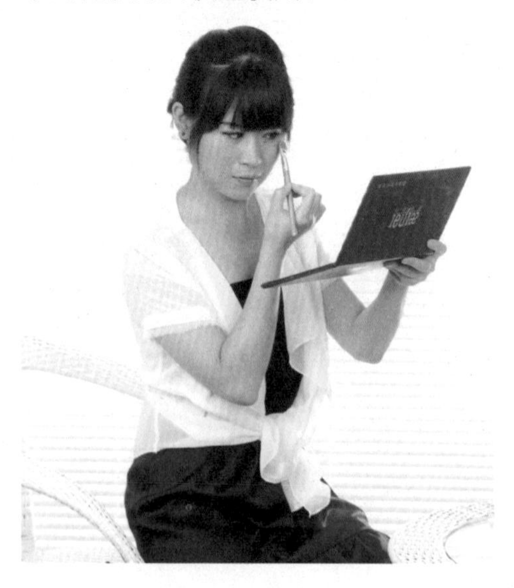

孕妈妈应远离的化妆品	
染发剂	不仅会引起皮肤癌，而且还会引起乳腺癌，导致胎儿畸形
口红	口红中的油脂会让空气中的一些有害物质容易被吸附在嘴唇上，并随着唾液进入体内，影响腹中的胎儿。口红中含有铅等对胎儿不利的化学物质
香薰精油	部分精油对胎儿的发育不利，还可能导致流产。孕早期最好不用。在使用精油前，一定要咨询相关专业人士和妇产科医生
脱毛剂	脱毛剂是化学制品，会影响胎儿健康
祛斑霜	许多祛斑霜都含有铅、汞等化合物以及某些激素，长期使用会影响胎儿发育
指甲油	里面含有“酞酸酯”，这种物质若被孕妈妈吸收，容易引起流产及胎儿畸形
冷烫精	会影响胎儿正常的生长发育，少数孕妈妈还会对其产生过敏反应

完美孕妈妈的美容技巧

为了保持皮肤的光泽和弹性，孕妈妈可采取以下方法：

■ 清洁皮肤

每天用性质温和的洗面奶和温水洗脸，水温不可过热。此时，脸部肌肤也较容易过敏。所以，最好使用平日习惯的护肤品，以免引发皮肤病。

■ 注意补水保湿

每周或每10天做1次补水面膜，同时，可以选用滋润型的润肤乳液。

■ 每天按摩皮肤

在家做简单的面部按摩，促进血液的循环，保持皮肤的紧实健美。

防止额头皱纹的按摩：将左右手的中指及无名指放在额头上，分别自额心向左右两边按摩，按摩6小圈，到两边太阳穴时轻轻地压一下，来回共做3次。

避免眼角长出鱼尾纹的按摩：用两手手指自两边眼角沿着下眼眶按摩6小圈，然后绕过上眼眶，回到眼尾处轻轻地按一下。将手指沿着眼周做绕圈按摩，按摩6圈后在太阳穴上轻轻压一下保护眼周皮肤。

■ 夏季做好防晒

夏季最容易晒伤的部位是T字部位与脸颊。T字部位，因为皮脂分泌旺盛，防晒隔离霜中的防晒成分特别容易流失。孕妈妈最好选择无刺激性的防晒产品。

亮丽秀发的护理技巧

孕妈妈在洗头发的时候要注意以下几点：

■ 在合适的地点洗头

如果孕妈妈是在家里洗头，应该注意浴室环境安全，如加装扶手和

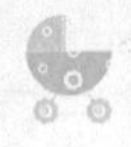

防滑垫，灯光明亮、通风良好、无杂物等。到了孕中晚期，肚子一天比一天大，弯腰洗头对孕妈妈来说比较困难，所以可以考虑去美容院洗头。

■ 水温合适

洗头水温应在37～40℃，不要过热；也不宜洗冷水或冷、热水交替洗。

■ 选择合适的洗发水

孕妈妈的皮肤十分敏感，为了防止刺激头皮影响到胎儿，孕妈妈要选择适合自己发质且性质比较温和的洗发水。

■ 用舒服的姿势洗头

孕妈妈应该尽量采用靠背坐姿，两脚自然张开，冲水时，头及上身前倾约45度，两手肘可支撑在洗脸台、澡盆边或大腿上。习惯采用站姿洗头的孕妈妈，务必使用止滑垫、扶手，以防重心不稳而摔倒。

■ 洗完后用干发帽包头

用吹风机吹干湿发，怕电辐射对胎儿有影响，孕妈妈可以选用干发帽、干发巾来解决这个问题。戴上吸水性强、透气性佳的干发帽，很快就可以弄干头发，淋浴后也能马上睡觉，还能防感冒。

■ 不可空腹洗头

孕妈妈不宜在空腹、饱食、刚刚吐完或其他不适症状刚减轻时，就立即洗头、沐浴。另外，孕妈妈洗头、沐浴宜分开进行。

适宜孕妈妈的居住环境

孕妈妈的居住环境应注意以下几个方面：

整洁、通风的房间：不要求豪华漂亮，但要求有较好的通风条件，室内应整齐清洁，舒适安静。

保持适宜的温度：冬季最好在18～22℃；夏季宜保持在26～30℃。温度太高，人们常会感到精神不振、头昏脑涨、心情烦躁；温度太低，人们又会缩手缩脚、感觉全身不适。

调节温度的方法：夏天室温高，可开窗通风，亦可使用电风扇或空调。

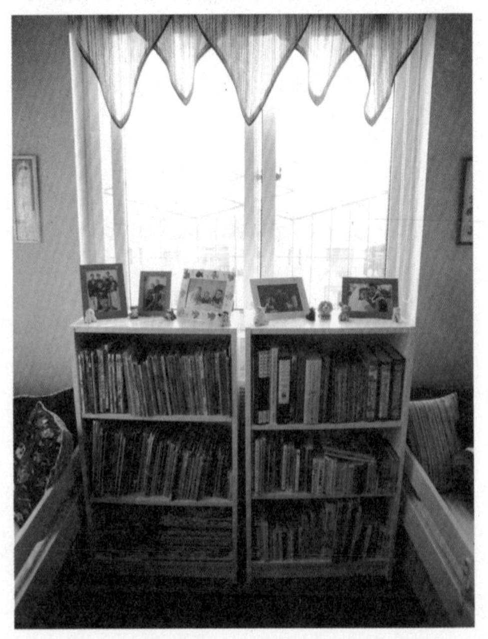

但要避免温度过低或对着电风扇直吹，以免着凉感冒。冬天采用暖气、空调或烧煤取暖。烧煤取暖者应注意防止发生一氧化碳中毒。一氧化碳中毒造成的缺氧对母儿有害。即使在冬天，也不要忘记定时开窗、通风。

适宜的湿度：室温在25℃，适宜的空气湿度是40%～50%。室温偏低，空气湿度的要求也相应低；反之要高些。根据室温的变化，宜将空气湿度控制在30%～60%。空气湿度过低，人们会感觉口干舌燥、喉痛，甚至流鼻血等。

调节湿度的方法：如果室内比较干燥，可以在暖气上放水槽、室内摆水盆或地上洒水，或使用加湿器等。

若室内湿度过高，衣服、被褥发潮，甚至发霉，人们会感到身体不适，肢体、关节酸痛等。调节的办法是移去室内潮湿的物品及沸腾的开水，打开门窗通风，以散发潮气。

孕妈妈做家务的注意事项

孕妈妈做家务活也是一种运动，只要不感觉累，可以像正常人一样做家务。随着妊娠的进展，孕妈妈会感觉到行动越来越不方便。因此，做家务活要量力而行，有些活动应当避免。

避免登高、搬抬重物及长时间弯腰。

洗衣服不宜使用冷水，特别在天凉时，避免受凉感冒；一次不要洗太多衣服，以免因过度劳累引起流产或早产。

避免长时间站立，以免引起下肢水肿。

专家提醒：

孕妈妈近路出行时，以步行为宜。避免乘坐拥挤的公共汽车，以免腹部被挤压。不去人群密集的场所，防止受到病毒感染。远路出行需要乘公交车时，尽量避开上、下班的高峰时间。

孕妈妈度夏的注意事项

勤洗澡：保持身体的清洁。最好每天用温水淋浴、冲洗或擦身。

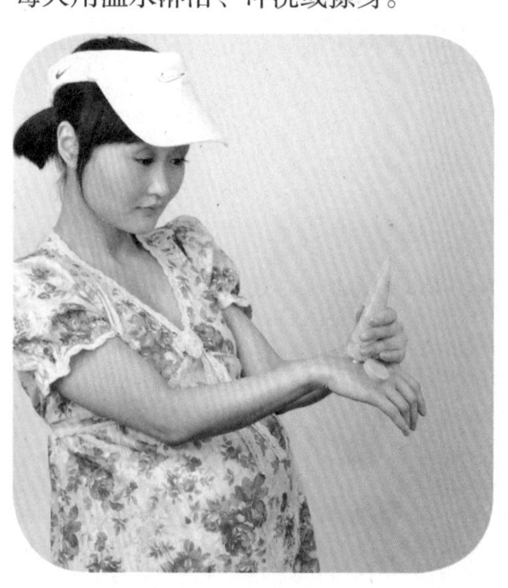

勤换衣：特别是内衣要常换洗，保持身体清爽、干燥。内衣要选择通气性、吸湿性好的纯棉制品。衣服最好是宽松、不贴身的，可以保持凉爽。

卧室通风好：若用空调，要防止室温过低；也不要对着电风扇直接吹，以防着凉感冒。夜里应关闭空调，开窗通风。

注意饮食调理：夏天常有食欲减退现象，加重早孕反应，故饮食宜清淡、可口或少食多餐。应多饮清凉果汁，不食变质食物，以防发生胃肠道疾病。

夏天尽量减少外出，避免阳光直射，必须出门时应戴遮阳帽或撑遮阳伞。

专家提醒：

夏季天热出汗多，有利于身体散发热量从而保持正常体温。孕妈妈身体的代谢旺盛，皮肤的汗腺分泌增多，热天出汗更多，高温下出汗受阻容易发生中暑。因此，孕妈妈安排好夏季的生活尤为重要。

孕妈妈过冬的注意事项

严寒的冬季，室内外的温差大、空气干燥及室内通风不良等，使人们易患流感或感冒等呼吸系统疾病。孕妈妈更要特别注意预防感冒，避免去人群密集的场所，特别是流感流行的地区，以免被传染。

冬季为了保暖，人们常将门窗紧闭，不注意通风、换气，以致室内空气污浊，氧气不足。孕妈妈在这样的环境会感到全身不适，还会对胎儿的发育产生不良的影响。因此，在冬季也要注意室内通风。

散步是最适宜孕妈妈的运动。冬季，万不可因天气寒冷就不外出，应该选择在阳光充足、又相对温暖、无风的下午，去室外活动活动。这样不但可以促进血液循环，同时还可以呼吸到新鲜的空气。

雪后路滑，孕妈妈尽量不要外出。需要上班应穿防滑鞋，以免路滑摔倒，平时出行最好都有人相伴同行。

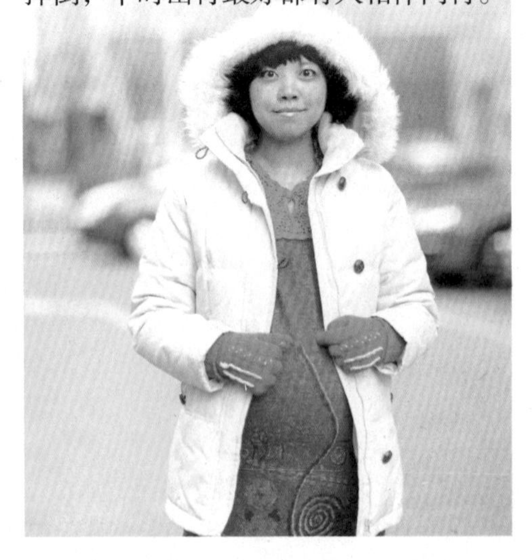

应避免的工作及环境

妊娠期，凡是对孕妈妈身体不利的工作和环境都应该回避。

过重的体力劳动，如搬运工作。

需频繁上下楼梯的工作。

接触刺激性物质或某些有毒化学物品的工作。

受到放射线辐射的工作。

可能会震动或冲击波及腹部的工作，如公共汽车的售票员工作。

不能得到适当休息的流水作业的工作。

长时间站立的工作，如售货员、乘务员、招待员等。

高温环境的工作或环境温度过低，如冷库工作。

高度紧张的工作，如某些机器作业工作。

单独工作，万一发生问题无人帮助。

以上情况均对孕妈妈身体不利，应暂时回避。为了孕妈妈及胎儿的健康，在孕期应调换其他能够胜任而无害的工作。

洗澡时的注意事项

洗澡的方式最好是淋浴，不用盆浴。妊娠后，特别是在怀孕8个月以后，盆浴会将细菌带入阴道，分娩后容易发生产褥感染；若使用公共澡

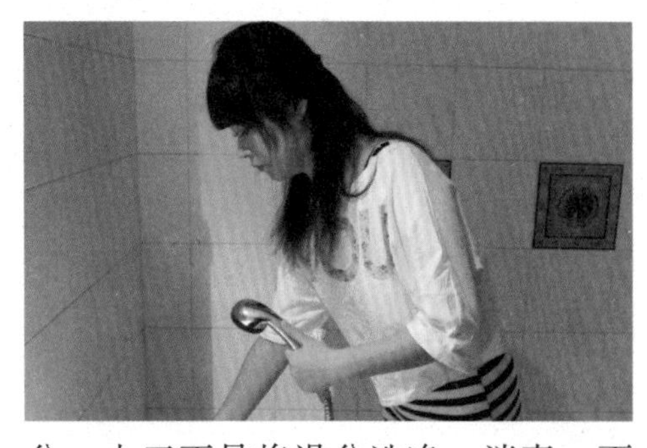

盆，由于不易将澡盆洗净、消毒，更易发生传染病，如滴虫性阴道炎或外阴、阴道念珠菌病等。淋浴时不要弯腰，尤其适合妊娠晚期弯腰困难的孕妈妈。若没有洗淋浴的条件，可以擦澡，或用脸盆、水桶盛水冲浴。

孕妈妈在洗澡时，要注意扶着墙边站稳，以防滑跌。特别在妊娠晚期，由于行动不方便或并发高血压病、水肿等，最好请别人帮助擦澡。洗澡水不宜太热，洗澡时间不宜过长，以免全身血管扩张，引起脑部缺血，发生晕厥或因胎盘灌流不足，引起胎儿缺氧。

专家提醒：

孕妈妈的汗腺和皮脂腺分泌旺盛，头部的油性分泌物增多，同时阴道的分泌物增多。因此，孕妈妈应当经常洗头、洗澡和更换衣服。洗头后，能保持头发清洁、光亮、柔软；洗澡可以促进血液循环和皮肤的清洁。每天应当清洗外阴部，保持局部清洁，以免发生感染。

谨慎使用空调

随着人们生活水平的提高，各种家电已悄然走进千家万户，空调也成为许多家庭的夏季防暑设施。在炎热的夏季或气温偏高的地区，当环境温度达到35℃，即接近人体体温时，身体的余热难以散发，会令人感觉不适。

孕妈妈体内的新陈代谢旺盛，平时会怕热，再遇酷暑则更难熬。分娩后，体内多余的水分随汗液、尿液散发或排出。高温下，排汗受阻，体温调节可出现障碍，甚至发生中暑。如使用空调适当降低室内温度，创造凉爽、舒适的环境，对孕产妇均有利。但需要注意以下几点：

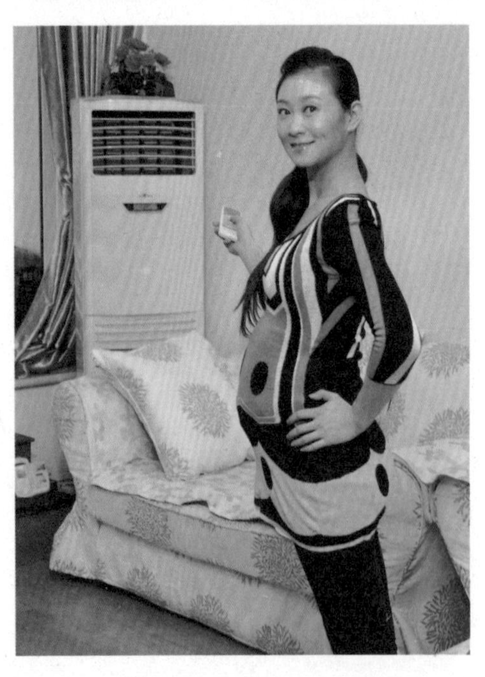

室温宜维持在26～30℃，不应过低，避免室内外温差过大，因孕妈妈出汗多，容易发生感冒或肌肉酸痛。温度应控制在自己感觉舒适的程度。

夜间最好关闭空调。睡眠时，机体代谢率降低，对周围温度感觉不敏感，容易着凉。

空调启动后，门窗密闭换气不好，最好在清晨及晚间停用空调，开窗通风。

孕妈妈要避开的辐射源

人们日常生活中的电器及用于检查的X射线等都是常见的辐射源，都会产生电磁波。孕妈妈对电磁辐射很敏感，如果在胚胎各种器官形成的孕早期受到超过正常剂量的电磁辐射，很容易导致自然流产或致胎儿畸形等；在胎儿成长期受到超过正常剂量的电磁辐射则可能造成胎儿智力低下、免疫力低下等。下面是几种会对孕妈妈造成影响的常见辐射源，请孕妈妈一定要注意。

应避开的辐射源		
辐射源	危害	防辐射建议
电脑	长时间使用电脑易导致流产、胎儿畸形和宝宝智力低下等。另外，长时间坐在电脑前，孕妈妈腹部不易舒展，会影响心血管、神经系统等的功能	避免在电脑背后工作，每日使用电脑时间最好控制在4小时以内，从孕前3个月开始，就穿着防辐射服
X射线	接受超过正常剂量的X射线照射，特别是在孕早期，很可能导致胎儿畸形、流产及胎死宫中等	若要进行X射线检查，一定要告诉医生怀孕的情况
微波炉	在产生微波的同时，还会产生一部分很强的电磁波，对胎儿的大脑发育有一定的影响	使用时要远离微波炉1米以外
手机	由于手机接听时，常贴近头部，对孕妈妈和胎儿的影响就更大	最好减少使用手机的机会，并且长话短说，尽量避免将手机挂在胸前或腰上
电视机	长时间看电视容易使妊娠不良反应增多，如：头晕、乏力、食欲不振、心情烦躁等，从而影响到胎儿和母体的健康	看电视时间不要太长，控制在30分钟左右，与电视之间的距离不要低于3米
电吹风	电吹风的辐射强度是电脑和电视的十倍左右，对胎儿和孕妈妈影响很大	尽量不要使用电吹风

旅游、出差多注意

孕妈妈最好不要外出旅游或出差，因为路途中可能遇到许多对妊娠不利的因素，如发生传染病，旅途中的劳累及心情紧张，再加上道路不平而受颠簸，或行车太快突遇急刹车，或因人多拥挤没有座位等，都很容易引起流产或早产。

专家提醒：

孕妈妈在妊娠的前三个月及后两个月尽量不要外出，必要的出差或旅游可以安排在妊娠中期。此时，妊娠反应已结束，孕妈妈的生活基本恢复正常，心情也相对稳定，腹部还不算太大，行动也比较灵活。即使这时出行，孕妈妈仍应注意避免过度劳累，乘船、坐车应事先订好座位，远行要有卧铺。最好结伴而行，万一发生意外情况，也会有人能协助处理。

孕期适量运动

孕妈妈应该有适当的体育运动。通过运动能促进机体的新陈代谢及血液循环，增强心、肺及消化道功能，锻炼肌肉的力量，从而使孕妈妈能保持健康的身体及充沛的精力。孕妈妈多在户外活动可以呼吸新鲜空气，获得充足的阳光，从而避免维生素D的缺乏。

需注意运动量要适当，孕妈妈运动后不会感到过度疲劳与紧张。各种球类、田径运动、跳水、骑马及滑雪等，不仅运动量过大，而且还可能受伤，孕妈妈都不宜参加。带有比赛性质的活动易造成精神紧张，孕期也不适宜参加。

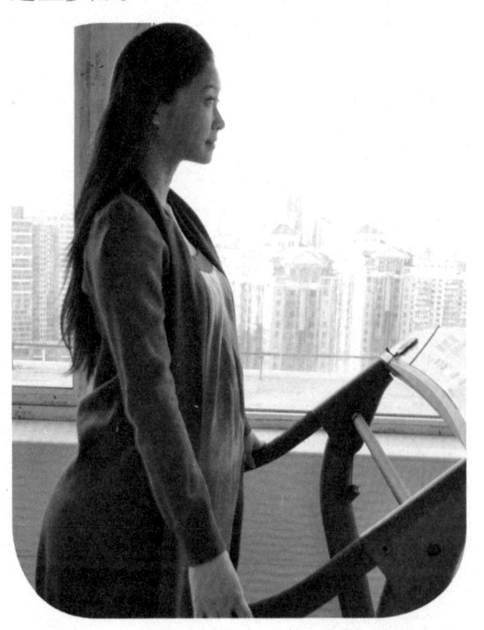

专家提醒：

上述情况是指正常孕妈妈，如果有流产、早产征象，孕史不良或其他并发症者，孕期更要注意尽量不要运动。

平时骑自行车上下班者，怀孕后仍可如往常。骑车本身也是一种运动，只是要注意留有充裕的时间，车速不要太快，避免在颠簸的路面上行驶，上下车时注意勿撞击腹部，坐垫放低些则更安全。还可根据个人爱好，选择散步、打拳、游泳及跳舞等运动。

在早孕反应消失后，孕妈妈便可以开始运动，运动量可以逐渐增加，并应持之以恒。每次活动时间不要太长，以20分钟左右为宜。如果感到疲劳，随时可以停止，不必勉强。妊娠晚期，身体负担较重时，活动不便，散步是最为适宜的运动。

孕期活动注意姿势

坐姿

坐下时，应先稍靠前边，然后将臀部移于座椅的后方，背部直靠椅背，股和膝关节成直角，大腿平放，这样不容易发生腰背痛。

站姿

将双腿平行，脚稍微分开，这样

站立重心落在两脚中间，不易疲劳。若站立时间较长，两脚可分开一前一后地站立，隔数分钟可以变换前、后位置，使重心落在伸出的前腿上，这样可以减少疲劳感。

行姿

不弯腰、驼背或过分挺胸，注意背部挺直、抬头、紧收臀部，保持全身平衡，稳步行走，不要用脚尖走路。上、下楼时，可以借助扶手行走。

专家提醒：

妊娠早期，孕妈妈身体没有明显的变化。随着妊娠的进展，腹部逐渐向前突出，身体重心位置发生变化，再加上骨盆韧带出现生理性松弛，容易形成腰椎前凸，给背部肌肉增加了负担，且易引起疲劳及腰痛。孕妈妈若在站立、坐、行走时保持正确的姿势，便可以减少上述的不适感。

孕期性生活指导

性生活对阴道及子宫颈的机械性刺激，通过神经反射和体液的调节，导致子宫内源性前列腺素释放。另外，流入阴道中的精液也含有大量的前列腺素，该激素能诱发强烈的子宫收缩。

早孕3个月内，胎盘尚未形成，强烈的子宫收缩可导致孕卵自子宫壁

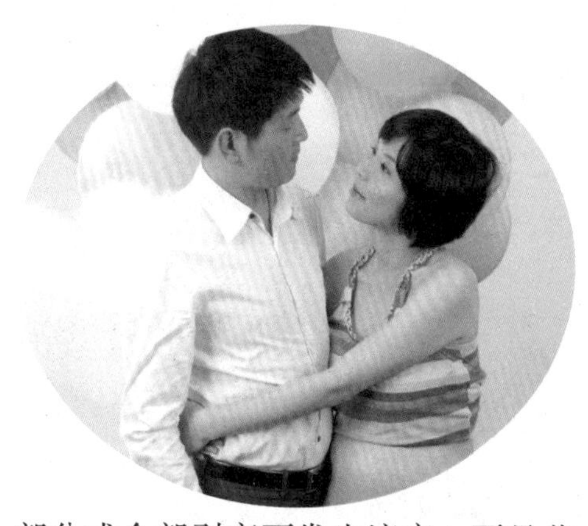

部分或全部剥离而发生流产；而且此时，孕妈妈常由于妊娠反应身体健康情况欠佳，往往对性生活不感兴趣。

在妊娠末 2 个月，强烈的子宫收缩可引起早产、胎膜早破，还可能将细菌带入阴道，成为产后感染的祸根。因此，妊娠早期及晚期不宜有性生活。

妊娠中期，孕妈妈的精神及身体已适应孕期的变化，精力比较充沛，是相对稳定的阶段，性生活一般不会引起不良后果。但是性生活要求做到：性交前双方清洗外阴，避免粗暴的动作，阴茎不要插入过深，以免造成损伤或引起子宫收缩，性交体位可以适当改变，避免压迫孕妈妈腹部。

专家提醒：

上述情况是针对一般孕妈妈而言。对有严重孕期并发症的孕妈妈，或有流产、早产征兆及习惯性流产史者，则应禁止性生活。

孕期保健课程

妊娠期保健课程简单而言就是妊娠期生理及保健的课程。这些课程帮助孕妈妈了解如何为分娩做准备。最好夫妻共同参加，因为课程的内容涉及所有方面，包括从妊娠期到分娩的身体锻炼、母乳喂养以及新生儿的护理等内容。

孕期保健课程	
妊娠早期	确诊早孕，推算预产期 怀孕常规化验（包括肝肾功能检查和感染性疾病筛查） 妊娠3个月末B超检查（非必需项目） 高危妊娠评分 建立产前保健卡 指导妊娠期营养
妊娠中期	妊娠图 妊娠20周B超检查 妊娠16～17周先天性疾病（唐氏综合征、18-三体综合征和神经管缺陷）筛查 妊娠16～20周产前诊断 指导妊娠期营养、预防贫血
妊娠晚期	妊娠图 妊娠期高血压综合征预测试验 妊娠期24～28周糖尿病筛查 妊娠28周后胎动监护 妊娠34周后胎心电子监护 妊娠32～34周骨盆测量 指导妊娠期营养、预防贫血
分娩期	产程图 宫颈成熟度评分 胎心电子监护 B超检查

预防感冒有妙招

对于孕妈妈来说，在妊娠期感冒是一件比较麻烦的事情。预防胜于治疗，孕妈妈在妊娠期间要注重预防感冒。

多吃富含维生素C的食物

睡前吃一个橘子，或在午饭时喝杯玫瑰花茶。任何富含维生素C的食物都有助于预防感冒，并且能在感冒的时候起到减轻症状的作用。

多喝水、多休息、保持空气清新湿润

平时就应该养成多喝水的习惯，每天至少喝8～10杯水（2 500毫升～3 000毫升），若是感冒更要多喝水。每天最少要有8小时以上的睡眠，并且最好能在晚十一时前上床就寝。在冬天，要注意给房间开窗户通风，但并不需要把全部窗户都打开，只需要开一两个就够了。如果是住在刚装修好的房子里，这一点尤为重要，因为在新房子里，流通的空气会有效地赶走病菌。

注意食疗

在感冒刚开始时，喝一些萝卜白菜汤也会有较好的效果，平时多食用也有好处。另外，鸡汤、大蒜、红萝卜等对感冒症状也有缓解作用，日常饮食时可以适量搭配。

适度运动

如伸展操、散步、瑜伽、游泳等。保持良好的运动习惯可以让孕妈妈更有精神、更有活力，进而增强免疫力。

如果孕妈妈已经感冒了，切不可疏忽大意，一定要及时治疗。

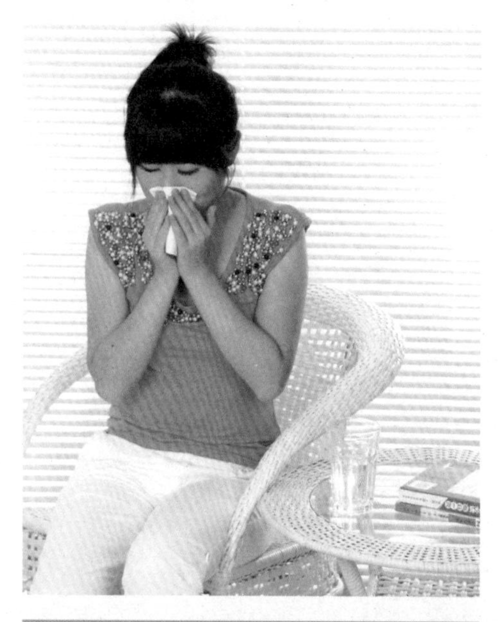

口腔卫生要注意

孕妈妈的牙齿若出了问题不但会影响孕妈妈的进食，还会影响到胎儿对营养的摄取，所以，孕妈妈一定要重视口腔卫生，做到下面几点：

每天早晚刷牙

用温水、软毛牙刷、含氟牙膏，45度角，水平颤动，全面刷。刷牙时不宜用太大力气，这样不仅不一定会刷得更干净，反而会损伤牙齿。牙间隙可在医生指导下使用牙线进行彻底清洁。牙刷3个月要更换一次。

刷牙后漱口不宜多

建议漱两次，每次10秒钟左右即

可。若漱口过多，牙膏中对口腔健康有好处的东西，如氟、磨光剂等就都吐掉了，会减弱对牙齿的保健作用。

定期进行口腔检查

这样能及时得到医生的口腔保健指导，但孕妈妈必须告诉医生怀孕了，以避免X射线检查等。

多吃蔬菜，少吃糖

吃糖多最容易患龋齿，可以选择多吃一些蔬菜，如芹菜、胡萝卜、黄瓜等，这样对牙齿的健康很有益。

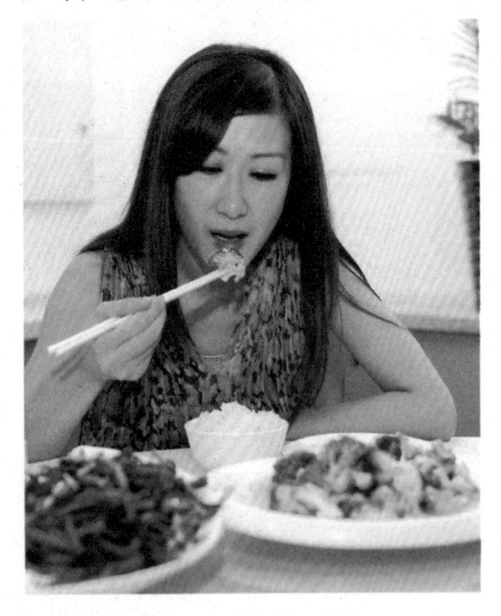

尽量不要拔牙

孕期拔牙容易出血，拔牙时的麻醉干扰及疼痛容易导致流产和早产。如果必须拔牙，应选择在妊娠3～7个月期间进行。拔牙前要充分休息，消除紧张情绪；拔牙时麻醉要完善，避免引起孕妈妈疼痛；麻醉药中不可加肾上腺素；有习惯性流产、早产者禁忌拔牙。

准爸爸怎么做

准爸爸要及时调整自己的情绪

现代社会中，准爸爸的压力很大，特别是有了宝宝以后，开心之余，负担也加重了，因此可能会产生一些不良情绪。而这些不良情绪有可能造成内分泌功能失调等疾病。所以，夫妻之间应该互相体贴和关心，调节好双方的心态。

当情绪波动时，准爸爸可以通过调理呼吸来调整自己的心情，3～5次的深呼吸或者5分钟左右的冥想会很有利于放松身心。

表达对孕妈妈的爱

■ 认真地给宝宝讲故事

孕期孕妈妈的注意力很多时候都放在胎儿身上，如果准爸爸也如此关注胎儿的话，孕妈妈会很开心的。特别是准爸爸那种认真的样子一定会让孕妈妈感到很幸福。

■ **学习一点按摩技法**

如果准爸爸以前根本不会按摩，现在不妨学一点按摩技法。哪怕是一两招也行，这样会缓解孕妈妈的不良情绪和疲劳，让彼此的距离更近。

■ **学会用纸条来表达爱**

当给孕妈妈买了她喜欢的东西时，不妨放到一个她容易发现的位置，然后用纸条根据所买的东西写上一句话。如买了好吃的，可以写上“昨天夜里，我梦到小宝宝训斥我说，为什么不给她妈妈吃×××。现已奉上”；如给她买了个枕头，可以写上“给老婆睡觉之用，抱着它就如抱着我”等。

■ **时常献殷勤**

为她梳洗一下秀发、为她戴好帽子，看到家里缺什么了，及时添置。告诉她，她现在依旧很美，为她写一封情书。这种浪漫的爱会让她心情更加愉悦。

■ **给她买新的衣服**

女人大多都爱美，喜欢漂亮的新衣服。无论她有多少衣服，都不要吝惜给她添件新衣服，特别是跟她一起逛商场时，她表露出喜欢的衣服。如果当时买她会拒绝，可以换个时间买来，并在盒子上写下温馨的话。

■ **帮她剪指甲**

帮她做点她自己不方便做的事情，会让她非常感动，不会再因无助而感到烦躁不安。

■ **和她一起玩玩小游戏**

或许是受腹中胎儿的影响，孕妈妈常常会很天真。准爸爸可以与她一起玩一些小游戏，这样会让她放松下来。不过可要记住，动作有危险性的一定不要玩；有输赢的游戏，可不能因为好胜总让她输哟。

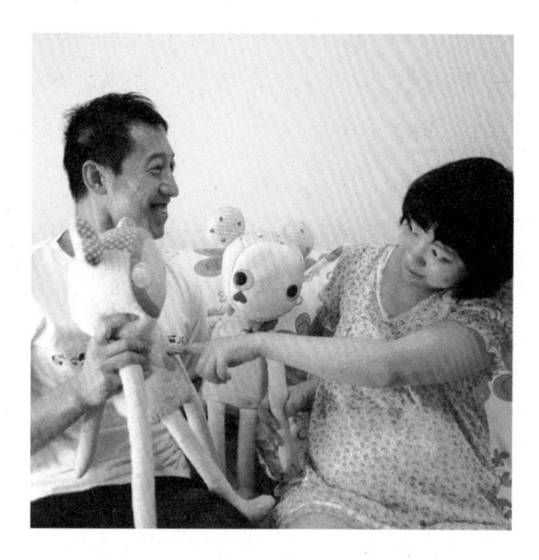

多承担家中事务

怀孕以后，准爸爸应努力分担家务。虽然孕早期孕妈妈的腹部还不是很凸出，但由于此时妊娠尚不稳定，对流产的危险不能忽视。此时，需要提重物或需要攀登高处时，准爸爸应主动帮助孕妈妈。

从孕中期开始，孕妈妈的腹部开始隆起，准爸爸随之需要做的事会越来越多。此时孕妈妈需要避免弯腰和长时间做一个姿势的劳动。而且孕早期后，孕妈妈的胃口大多开始好转，准爸爸可以多准备一些可口的饭菜来满足妻子的需求。

多给孕妈妈打电话

每天给孕妈妈打个电话，不仅可以让孕妈妈感受到她和宝宝对准爸爸来说是多么的重要，还可以帮助准爸爸及时地了解到孕妈妈每天的精神状态。如果发生了什么事情让孕妈妈感觉到烦恼，准爸爸可以巧妙地引导孕妈妈尽早说出来，帮助她排解心中的郁闷，使心情变得愉快起来。

在职孕妈妈看过来

学会舒适工作

在职孕妈妈可以在办公室做一些简单的布置，就可以舒适地工作了。

◎工作一段时间后适当地做做伸展运动，抬腿并适当按摩小腿部以放松压力。

◎穿宽松舒适的衣服。

◎穿舒适的鞋，在办公桌底下放个鞋盒作搁脚凳。

◎准备一个大水杯，多喝水。

◎如果不得不去卫生间，尽快去。

◎把桌椅调整得尽可能更舒适。

◎自我减压，可以尝试一些减压的方法，如深呼吸、舒展肢体等。

◎接受同事的帮助，不必感到害羞而拒绝别人的帮助。

◎无论站着还是坐着，尽量保持一个舒适的姿势，这会使你感到更自信。

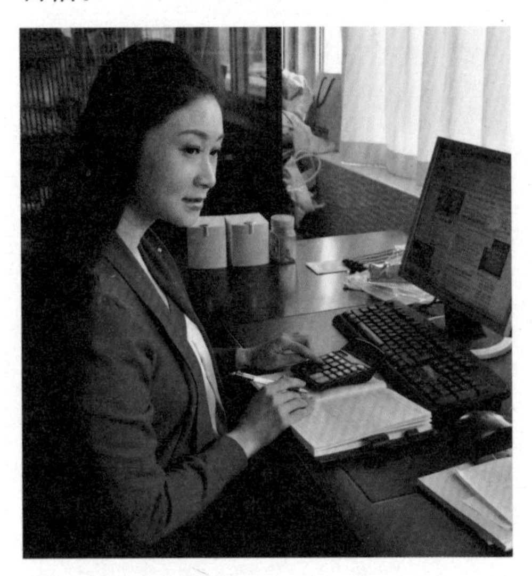

上班路上

怀孕初期，很多孕妈妈还要到单位上班，在选择使用交通工具时需要学会保护自己和胎儿。

■ **骑自行车**

怀孕早中期，有些孕妈妈还是骑自行车上班，只要骑车时间不太长，还是比较安全的。但要注意以下几点：

◎不要骑带横梁的男式自行车，以免上下车不方便。

◎套个厚实、柔软的棉布座套，调整车座倾斜度，让后边稍高一点。

◎骑车时活动不要剧烈，否则容易出现下腹腔充血，导致早产、流产。

◎不要上太陡的坡或是在颠簸不平的路上骑车，这样容易造成阴部损伤。

■ **乘公共汽车**

乘公共汽车是最经济且安全的选择，但乘车时应避开上下班高峰时段。公交车后部比前部颠簸更厉害，所以，应该选择前面的座位。

■ **自驾汽车**

一些孕妈妈驾车时习惯前倾的姿势，容易使子宫受到压迫，产生腹部压力，特别是在怀孕初期和怀孕七八个月时，容易导致流产或早产。怀孕期间可以进行短距离驾驶，但不要采取前倾的姿势。如果路况不好，最好放弃长距离的驾驶。

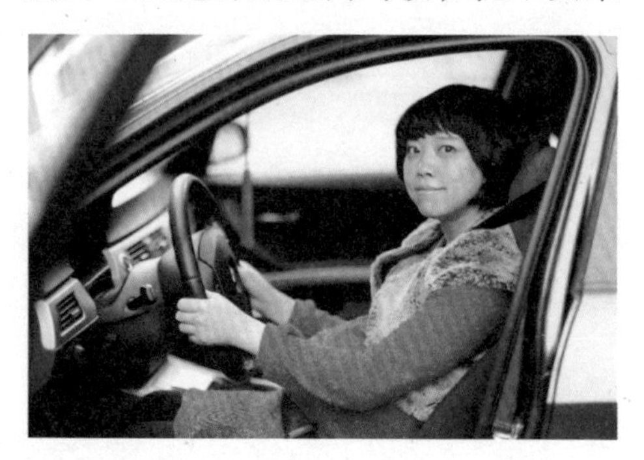

办公室体操

在职孕妈妈在办公室坐久了，长时间保持一种姿势，难免会感觉腰酸背痛，尤其是颈部、背部、手腕、手肘这几个部位，更容易劳累。所以，一定要忙里偷闲，做些小体操，放松一下自己的肌肉。

■ **放松颈部的体操**

颈部先挺直前望，再弯向左边，让左耳尽量靠近左肩。再把头慢慢挺直，然后把头弯向右边，让你的右耳尽量靠近右肩。重复做2～3次。

■ **放松肩膀的体操**

先挺腰，再把两肩往上耸，尽量贴近双耳，停留10秒后放松肩膀。重复做2～3次。

■ **放松腰腹的体操**

把肩胛骨往背后方向下移，然后挺胸，停留10秒钟后放松至原位。重复做2～3次。

■ **放松手部的体操**

手部合十，把手腕下沉至前臂有伸展感，停留10秒钟后放松，重复做2～3次。接着翻转手掌，把手指指向下方，把手臂提升至有伸展感，停留10秒钟后放松，重复做2～3次。

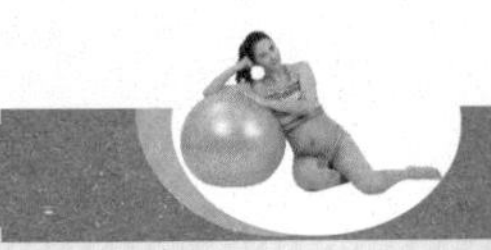

孕期饮食大荟萃

营养均衡很重要

孕妈妈需要加强营养的原因

孕妈妈的营养对母子的健康都很重要。胎儿及其附属物的发育需要营养。母体子宫的增大，分娩所需的产力及产后哺乳等的消耗，也都需要充足的营养供应与储备。一切营养都要从食物中摄取。

摄取营养要平衡，各种营养素既不能少，也不能过多，要防止热量过剩。妊娠早期，可以少食多餐，以清淡食物为主。妊娠中期后，食欲增加，只要选择食物得当，就能满足孕妈妈的营养需要。

加强营养并非一定要吃大量的鸡、鸭、鱼、肉，也不是要过分地多吃、多喝。饮食过量，孕妈妈的体重增长太快，除肥胖外，还可能引起妊娠期糖尿病、血压升高等妊娠并发症。

孕妈妈食物要多样化。米面混合，粗细并用，荤素搭配，菜果兼有，才能起到互补作用，以保证孕妈妈所需的全面平衡的营养。

加强营养的具体方法

■ 粗、细粮合理搭配

玉米、小米及土豆等所含的维生素和蛋白质比大米、白面要高，还含有微量元素，是胎儿发育的重要营养物质。

适量的新鲜蔬菜和瓜果，可以满足身体所需的多种维生素，是胎儿发育不可缺少的营养物质。

■ 搭配豆类、花生和芝麻酱等

因豆类、花生和芝麻酱含有较丰富的蛋白质、脂肪、B族维生素和维生素C、铁、钙等，发芽豆富含维生素E，对胎儿的大脑发育有益。

■ 适量的鱼、瘦肉、蛋、奶

鱼、瘦肉、蛋、奶可以提供所需的蛋白质，特别是牛奶和鸡蛋，除含有各种必需氨基酸外，还含大量的钙和磷脂，可供胎儿骨骼生长及神经系统发育所需。

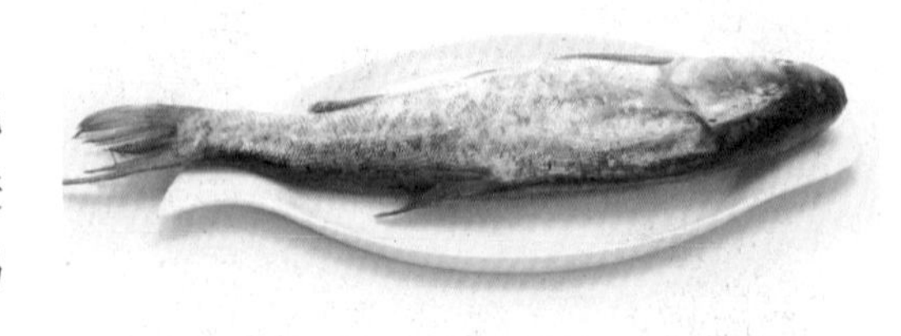

通过饮食应对孕吐

在孕早期，因为孕期反应较重，所以饮食不要求规律化，想吃就吃：每次进食量少一点，可以多吃几次；不必过分考虑食物的营养价值，只要能吃进去就可以。待早孕反应过后，再恢复正常的饮食规律。

空腹时，即感胃部不适、恶心者，应事先准备一些自己爱吃的食品：如饼干、点心或酸奶等，放于床旁，可供随时取用。这样有助于抑制恶心、呕吐。

设法增进孕妈妈食欲，根据其爱好进行凋味：如喜食酸者，可准备些酸梅、柑橘或在菜肴中加醋；喜冷食者，可做些凉拌菜，如凉拌豆腐、黄瓜、番茄，以及冰酸奶等。不断改善烹调方法，促进食欲。

避免刺激性气味：尽量远离炒菜、炖汤时产生的油腻味。

避免便秘：因便秘可引起腹胀而加重早孕反应。建议多食蔬菜、水果及含纤维素的食品，并多饮水以预防便秘。对已有便秘者，可采用开塞露或乳果糖等通便。

补充水分：除进食水果、汤菜、牛奶外，还可饮淡茶水、酸梅汤、柠檬汁，甚至糖盐水以补充水分，避免由于摄入量少及频繁呕吐引起脱水。

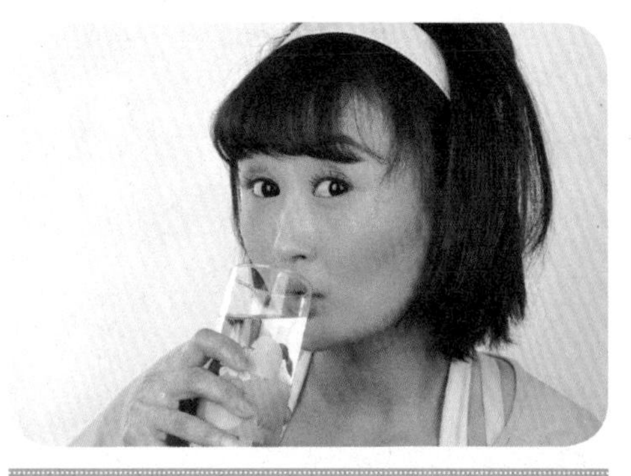

适合孕妈妈的食物

众所周知，孕妈妈需要充足的营养。一切营养素均来源于食物，因此适合孕妈妈的食物主要有以下6种：

蛋白质

蛋白质是人类生命的源泉，是直接构成组织器官的基本物质，是参与生长发育的重要营养物质。妊娠期每天需要摄入优质蛋白质（含人体必需氨基酸的蛋白质）75克左右（非妊娠期50～60克），方可满足孕妈妈的需要。优质蛋白质主要来源于动物性蛋白，如蛋、肉、奶类。植物蛋白质在人体内的吸收利用率不如动物蛋白质高。

脂肪

脂肪能供给较多的热量，孕妈妈每日所需脂肪为60克左右（非妊娠期30～50克）。脂肪太多会导致肥胖。动物性脂肪来源于猪油、肥肉等；植物脂肪来源为豆油、菜子油、花生油、橄榄油及核桃、芝麻等。

糖类

粮食、土豆、甘薯等均含糖，是产生热量的主要来源。母体及胎儿代谢增加，需要的热量也增加，平均每天吃主食（谷类）300克即可满足需要，活动量大者可以适当增加。

矿物质

特别要提出的是必须摄入足够的钙、铁及适量的钠等。孕妈妈需要的钙量明显增加，食物中以牛奶及鱼的钙含量最高，且容易吸收，最好每日喝牛奶250～500毫升，必要时服钙剂补充。孕妈妈对铁的需要量也增加，为预防贫血，应多食含铁丰富的猪肝、瘦肉、蛋黄、菠菜、胡萝卜等。钠与身体的新陈代谢，特别是水代谢关系密切，过多会引起水的潴留及水肿。孕妈妈宜采用低盐饮食。

维生素

缺少维生素会引起代谢紊乱。维生素存在于多种食物中，如蛋、肉、黄油、牛奶、豆类及各种新鲜的水果与蔬菜中。

微量元素

如碘、镁、锌、铜等微量元素，

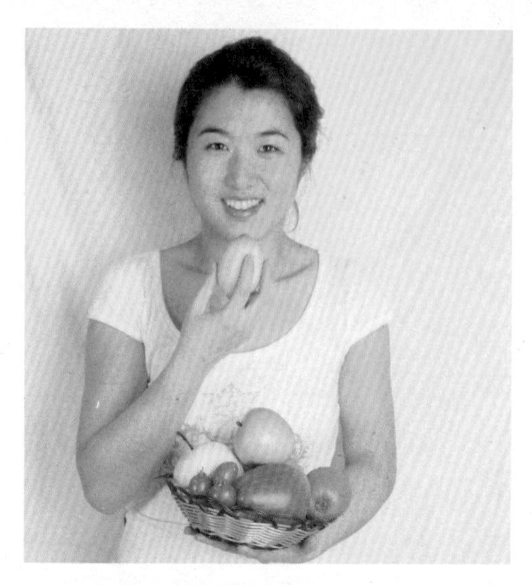

对孕妈妈及胎儿的健康也是不可缺少的。海产品中含碘多，动物性食物、谷类、豆类和蔬菜等含有镁、锌、铜等微量元素较多。

专家提醒：

为保证孕妈妈的营养，既需要多种多样的食物，又要注意膳食的合理及平衡。各种营养素的供应不要过多，也不能过少；营养素相互之间要有合适的比例，保持一定的平衡。

不适合孕妈妈的饮食

孕妈妈应注意避免以下饮食：

不吃不洁食物:以免引起胃肠炎、痢疾，导致流产或早产。

不吃受到污染的食品：如污染真菌毒素，特别是霉变的粮、油食品所含的黄曲霉素毒性很强；不食含有亚硝胺的食物如腌菜、酸菜等。这些食物不仅有致癌作用，还可诱发胎儿畸形。

戒酒：以免因酒精中毒导致胎儿发育不良、畸形或智力低下。

避免饮用浓茶和浓咖啡：因其所含的咖啡因对胎儿可能造成不良后果（动物实验显示有致畸作用）。

饮食不要过咸：如咸菜、咸鱼可引起水肿，或加重妊娠高血压综合征。

少食甜食，包括水果或油脂太多的食物：因可致肥胖或引发妊娠期糖尿病。

不用或少用有刺激性的调料：如胡椒、芥末粉、辣椒、咖喱粉等，以免使痔疮加重。

易致流产的食物

孕妈妈属于特殊人群，在饮食上一定要多加注意。下面这些食物就有可能导致流产，孕妈妈一定要小心，远离这些食物。

易致流产的食物	
甲鱼	性寒，有很强的通血散瘀作用，有可能引起流产，其中鳖甲的堕胎功效比鳖肉更强
薏米	是一种药食同源的食物，其质滑利，对子宫的平滑肌有兴奋作用，能促使子宫收缩，诱发流产
螃蟹	其性寒，有活血化瘀的功效，但易诱发流产，尤其是蟹爪
马齿苋	其性寒凉、滑利，对子宫有明显的兴奋作用。孕妈妈食用马齿苋后会使子宫收缩频繁，强度增大，有可能引发流产

水果科学吃

水果营养丰富，香甜可口，食用起来很方便，备受孕妈妈的青睐。但是孕妈妈吃水果也要讲究科学。

控制每天食用的量

水果中含有大量葡萄糖、果糖，经胃肠道消化吸收后会转化为中性脂肪，诱发肥胖，甚至引起高脂血症。医生建议，孕妈妈每天食用的水果量应不超过500克，且应选含糖量低的水果。

不能用水果代替正餐

尽管水果营养丰富，但营养并不全面，尤其是蛋白质及脂肪相对较少，而且这两种物质也是胎儿生长发育所必不可少的，因此不能以水果代替正餐。

将水果清洗干净

吃水果最好在两餐之间，要将水果清洗干净或用专用的水果刀削去外皮，不可用平时用的菜刀，以免将寄生虫卵带到水果上。

吃完水果后要漱口

因为大多数水果中都含有发酵糖类物质，会腐蚀牙齿。若食用后不漱口，口腔中的水果残渣很容易造成龋齿。

不适宜孕妈妈食用的水果

不适宜孕妈妈食用的水果	
桂圆	性温，大热。孕妈妈往往易阴虚产生内热，若再食用桂圆，会热上加热，易出现大便干燥，舌干口燥而胎热，甚至出现阴道出血、腹痛等先兆流产症状
山楂	山楂对子宫有一定的兴奋作用，能促使子宫收缩，大量食用山楂及其制品，很容易导致流产
水果罐头	水果罐头中会添加一定量的人工合成色素、香精、甜味剂和防腐剂等，对胎儿生长不利

烹饪饮食的注意事项

孕期烹调的原则是减少损坏营养物质的可能，使营养物质更易被人体吸收，适当使用各种调味品，使饭菜可口，增加食欲。烹调的具体注意事项如下：

烹饪时间短

做菜时，应该先将菜洗净后再切，块不要切得太小、太细，切后立即入锅，暴露在空气中的时间不要过长，煮烧的时间也不要太长。做饭做菜最好采用铁制器具。

选择合适的烹饪方法

蔬菜最好用炒、煮等方法烹饪或凉拌、稍稍腌渍、生食。

口味宜清淡

面汤类食物往往含过多的盐分，所以不宜全部喝完，酱油最好选用含盐分不多的，每一餐食盐量不要超过3克。另外，孕吐时期注意以清淡饮食为主，改善食欲不振，以低盐饮食预防妊娠高血压综合征等。

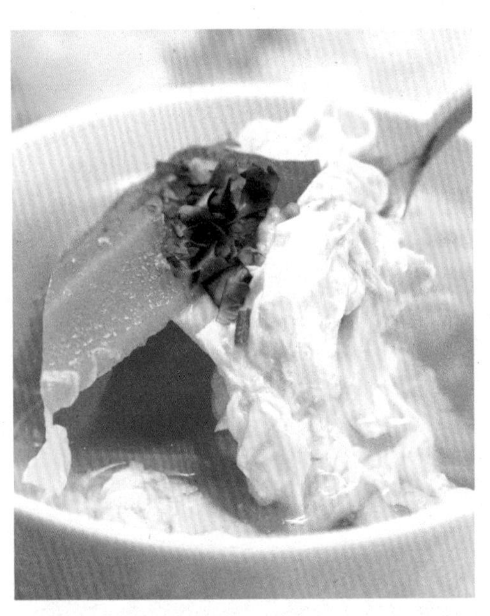

注重食物的新鲜、洁净

孕期要注意避免便秘和下痢等情况的出现，所以要选择新鲜洁净的食材。

不易发胖的食物

孕妈妈的饮食规则里有很重要的一条，即：少食多餐。以下介绍的13种食品就是吃了也不易发胖，又能满足营养需求的食品：

不易发胖的食物	
麦片	麦片不仅可以让孕妈妈保持一上午都精力充沛，而且还能降低胆固醇的水平。不要选择那些口味香甜、精加工过的麦片，最好是天然的，没有任何糖类或其他添加成分在里面
脱脂牛奶	孕妈妈每天应该摄取大约1 000毫克的钙，只要3杯脱脂牛奶（200克）就可以满足这种需求
瘦肉	孕期对于铁的需要会成倍地增加。瘦肉中的铁是供给孕期需求的主要来源之一，也是最易被人体吸收的
全麦饼干	这种小零食有很多用途，能保证孕妈妈一天血糖水平平稳、精力充沛
柑橘	富含维生素C、叶酸和大量的纤维。它能帮助孕妈妈保持体力，防止因缺水造成的疲劳
香蕉	香蕉可以快速地提供能量，在孕妈妈时常被呕吐困扰的时候，香蕉可以迅速地补充能量
全麦面包	把每天吃的精粉白面包换成全麦面包，孕妈妈就可以保证每天20～35克纤维的摄入量。同时，全麦面包还可以提供丰富的微量元素铁和锌
绿叶蔬菜	菠菜含有丰富的叶酸和微量元素锌。甘蓝是很好的钙的来源。也可以随时在汤里或是饺子馅里加入一些其他新鲜的蔬菜
坚果	坚果可以让人有较强的饱腹感。但因为坚果的热量和脂肪含量比较高，因此每天应将摄入量控制在28克左右

续表

鸡蛋	很多孕妈妈一看见肉就觉得恶心，那么鸡蛋就成了在妊娠期摄取蛋白质的最佳来源，而且鸡蛋中还含有人体所需的各种氨基酸
西蓝花	营养丰富，健康美味；富含钙、叶酸、大量的植物纤维和抵抗疾病的抗氧化剂；内含的维生素C，还可以吸收其他绿色蔬菜中的铁
豆制品	对于那些坚持素食的孕妈妈来说，豆制品是一种再好不过的健康食品了。它可以提供很多孕期所需的营养，如蛋白质
低脂酸奶	酸奶富含钙和蛋白质，即便是患有乳糖不耐症的孕妈妈，对于酸奶也可以很好地吸收，而且有助于胃肠保持健康的状态

偏食可不妙

孕妈妈因偏食不能保持营养物质的平衡，会造成某些营养素缺乏。胎儿在子宫中生长发育所需的大量营养素，都要靠孕妈妈供给；孕期母体所产生的一系列变化也需要更多的营养。

孕妈妈因偏食而发生营养不良时，易致妊娠期贫血、骨质软化症等。

母体不能为胎儿提供所需的养料，则易引起流产、早产、胎儿生长受限或胎死宫内。即使出生也常因先天不足，发育不良，身体瘦弱而多病，出现喂养困难。

更重要的是在胚胎大脑发育时，孕妈妈若因营养不足，不能提供胎儿生长发育所必需的优质蛋白质和磷脂等，胎儿的大脑就难以正常发育。这类婴儿在出生后，无论再如何补充营养，也无法挽回已造成的损害，长大后往往智力低下。

因此，孕妈妈应纠正偏食习惯，以保证足够的营养。

孕妈妈应注意摄取哪些矿物质

矿物质（又称矿物质）和维生素一样，是维持人体正常生命活动不可缺少的元素。人体内约有70多种矿物质，它们虽然在人体内仅占5%左右，但却是人体所必需的。矿物质和酶结合，能帮助代谢。酶是新陈代谢过程中不可缺少的蛋白质，而使酶活化的则是矿物质。如果矿物质不足，酶就无法正常工作，代谢活动也就无法进行。矿物质在健康人体中的含量相当稳定，一旦缺乏就会产生疾病。人体内的矿物质主要有钙、磷、硫、氯、钾、钠、镁、铁、铜、锌、碘、硒、钼、铬、钴、锰等。

孕妈妈对矿物质的摄取，对胎儿

的发育成长也有着至关重要的作用。如果孕妈妈缺乏矿物质，会导致贫血、小腿抽筋、睡眠质量差、容易出汗等症状发生。还会使胎儿先天性疾病的发生率增加，所以孕妈妈不能忽视对矿物质的摄取。但是，矿物质也不可摄取过多。否则，容易引起摄取过剩及中毒。下表详细介绍了部分矿物质的来源与功能。

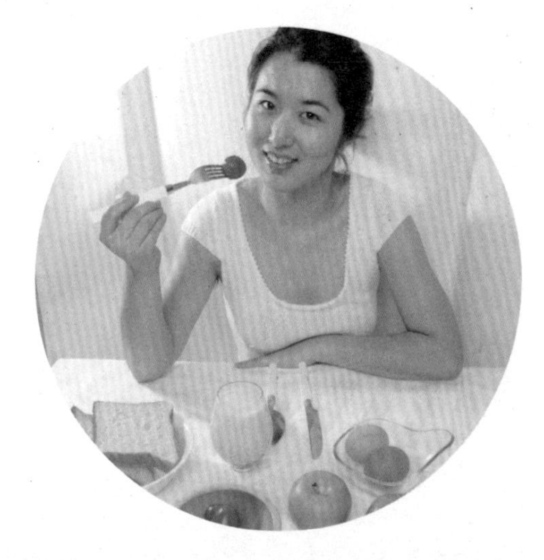

矿物质的来源与功用

营养素	主要来源	主要功能
铁	肉类、动物内脏、贝类、扁豆、菠菜等	是构成血红蛋白的主要成分
钙	乳制品、坚果类、花生、绿色蔬菜等	是形成骨骼牙齿所必需的，对胎儿骨骼的生长尤其重要
锌	蛋类、动物肝脏、贝类、果仁、面粉等	有利于大脑智力的发育，从肝储存中释放维生素A，对皮肤健康也是必需的
碘	海带、紫菜、含碘食盐等	合成甲状腺素的必需物质，对胎儿的中枢神经系统发育至关重要
磷	麦、麦芽、奶制品、全谷类、豆子、蛋黄、花生、肉、坚果、金枪鱼、海藻等	与钙和维生素D一起发挥作用；骨骼和牙齿构成材料之一；参与调节体内的酸碱度
钾	香蕉、番木瓜、梅脯、豆子、干杏、葵花子、全谷类、蔬菜、海藻等	维持体内的水、电解质平衡；加强肌肉的兴奋性，维持心跳正常
钠	面包、花生酱、海产品、肉类、芹菜、胡萝卜等	维持体内的水、电解质平衡；加强肌肉的兴奋性
镁	所有发芽的种子和谷类、绿叶蔬菜、麦芽、海藻、红糖浆、坚果、杏、梨、干杏、肉骨头等	促进蛋白质吸收；促进脂肪、碳水化合物和酶的利用；保持钙的平衡；有抗抑郁作用

孕妈妈应补充的维生素

孕妈妈为了提供胎儿生长和发育所需要的各种维生素，就必须摄入比未孕时更多的富含维生素的食物。如不增加维生素的摄入量，不仅会影响孕妈妈的健康，还会影响胎儿的生长发育。

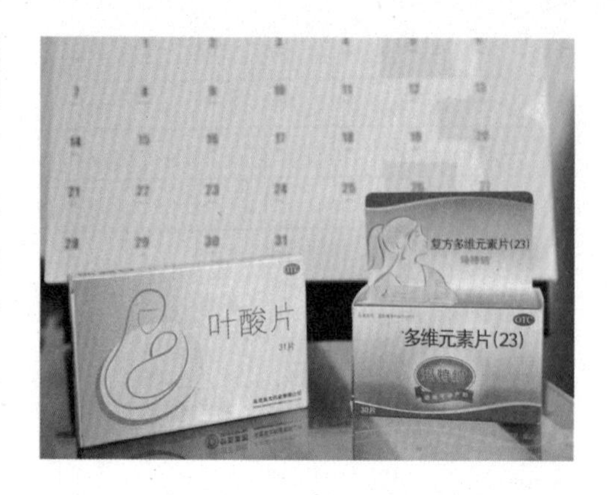

维生素营养一览表

维生素	作用	富含食物	注意事项
维生素A（需要量比平时多1倍以上）	维生素A有保护皮肤、增强免疫力的作用，并与乳汁分泌有关	动物性食物：动物肝脏、蛋黄、牛奶、干酪以及鱼类等 植物性食物：胡萝卜、南瓜、菠菜、甜椒、柑橘、番茄等	维生素A不足，胎儿骨骼发育不良，容易患夜盲症，严重不足时还可能造成流产
维生素B（需要量是平时的1～2倍）	维生素B_1：促进糖代谢，帮助消化吸收和通便 维生素B_2：促进乳汁分泌，促进发育 维生素B_{12}：有助于造血和肝功能发育	维生素B_1：谷类、荞麦面、花生、豆类、山芋和动物肝脏等 维生素B_2：牛奶、蛋类、青菜等 维生素B_{12}：动物肝脏等	缺维生素B_1：孕妈妈可能出现水肿、脚气、神经炎，甚至流产 缺维生素B_2：胎儿发育不良 缺维生素B_{12}：贫血
维生素C	肾脏、卵巢、胎盘等组织贮藏较充足的维生素C时，能够很好地维持激素的分泌功能。可促进胎儿骨骼和造血器官的生长，使胎儿能抵御细菌感染，并帮助人体对铁的吸收	主要是新鲜的水果和蔬菜，如柠檬、柑橘、芹菜、番茄、甜椒、菜花、菠菜、白菜、豆芽菜等，此外还有动物肝脏等	孕激素分泌少，会造成胎儿发育不良，导致死胎、早产、流产以及妊娠高血压综合征，还会造成母体牙龈出血，分娩时大出血

续表

维生素D	有助于钙的吸收，是孕妈妈必不可少的物质	鱼干、鲱鱼、蛋黄、黄油、冬菇等	要获得足够的维生素D，需要进行日光浴。维生素D不足会引起胎儿骨骼软化症、佝偻病，使胎儿发育不良。维生素D摄取过多又会导致中毒，还会产生食欲不振、呕吐等症状
维生素E	是维持孕期所需的激素不可缺少的物质	牛肝、兔肉、蛋、黄油、生白菜、菠菜、花生等	缺少维生素E，会使胎盘发育不良，引起流产
维生素K	保持血液凝固	卷心菜、紫菜、菠菜、胡萝卜、白菜、番茄、动物肝脏、鱼、蛋、豆酱等	维生素K不足，就会出现分娩大出血，新生儿也有可能出血
叶酸	叶酸是维持胎儿中枢神经系统正常发育所必需的，尤其是在怀孕最初数周内更为需要	菠菜、芹菜、菜花、土豆、莴苣、蚕豆等，水果类如梨、柑橘、香蕉、柠檬以及坚果类等，动物肝脏、蛋类、鱼类等	叶酸摄入不足时，会对细胞的分裂与增长产生影响，更为严重的是，可能导致胎儿神经管畸形，如神经管闭合不全、无脑儿、脊柱裂等。大量服叶酸也有副作用，所以应在医生指导下合理服用

孕妈妈常会忽视的营养素

孕妈妈都知道蛋白质、脂肪和维生素等对胎儿生长发育都是不可或缺的，却很容易忽视水、空气和阳光这三种必需的营养物质。

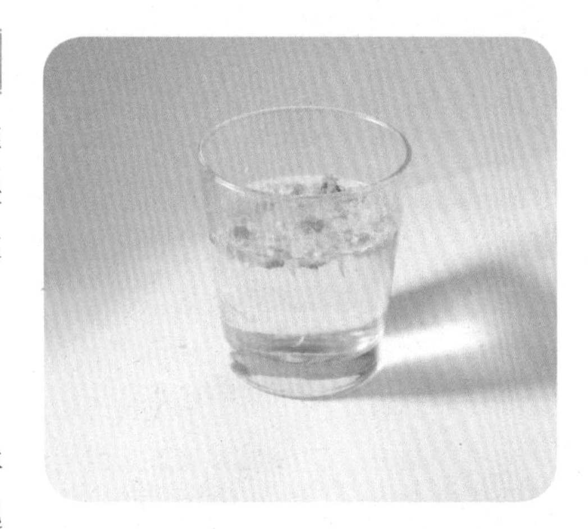

水

水占人体体重的60%，是人体体液的主要成分，饮水不足不仅会引起喉咙干渴，还关系到体内电解质的平衡和养分的运送；调节体内各组织的功能；维持正常的物质代谢。在妊娠期间常饮水，有助于促进皮肤和肺部

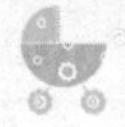

的排泄及体温调节。

空气

有些孕妈妈怕感冒，室内常年不开窗，在把污染的空气关在外面的同时，也人为地限制了新鲜空气的进入。长此以往，不仅会使孕妈妈的健康受损，还会给胎儿带来一定的影响。比较好的方法是：孕妈妈可到有树林或草地的地方去呼吸新鲜空气，因为这些地方尘土较少，噪音较小。另外，睡觉前后一定要打开窗户换上新鲜空气。

阳光

阳光中有3种光线，一是红外线，一是可见光线，再就是紫外线。紫外线照射到人体皮肤上，可穿透皮肤表面，促进人体合成维生素D，从而有利于钙质的吸收和防止胎儿患先天性佝偻病。太阳光中的紫外线除了能防治佝偻病外，还具有杀菌消毒的作用，阳光在室内照射30分钟以上，能达到空气消毒的效果。因此在妊娠期间要多进行一些室外活动，这样即可以提高孕妈妈的抗病能力，又有益于胎儿的发育。但是，孕妈妈晒太阳时不要隔着玻璃，那样只能获得热量，紫外线却被挡在玻璃外面了。

孕期饮用咖啡、茶需谨慎

饮茶、喝咖啡易形成习惯，在我国大多数人都有喝茶的习惯。有的人喜喝浓茶，妊娠后这种习惯也不易改变。在药物对胎儿致畸的动物实验研究中发现，咖啡因能引起小动物畸形。目前临床上尚未见到饮用咖啡或含咖啡因饮料对人类胎儿致畸的报道，但动物实验的结果值得我们注意。各种茶叶内均含有一定量的咖啡因，因此最好少喝浓茶，特别是睡前喝茶会引起失眠。喝一些淡茶或淡咖啡还是可以的，没有必要完全禁止饮用。

孕妈妈合理补充水分

孕期每日饮水量有时可增加至4 000毫升，孕妈妈要根据自己的劳动强度、体温及环境温度适当补充水分，而不要口渴得不得了时才想起来喝水。患有肾功能不全等疾病的孕妈妈，应该在医生指导下饮水。

饮料因口感甜美、凉爽宜人而备受人们的青睐，但孕妈妈却不适宜喝。因为大部分饮料和果汁都含有大量的糖分、防腐剂、色素、香精等，这些物质对孕妈妈及胎儿会产生不利

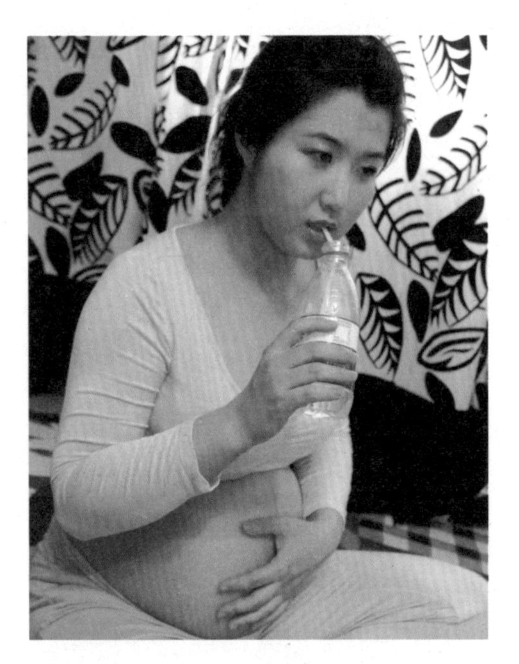

的影响，所以还是不喝为好。

孕妈妈不可饮用哪几种水

生水

生水中有各种对人体有害的细菌、病毒和寄生虫。喝了生水，极易引起急性胃肠炎、病毒性肝炎、伤寒、痢疾及寄生虫感染等。特别是喝了受到工厂废液、生活废水、残余农药等污染的水，更易引起疾病。自来水虽经处理，但无法避免管道污染。漫长的水管，高层住宅楼的顶水箱，都受着“二次污染”的威胁。

老化水

又称“死水”，也就是长时间储存没换的水。这种水里的亚硝酸盐等有害物质会随着储存时间的增加而增多。常喝这种水，会使未成年人细胞新陈代谢明显减慢，影响身体发育；使中老年人衰老加速；长期饮用这种水还有可能诱发食管癌和胃癌。一般来说，在热水瓶中贮存超过24小时的开水就不要喝。

千滚水

千滚水就是烧沸了很长时间的水或热水器中反复煮沸的水。由于这种水煮得太久，水中的钙、镁等重金属成分和亚硝酸盐的含量都大大增高。常饮这种水，会影响人的胃肠功能，出现腹泻、腹胀等。有毒的亚硝酸盐，还会造成机体缺氧，引起神经、泌尿和造血系统病变。重者会昏迷惊厥，甚至死亡。

蒸锅水

又称“下脚水”，指蒸馒头、鱼等的剩锅水，特别是经过反复使用的蒸锅水，亚硝酸盐浓度很高。常饮这种水，或用这种水来熬稀饭，都会引起亚硝酸盐中毒；水垢还会随水进入人体，引起消化、神经、泌尿等系统病变，甚至使人早衰。

不开的水

现在人们饮用的自来水，都是经氯化消毒灭菌处理过的。氯化处理过程中可分离出多种有害物质，具有致癌、致畸作用。当水温达到90℃时，有害物质的含量是原先的3倍，超过国家饮用水卫生标准的2倍。当水温达到100℃时，大部分的有害物质都会随蒸气蒸发而大大减少，如继续沸腾3分钟，饮用会更安全。专家指出，饮未煮沸的水，患膀胱癌、直肠癌的可能性将增加21%～38%。

用保温杯沏的茶水

茶叶中含有大量鞣酸、茶碱、芳香油和多种维生素，适宜用80℃的开水冲泡，如果用保温杯沏茶，会使茶叶长时间浸泡在高温、恒温的水中，茶叶中的维生素被大量破坏，芳香油大量挥发，鞣酸、茶碱被大量浸出，大大降低了茶叶的营养价值，使茶水没有香气，甚至苦涩。茶水中的有害物质也会增多，甚至会使消化、心血管、视神经和造血系统发生多种疾病。

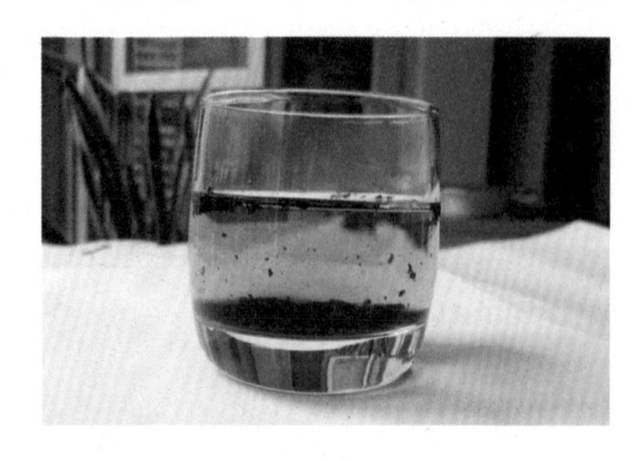

孕妈妈外出就餐的注意事项

目前许多孕妈妈喜欢外出就餐，然而孕妈妈需要的营养较平时多，如果经常马马虎虎吃一顿，几餐下来，就破坏了营养的均衡摄取。因此，经常在外就餐的孕妈妈要注意以下几点：

注意营养均衡

怀孕期间的每一餐都应该好好地吃，每一餐都应摄取足够的热量、蛋白质，以及适量的蔬菜。但是外食往往偏重热量，蛋白质和蔬菜摄取量较难保证。因此，应尽量选择营养比较均衡的食物，尤其不可偏食，应多吃鱼、肉、蔬菜，适当摄入米面等主食。

自行点餐

最好选择可以自由点菜的餐厅，或在饭前饭后额外补充不足的营养。以牛奶、干乳酪、优酪乳来补充在外用餐的营养不足是最便利的方法。

计算摄取的热量

在外用餐还可能引起肥胖。因为

在外用餐所含淀粉类物质也比较多，选择不慎便会因热量过多，形成肥胖。因此最好由自己根据一日所需的营养量，计算出一餐所需的热量，以免食用过量，尤其是油炸食物尽量不要吃。

细嚼慢咽

在饮食速度上，孕妈妈也应该注意，吃得快很容易导致进食过多，细嚼慢咽才是正确的饮食方法。

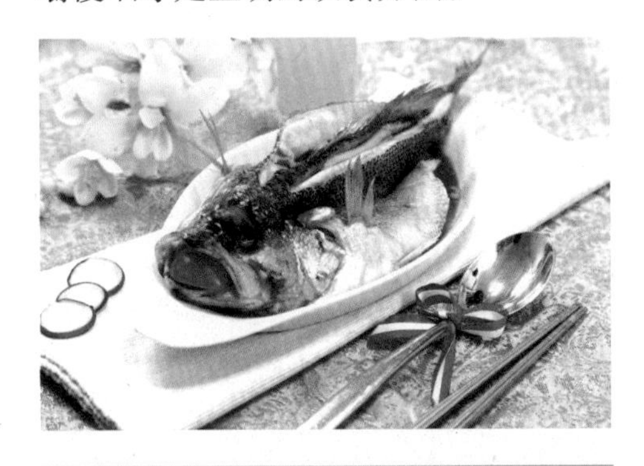

分娩前准爸爸做好准备工作

不久，自己可爱的小宝宝就要降生了，在孕妈妈临产前，准爸爸也来做些准备，一起迎接小宝宝的出世吧。

清扫布置房间

在孕妈妈产前就将房子收拾好，使孕妈妈和宝宝在一个清洁、安全的环境里愉快地度过产假期，房间要求采光、通风条件好、安静、干燥。

拆洗被褥、衣服

孕妈妈坐月子前，行动不方便，准爸爸应当主动地将家中的被褥、床单、枕巾、枕头拆洗干净，并在阳光下曝晒、消毒。

购买近期必需物品、用具及食品

购买一些小米、大米、红枣、面粉、挂面等；购买红糖、鲜鸡蛋、活鸡、鱼、肉类及食用油；适量的虾皮、黄花、木耳、花生米、芝麻、黑米、海带、核桃、胡椒等能够储存较长时间的食品。

多购置一些洗涤用品，如肥皂、洗衣粉、洗洁精、去污粉等。

陪孕妈妈购买一些婴儿用品，这样不仅能预防意外的发生，帮助拿一些东西，而且会让孕妈妈充满幸福感。

和孕妈妈一起锻炼

和孕妈妈一起学习和练习分娩呼吸法、分娩按摩等，为孕妈妈提供有效的支持。

总之，准爸爸要帮助孕妈妈做好充足的心理和生理准备，共同迎接宝宝的到来。

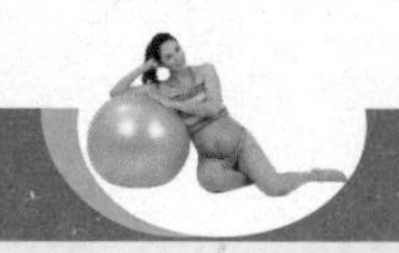

十月胎教孕育聪明宝宝

正确认识胎教

目前，人们对胎教的认识还存在许多误区。有些人根本不相信胎教，认为宝宝未出生时根本就不可能接受教育。这是因为，他们还不了解胎儿的发育情况，不了解胎儿的感知能力。我们说 5 个月的胎儿就已经有能力接受教育了,但这里所说的教育，不同于出生后的教育，主要是对胎儿感觉功能的训练，即皮肤的感觉、鼻的嗅觉、耳的听觉、眼的视觉、舌的味觉和躯体的运动觉。根据神经生理学，胎儿每增加一种能力，其神经间的联系就会增加。胎教的目的，不是教胎儿唱歌、识字、算算术，而是通过各种适当的、合理的信息刺激，促进胎儿各种感觉功能的发育成熟，为出生后的早期教育即感觉学习打下良好的基础。从这一点讲，早期开始的胎教为妊娠后期的胎教做准备，而孕期进行的胎教为出生后开始的早教做准备。提倡胎教，并不是因为胎教可以培养神童，而是因为胎教可以尽早发掘个体的素质潜能，让每一个胎儿的先天遗传素质获得最优秀的发挥。如果把胎教和出生后的早期教育很好地结合起来，今后人类的智能会更加优秀，会有更多的孩子，达到目前人们所谓神童的程度。

实施胎教后宝宝的特点

对音乐敏感，有音乐天赋

一听见胎教时期听到的音乐，就会露出非常高兴的表情，并随韵律和节奏扭动身体。心理行为健康，情绪稳定。宝宝脸上总是挂着笑，乐呵呵的，活泼可爱。啼哭时稍稍给予安慰，哭声就减小，甚至停止哭泣，并能追寻声源。吃奶后入睡快，清醒时目光亮而有神。夜里能睡大觉，很少哭闹。

语言发展快，说话早

有的宝宝2～3个月时就能发“ɑ、u、bɑ、mɑ”音，有的半岁会发“爸、妈、爷、奶、姨”音，1岁会说2～4个字的句子。

运动能力发展优秀

宝宝学习抬头、翻身、坐、爬、站、走都比较早，动作敏捷且协调。手的精细运动能力发展良好抓握、拿、取、拍、打、摇、对击、捏、扣、穿、套、绘画等能力强。

学习兴趣高

喜欢听儿歌、故事，喜欢看书、看字，不少宝宝还不会说话，就拿书要妈妈讲，学习汉字的能力惊人，智能得到超常发展。

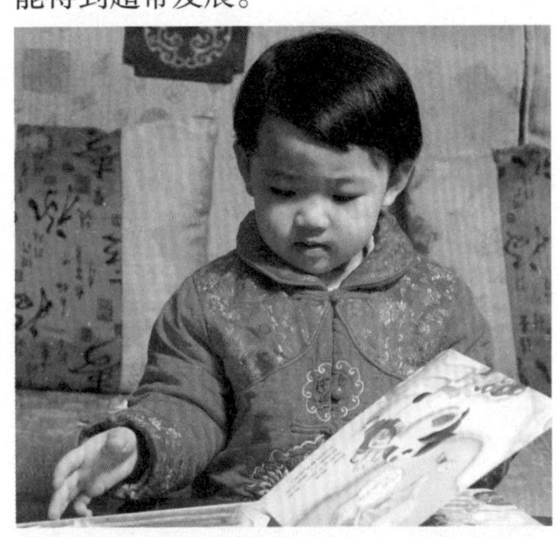

音乐胎教

音乐胎教的作用

音乐是一种有节奏的空气压力波，对人类的心理活动与生理活动有着极大的影响。音乐的物质运动过程与人体的物质运动过程比较一致。音乐的节奏作用于孕妈妈，也能影响胎儿的生理节奏，使胎儿在音乐当中受到教育。

古代荀子也曾经强调了音乐给人带来的影响，大意是音乐容易深入人心，感化人的速度也很快。孕妈妈常听一些优美动听的音乐，对于陶冶情操、和谐生活、加强修养、增进健康以及激发想象力等方面，都具有很好的作用。

《胎教与美育》一书中举了这样一个事例：有一个孕妈妈怀孕后，抑郁寡欢而又无法排解，她的丈夫有一定文化修养，而且是个有心人，知道音乐有助于消除和缓解妻子因怀孕而引起的心情郁闷、精神忧虑以及紧张烦躁等不良情绪，就买了几盘轻音乐磁带有意识地放给她听。这个办法真灵，妻子听后胃口变得好起来，人也变得更有精神。她称赞丈夫，方法很好，于是同丈夫更加情深意切，自己也在丈夫的爱抚和音乐的伴随下愉快地度过了孕期。通过这个例子不难看出，音乐可以影响孕妈妈的生理与心理，具有积极的、有益于身心健康的作用。

适宜孕早期的胎教音乐

据观察，孕妈妈在不同的妊娠

时期有不同的生理与心理需要，会表现出不同的性格特点。在妊娠早期，妊娠反应比较明显，忧郁和疲劳极为常见。妊娠中期，孕妈妈的情绪大多是乐观的，这时食欲比较旺盛，精力也充沛。而到了妊娠晚期，一方面孕妈妈感觉身体笨重，一方面想到分娩以及产后的问题，思想压力较大，焦虑感明显。针对这些问题，可灵活选择胎教音乐，有助于提高胎教效果。

妊娠早期宜听轻松愉快、诙谐有趣、优美动听的音乐，力求将孕妈妈的忧郁和疲乏消除在音乐之中。可以选听《春江花月夜》《假日的海滩》《锦上添花》《矫健的步伐》等曲子。

适宜孕中期的胎教音乐

妊娠中期，孕妈妈开始感觉到胎动，胎儿也已开始有了听觉功能，这时的胎教音乐从内容上可以更丰富一些。通过对音乐的欣赏，不仅陶冶了孕妈妈的情操，也调节了孕妈妈的情绪，同时也会对胎儿产生潜移默化的影响。这时孕妈妈的身子还不太笨重，尚能从事各种家务，完全可以边干家务边听音乐。

妊娠中期除了可继续听妊娠早期听的乐曲外，还可再增添一些乐曲，如柴可夫斯基的《B小调第一钢琴协奏曲》及《喜洋洋》《春天来了》等乐曲。

适宜孕晚期的胎教音乐

孕晚期，在欣赏美妙乐曲时注意保持舒适的姿势对孕妈妈来说仍然非常重要，孕妈妈可以选择坐在舒适的沙发里或躺在床上，在欣赏音乐的同时解除全身的紧张状态。此外，音量要适中。

有许多孕妈妈很重视音乐胎教，却从早到晚一刻不停地听音乐，同时

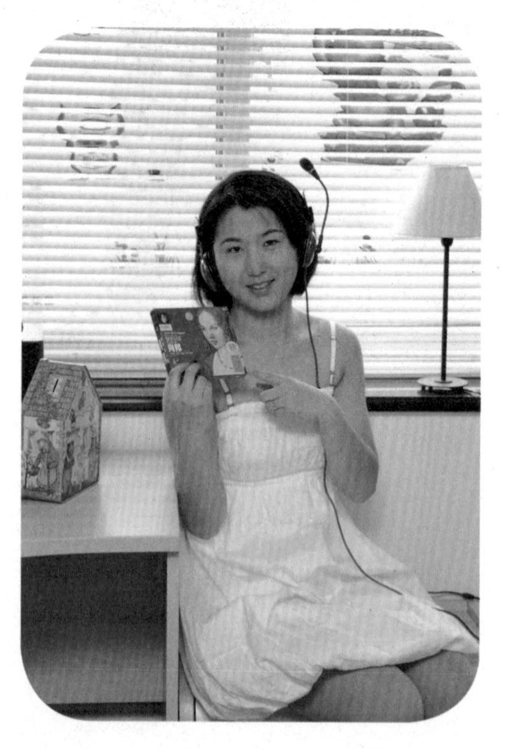

还做着一些其他的事情，比如洗碗、读书等。其实，这样做并不好。能够保持积极态度，一心一意地进行音乐胎教，才能保证很好的胎教效果。此外，每天只听1～2小时音乐是较为恰当的选择。

适合孕妈妈唱的儿歌

《小燕子》。用童话般的语言，把春天的景象描述给胎儿听。同时，孕妈妈唱着儿时的歌曲，仿佛把自己也带回了童年。

《蜗牛与黄鹂鸟》。边唱边想象，在脑海里满是茂密的森林与美丽的鸟儿、可爱的蜗牛。

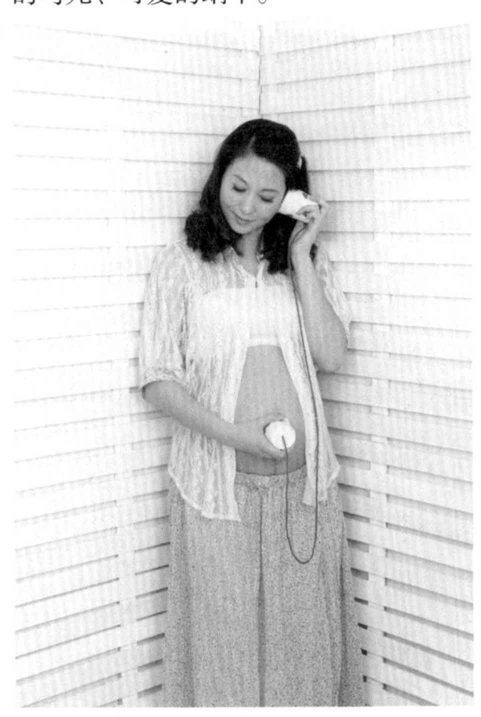

《早操歌》。早晨孕妈妈散步的时候，随着春、夏、秋、冬四季的变化，把大自然的美好景色讲述给胎儿，鼓励胎儿在子宫中健康地发育，出生后立志成才。

《小宝宝快睡觉》。一首温馨的催眠曲，可以帮助孕妈妈和胎儿共同进入梦乡。

当然，如果孕妈妈自己会演奏乐器，也不失为哼歌谐振的好办法。

音乐胎教日程表

■ 早晨起床后

贝多芬的第六号交响曲《田园》，小约翰•施特劳斯的《蓝色多瑙河》。

■ 休息的时候

柴可夫斯基的芭蕾舞曲《天鹅湖》，莫扎特的《小夜曲》。

■ 胎动明显时

约翰•施特劳斯的《春之声圆舞曲》，莫扎特的《小步舞曲》。

■ 用餐时

巴赫的《d小调托卡塔与赋格》，肖邦的《雨点前奏曲》《即兴幻想曲》。

■ 睡觉时

舒伯特的《摇篮曲》《圣母

颂》，贝多芬的《月光奏鸣曲》。

音乐胎教的注意事项

听音乐时要考虑到胎儿的生活节奏。胎儿总是在重复1种睡眠2～3小时后再活动约30分钟的规律生活。为了避免过响的声音将睡梦中的胎儿吵醒，可以在感受到胎动时听一些轻快的音乐，在其沉睡时欣赏比较平静柔美的曲调。除此之外，孕妈妈可以自己哼一些摇篮曲或读一读童话故事以增加胎儿的安定感，并借此达到音乐胎教的效果。

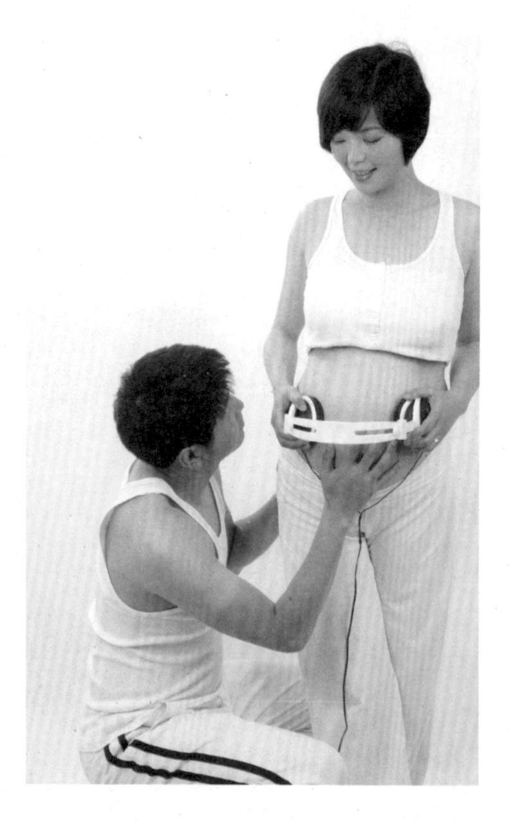

运动胎教

游泳是很好的孕期运动

如果条件允许，游泳对孕妈妈是很有益处的。

■ 减少因紧张引起的不适

孕妈妈游泳时，可以极大地减轻肌肉的负担，子宫会进入一种放松的状态，使宫内的胎儿也跟着变换到较为舒适的姿势。更让孕妈妈感到舒服的是，自身身体的自由度会明显增加，可以在泳池里随意地做出跳跃和奔跑的动作。

■ 缓和妊娠期综合征

坚持游泳，可以缓解孕妈妈由于体重增加而带给脚腕和膝盖的疼痛感，减轻这些关节的负担。不仅如此，腿部水肿及腰部疼痛等症状也可以得到明显的缓解。

■ 帮助孕妈妈适应分娩

游泳可以锻炼肌肉并强化孕妈妈的心肺功能，这些都会提高顺产的概率。许多孕妈妈都在学习拉梅兹呼吸法，而游泳正好可以让孕妈妈更加熟练地运用这种呼吸法。

游泳时的注意事项

■ 听取医生建议

虽然游泳是一项十分适合孕妈

妈的运动，但也不是适合所有人。因此，游泳前应向医生咨询，医生会根据孕妈妈自身的状况做出准确的判断。在征得医生同意后，孕妈妈方可游泳。

■ 生产前1个月停止游泳

怀孕第9个月要停止游泳，因为孕妈妈无法掌握发生阵痛的确切时间。

■ 游泳前进行全面的检查

孕妈妈可以自行检查阴道分泌物：是否比平时明显增多，是否有阴道流血，是否出现腹部、骨盆疼痛以及腹泻、瘙痒、贫血等症状。如果有这些异常状况一定要征得医生的同意后再游泳。

散步胎教

散步胎教的最佳时段是上午10:00～下午2:00，在这段时间里，孕妈妈的状态较为稳定。

其实，散步也用不着过于在乎时间，只要避开强烈的紫外线和不要在饱腹时进行就可以了。每天散步30分钟就可以收到孕妈妈和胎儿共同锻炼的效果。一般来说，每周最好散步3～5次，孕妈妈也可以根据自己的身体状况进行适当的调节。

在进行散步胎教前，孕妈妈要注意穿舒适的平底鞋，开口宽敞，且要

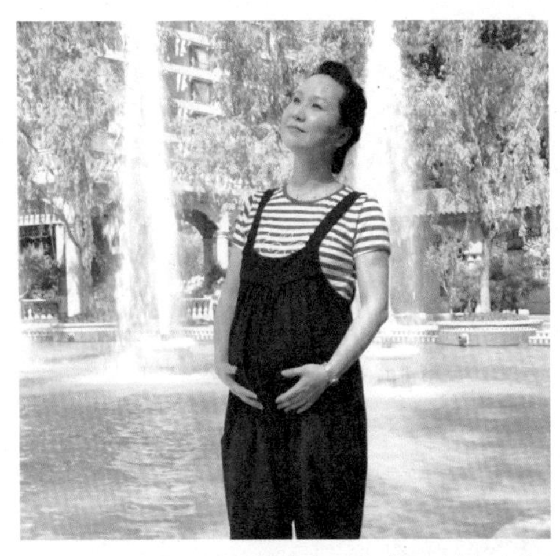

穿上不易打滑的袜子，以便更好地保护脚部。其次，在出门之前喝足量的水，也可以带一些水。准备好这些，并确认自己的身体状态良好，孕妈妈就可以出发了。

在散步时，要注意选择平坦的地面或者草坪，避免走上坡路，以免给腹部带来压力。放松呼吸，挺起胸部，注视前方，以保持正确的走路姿势。总之一切要在轻松愉快的状态中进行，注意适当休息。

散步时若出现冒冷汗或眩晕的情况，则应立刻去医院接受诊断和治疗。

瑜伽胎教的优点

孕妈妈的健康与胎儿的健康息息相关，进行瑜伽练习可以确保胎儿在母体中有活动的空间，这一点将会对胎儿的成长及其头脑发育产生直接

的正面影响。冥想和呼吸则可以使人的精神变得十分清醒，此外，通过瑜伽可以使体内气息流动顺畅，这些气息也会对胎儿的脑部发育产生积极的作用。孕妈妈的身体若能保持清爽舒畅，胎儿也会在腹中感受到情绪上的安定并健康地成长起来。

瑜伽胎教

■ 蝙蝠姿势

双腿完全伸直，尽最大可能向两侧分开，舒展脚后跟，同时注意自己的腰部要保持挺直。一边吐气，一边让双手接近两侧地面，然后上半身缓缓向前俯下。保持均匀的呼吸，持续10秒为宜。吸气的同时，再缓缓抬起上半身。双腿慢慢并拢，休息片刻。

功效：增加腿部内侧和后侧的肌肉，消除肌肉疼痛和肌肉痉挛的症状。增强骨盆的柔软性，使肝脏和肾脏的功能保持正常。

■ 猫势

手掌与膝盖着地，摆出爬行的姿势。双手之间和双膝之间都要保持与肩同宽。尽量使手臂和大腿都与地面形成90度角。一边吸气，一边向后弯曲颈部，在注视屋顶的同时腰部自然下陷，臀部保持向上顶的姿势。伸直手臂的同时，手掌和膝盖用力，持续做向下推的动作。在吐气的同时，低下头并曲起肩部，摆出注视自己腹部的姿势。与此同时将腹部往背部方向牵拉，让肌肉产生一定的收缩。慢慢地恢复正常姿态，再重复进行第3～5步。跪起膝盖坐下或用其他的舒适姿势放松身体。

功效：怀孕后，增大的子宫一直压迫着骨盆血管和腰椎，此动作可以改善这一情况，并减轻腿部和肾脏的血液循环障碍。

产前运动胎教的注意事项

即将进入分娩，尽管孕妈妈的身体越来越庞大，但仍要坚持运动胎教。如果孕妈妈在孕期感觉良好，精力充沛，适当运动是安全的。但孕妈妈会发现快速运动将十分困难。轻度练习，如散步、游泳是有益的，并且孕妈妈也没有必要停止工作和不做家务。适度的运动可以让孕妈妈拥有具有弹性的肌肉组织，但不要进行过度运动，如爬楼梯或自己提过重的东西，累了要及时休息。

产前运动胎教

这一时期，孕妈妈做一些锻炼腿部肌肉、放松骨盆的运动胎教，无疑是对分娩十分有利的。

■ 蹲坐运动胎教

孕妈妈双脚大幅度分开站立。然后慢慢地蹲坐下，双手在身体前方撑住地面。俯下上半身并伸直膝盖，从臀部开始向上抬举并站起身来。这项运动可以放松大腿内转筋。

■ 盆骨运动胎教

首先要将双脚大幅度分开，竖膝而坐。双手抱住膝盖，一边靠鼻子用力吸气，一边让身体竖直，向前推动骨盆。然后在从口中吐气的同时背部向后弓曲。这样做可以使孕妈妈的骨盆得到放松，并解除背部肌肉疲劳。

■ 侧分双腿运动胎教

首先将双腿向两侧分开，将双膝弯曲起来并向上举起。在吸气、吐气的同时将上半身抬起，展开膝盖并用双手按住两侧的小腿肚子。然后静止下来从1慢慢数到5，再次吸气并向后躺下。在重复2～3次以后身体向侧面躺下休息。

■ 曲膝观顶

首先将双腿大幅度分开，两臂向侧面平伸。在这样的姿势下一只腿慢慢弯曲过来，上半身向弯腿的那一侧倾斜。然后一只手向地面伸出，另一只手伸向屋顶，同时双眼向上仰望，注意臀部不能下沉。这项运动能增加孕妈妈的平衡感，并使大腿内侧的肌肉变得柔软。

■ 侧卧抬腿运动胎教

孕妈妈在侧卧的姿势下让位于下方的腿微微弯曲或平伸。另一腿伸直，用手抓住靠上的一只脚使劲向上拉。此运动可以放松臀部和大腿内侧的肌肉。

日记胎教

孕妈妈应该将自己的真实想法坦率地写进日记当中。在孕期因为对于即将成为妈妈的事实，有一些孕妈妈会感到不安，担心自己生下畸形儿，担心怀孕之后夫妻之间疏远。对此，孕妈妈首先应该做到坦率地面对，可以一边写日记一边思考，然后让自

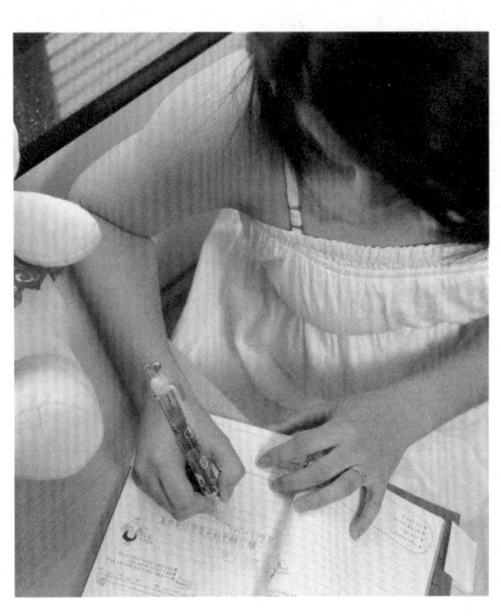

己的想法逐渐向积极和肯定的方向转变。

日记的形式并不固定。孕妈妈可以写得很长，也可以写得很短。建议在睡觉前像与宝宝进行交谈一样将自己想说的话写成一封信。有一点非常重要，即坦率地面对自己。每天都写日记是一个很好的习惯，但也没有必要刻意坚持。孕妈妈可以根据意愿，在特别想与胎儿对话以及有特殊事件发生时写日记。一本好的胎教日记往往记录了孕期孕妈妈和胎儿的所有身体变化。

写完一篇日记后可以自己朗读出来，胎儿会对爸爸和妈妈充满爱意的声音产生好感，这样也起到了胎教的作用。

语言胎教

准爸爸多和胎儿互动

准爸爸可以用手轻抚妻子的腹部同宝宝细语，并告诉宝宝这是爸爸在抚摸，这样能使爸爸更早地与未见面的小宝宝建立联系，加深全家人的感情。

宝宝，听爸爸说

声学研究表明：胎儿在子宫内最适宜听中、低频调的声音，而准爸爸的说话声音正是以中、低频调为主。因此，如果准爸爸能坚持每天对胎儿说话，从而唤起胎儿积极的回应，有益于胎儿出生后的智力发育及情绪稳定。

另外，为了消除新生儿对男性特别是对爸爸的不信任感，胎儿5个月后准爸爸应开始养成与胎儿对话的习惯。同时，这也有利于稳定孕妈妈的情绪。当孕妈妈看到准爸爸如此关注胎儿时，就不会再为孕期的很多不可预测的事情而担心、害怕，因为孕妈妈知道她身边还有一个更加强大的支柱。

准爸爸在开始和结束对胎儿说话的时候，都应该用能够促使胎儿形成自我意识的语言对胎儿讲话。准爸爸可以为宝宝朗读一首儿歌、一首古诗、一则小故事，也可以谈自己的工作及对周围事物的认识或者用诗一般的语言，童话一般的意境，描述祖国的锦绣大地。

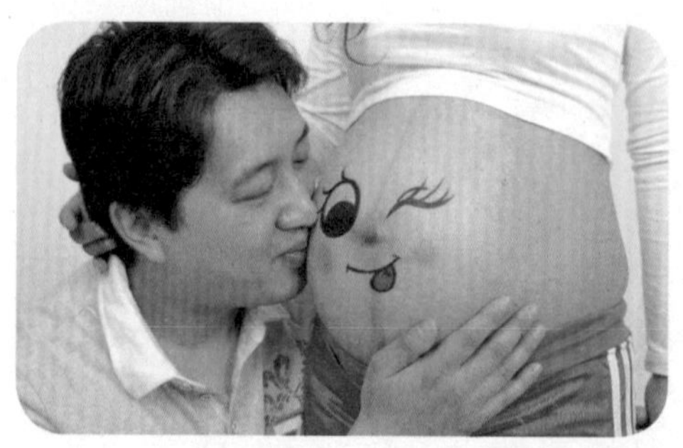

氧气胎教

氧气在人类脑部活动中扮演着非常重要的角色。脑部的氧气供给中断仅短短的10秒钟，就会给大脑带来非常致命的影响。正因为如此，孕妈妈更应为腹中的胎儿着想，时刻保证充足的氧气供给。

在各种氧气胎教的方法中，最简单的要属散步和森林浴了。通过散步和森林浴使自己吸入充足的氧气，不仅可以促进宝宝脑部的发育，还能够对很容易感到忧郁的孕妈妈起到调节心情的作用。

散步是一种非常好的氧气胎教方式。散步给人体带来的最明显的效果就是增加氧气的供给量，散步时吸入的氧气比静坐时高出2～3倍。它甚至可以使人们烦闷或者忧郁的心情变得舒畅起来。孕妈妈在散步时吸入的氧气会通过胎盘、脐带输送给胎儿。这些氧气进入宝宝体内之后将会提高脑细胞功能，感性能力也将得到明显的提升。

森林浴，是一种在森林里漫步或休憩的活动。森林浴胎教法的好处：

杀菌

森林中植物会释放出植物杀菌素，这是植物为了保护自己不受细菌侵害而不断释放出的一类“芳香性物质”，即所有植物产生的杀菌性物质的总和。而植物杀菌素当中的主要成分“萜”（又名松烯），在起到抗菌作用的同时，对身体的活性化过程也可产生帮助，可促进血液循环，并达到使人的心情安定下来的效果。

缓解压力

森林浴的另一个效用就是为人体获取大量的阴离子。阴离子可以使人镇定神经。森林浴可以帮助因怀孕而产生压力的孕妈妈将身体里的废物随着呼吸一起排出体外，促进新陈代谢并强化心肺功能，还可以缓解因为压力和疲劳而引起的肌肉与神经的紧张状况。

此外，多听些自然界的声音也可以对胎教有益。小溪的流水声、鸟儿、虫儿的鸣叫，这些悦耳的声音会给孕妈妈带来美的享受，为胎儿带来前所未有的胎教效果。

森林浴的黄金季节是初夏到初秋，因为这段时期温度和湿度较高，植物杀菌素会被大量地释放出来。而且在一天当中进行森林浴胎教的最好时段是上午10:00～12:00，孕妈妈应该尽量利用这段时间享受森林浴的乐趣。

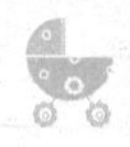

阅读胎教

宝宝跟着妈妈学

怀孕后，许多孕妈妈往往倦懒，什么也不想干，什么也不愿想。于是有人认为，这是孕妈妈的特征，随她好了。殊不知这正是胎教中的大忌。孕妈妈与胎儿之间有信息传递，胎儿能够感知孕妈妈的思想。如果孕妈妈既不思考也不学习，胎儿也会深受影响，变得懒惰起来。显然，这对于胎儿的大脑发育极为不利。如果孕妈妈始终保持着旺盛的求知欲，则可使胎儿不断接受刺激，促进大脑神经和细胞的发育。因此，为了腹中胎儿的智力发育，孕妈妈要勤于动脑，努力学习和工作。孕妈妈在不同时期可以根据情况和兴趣度选择不同书刊。

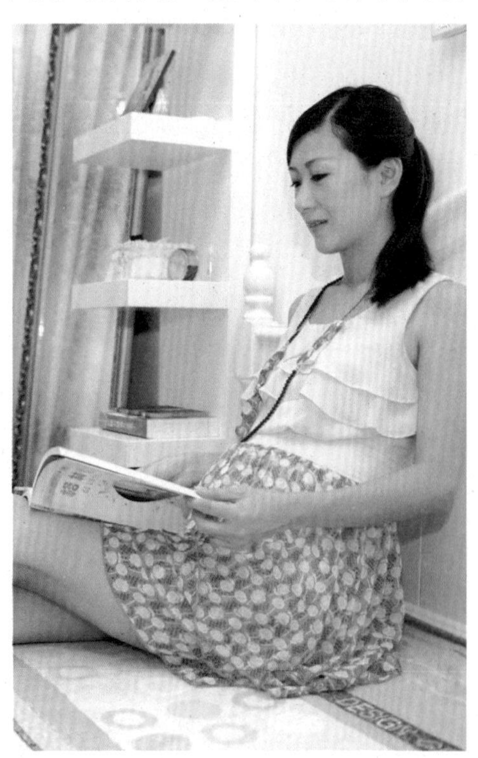

■ 孕早期

在怀孕之后最先应该学习的是与怀孕有关的知识,可以看一下孕产类图书，如：芝宝贝书系。初次怀孕的女性没有任何相关的经验，多看这些书可以缓解孕期紧张感。

■ 孕中期

胎儿最需要的是理性的刺激，因此孕妈妈可以买些童话书，特别是能够让人自由想象的创作性童话书来阅读。将阅读童话书的时间控制在5分钟左右是比较恰当的。

■ 孕晚期

随着预产期的临近，孕妈妈可以读一些与分娩有关的内容来减轻自己对分娩的恐惧情绪，使内心逐渐平和下来。

另外，从胎教的角度讲，孕妈妈适宜阅读那些趣味高雅，给人以知识启迪，使人精神振奋，有益于身心健康的书籍。例如名人的传记，优美的抒情散文，著名的诗歌、游记，有趣的童话故事，艺术价值高的美术作品，以及有关胎教、家教、育婴等方面知识的书刊杂志。

多给胎儿读童话

读童话也是胎教的重要内容之一。如果夫妻两人能够用温柔的声音为胎儿读一读童话故事，可以刺激胎儿脑部发育，提升胎儿的智力潜力。

通过阅读不同的童话故事，孕妈妈不仅可以将勇气和友情等传输给胎儿，还可以培养胎儿的想象力和好奇心。此外，如果孕妈妈能用自己丰富的想象力将童话书中的故事转述给胎儿，则意味着胎儿将在这一过程中获得健康而安宁的情绪。如果带着丰富的感情朗读，就能促进胎儿感性能力的发育。

视觉胎教

胎儿的视觉发育较晚，一般宝宝出生后8岁才能获得与成人一样的视觉能力，所以胎儿一般只能分辨光线明暗，不过切不可因此忽略了对胎儿的视觉刺激。对名画进行鉴赏、给图案上色等方法都属于视觉胎教，训练胎儿感性能力的视觉胎教。孕妈妈看到的东西越多，胎儿所能感受到的审美体验就越多。

光照胎教

光照胎教是当胎儿胎动时，用手电筒的微光一闪一灭地照射孕妈妈腹部，以训练胎儿适应昼夜节律，即夜间睡眠，白天觉醒，从而促进胎儿视觉功能的健康发展。

光照胎教可以从孕24周开始进行。每天固定时间用手电筒的微光照射腹部，每次5分钟左右。一定要注意做光照胎教时不要用强光，且时间不要太长。

画画也是视觉胎教

画画的时候就像接受心理治疗一样，可以达到释放内心情绪的目的，这种能够缓解压力的活动所起到的胎教效果比鉴赏画作高出数倍。

孕妈妈要明确，自己画的并不是要拿给别人欣赏的作品，所以不一定要把它画得非常完美。比起作品完成得好与坏，孕妈妈更应该关心的是，在画画的时候自己是否心情愉悦及是否有与胎儿共同参与的感觉。

绣十字绣也可以胎教

在一幅十字绣作品里往往要用到数十种颜色的丝线，所以在针线的编织过程中，孕妈妈的色彩感和调和颜色的能力也在不知不觉中得到了提高。孕妈妈若能多接触一些美丽的颜色和形状，将来出生的宝宝也会拥有较高的审美力。

孕妈妈还可以在刺绣的同时，与胎儿聊天。可以说一说正在为其制作的东西，比如枕头、围兜和儿童被等，也可以和宝宝说说对各种颜色的喜好，最好能在刺绣的同时，达到胎谈的效果。

清静胎教

清静胎教的内容

在各种调整心灵和肉体的身心方法里有一种就是清静法。这种方法不仅可以起到胎教的效果，还可以对分娩过程和产后休养等环节产生很大的帮助。练习清静操、呼吸和冥想都可以帮助孕妈妈保持良好的心理状态。清静法要练习一个月以上才可以看到效果，所以最好从怀孕第16周就开始并坚持到分娩。孕妈妈每天应该练习30分钟到1个小时，但也可以根据自己的身体状态适当地调整时间。清静法中有多种清静操的姿势和冥想法。

做清静胎教操的注意事项

做操前后不要进食；

做完一套动作之后休息1个小时再进行另一套动作；

注意避免让身体在某一瞬间过于吃力；

在内心与宝宝融为一体，并带着自己对其的深深爱意去完成每一个动作；

做动作时出现暂时的疼痛感觉属正常现象，但如果疼痛一直持续到运动之后，说明身体承受了过重的负荷，因此，一定要将运动量控制在合适的范围之内。

练习清静法的好处

清静法主要是使孕妈妈能够对自己的内心进行调节，使其在身体上和精神上同时保持健康的状态。学习清静法后，孕妈妈就可以自如应对怀孕和分娩过程中身体所产生的变化，会让孕妈妈以一种平稳的心态顺利地度过整个怀孕阶段。

由于清静法包括清静操、呼吸法、放松法和冥想法等能够提高顺产概率的内容，所以在想到自己将会顺利地度过怀孕和分娩时，孕妈妈的不安感和恐惧感就会自然消失。

胎教的出发点是怎样与胎儿进行交流。因此在任何形式的胎教当中，都应该重视与胎儿的交流。孕妈妈应当时刻留意胎儿是否有某种需求，并尽可能努力地和胎儿分享自己的感受，最终达到交流的目的。清静法可以引导孕妈妈的身心，使孕妈妈和胎儿之间很快建立起自然的、深层次的交流，并对胎儿的品性以及大脑功能的发展提供帮助。

许多练习清静法的孕妈妈在分娩时都经历了很少的痛苦。只要经常用气体操锻炼身体，并熟练掌握呼吸法和松弛法等诀窍，孕妈妈在分娩时就能够很自然地顺产。实际上，呼吸法和松弛法不仅能够减轻疼痛，还能加速分娩过程。这样一来，阵痛的时间自然也就减少了。

怀孕之后，孕妈妈会在身体上出现许多种症状。练习清静法能够消除腰痛，减轻四肢酸软、手脚冰凉、腿部水肿、消化不良和便秘等症状，失眠和头痛等症状也会得到明显的改善。

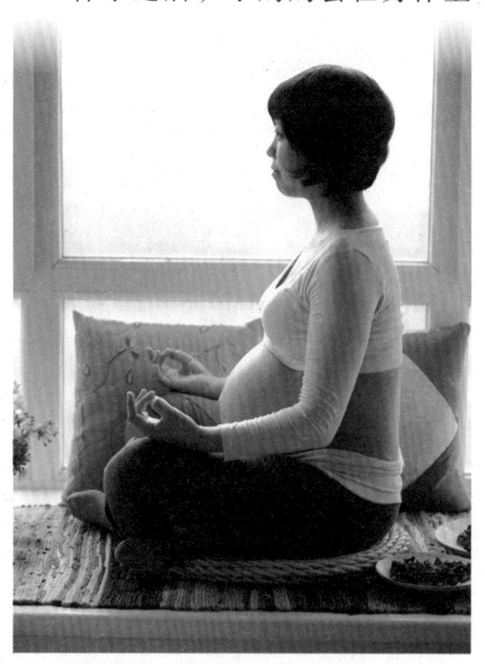

触摸胎教

经常抚摸胎儿的益处

孕妈妈本人或者准爸爸用手在孕妈妈的腹壁轻轻地触摸胎儿，引起胎儿触觉上的刺激，以促进胎儿感觉神经及大脑的发育，称为触摸胎教。

孕27周胎儿开始有触觉，通过对孕妈妈腹部的触摸可以引起胎儿一系列的反应。胎儿会在子宫内顶头蹬足，翻转身体，这些活动将有助于发展宝宝的运动能力和平衡能力。

“触”能引起胎儿良好的触觉和动觉，“摸”可以促进胎儿整体的新陈代谢，使胎儿的各部分功能协调统一。所以，触摸胎教为宝宝出生后的培育打下了良好的基础。

和胎儿做游戏

近年来随着医学科学的发展和超声诊断技术的进步，医学家发现胎儿在母体内有很强的感知能力。准爸妈对胎儿做游戏胎教训练，不但可以增进胎儿活动的积极性，而且有利于胎儿智力的发育。通过胎儿超声波的显示屏可以观察到胎儿在母体内的活动情况，如在某一天醒来时伸了一个懒腰，打了一个哈欠，又调皮地用脚蹬了一下妈妈的肚子，这使他感到很满意。从胎儿这些动作和大脑的发育情况分析，科学家们认为胎儿完全有能力在准爸妈的训练下进行游戏活动。

孕妈妈怎样抚摸胎儿

触摸胎教可以在每晚临睡前进行（具体时间由父母的工作性质及作息情况而定，最好定时），并注意胎儿的反应类型和反应速度。如果胎儿对抚摸的刺激不喜欢，就会以用力挣脱或者蹬腿来回应。这时，应该停止抚摸。如果抚摸后，过了一会，胎儿出现轻轻的蠕动，这就表示胎儿很高兴、很享受这种抚摸，这种情况下可以继续抚摸。

抚摸从胎儿头部开始，然后沿背部到臀部至肢体，轻柔有序。抚摸时间不宜过长，以5～10分钟为宜。触摸可以与数胎动结合进行，并且将情况记录在胎教日记中，具体方法大致有下面3种：

■ 抚摸

孕妈妈平卧，充分放松，将两手放在腹部，按照从上到下、从左到右的顺序随音乐节奏轻轻抚摸胎儿。每次5～10分钟，宜在每天同一时间进行（有习惯性流产史、早产史、先兆流产或早产者，不宜采用此法）。

■ 触压

随音乐节奏，用中指和食指反复轻压胎儿，和胎儿玩耍，时间3～5分钟。在腹部能摸及胎儿肢体时，可轻轻推动胎儿，使其在母体内“散步”，进行“体操锻炼”，如遇到胎儿“拳打脚踢”，便应停止。

■ 叩击

双手稍握拳，轻轻叩击腹部，时间3～5分钟。

以上3种方法可同时进行，也可分开进行。做触摸胎教较理想的时间是在傍晚胎动频繁时，也可在晚上10点左右。

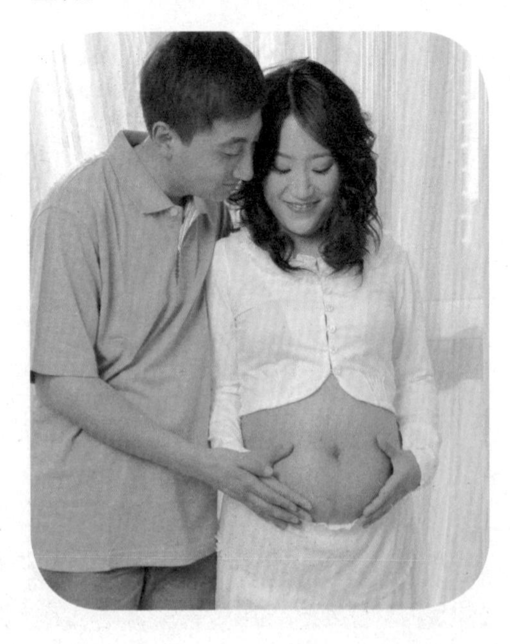

第二章

痛并快乐的分娩时刻

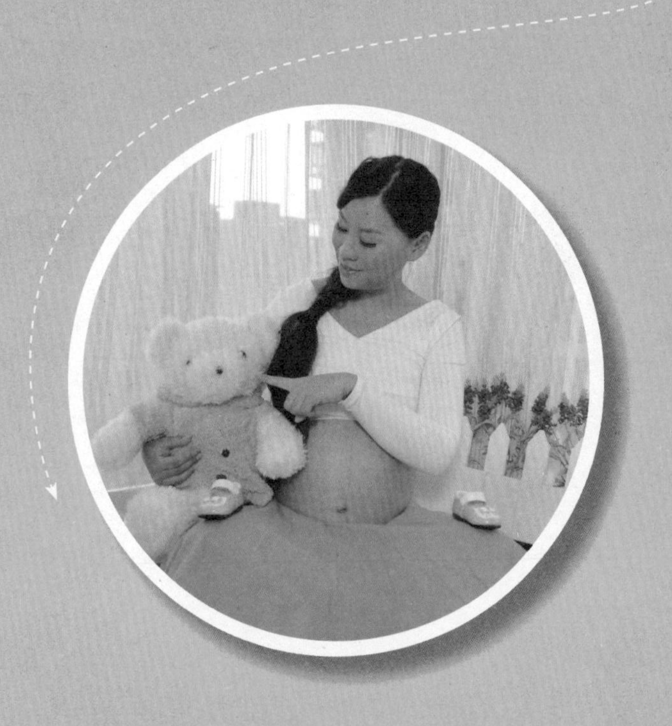

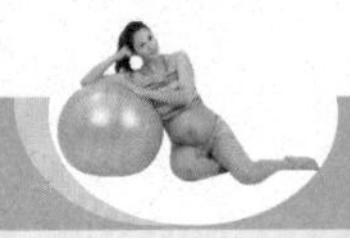

分娩知识早知道

何时住院分娩

紧张与欣喜交织的十月旅程即将结束，等了十个月的天使就要降临人世。让我们一起见证奇迹时刻吧！

妊娠足月时，孕妈妈出现了有规律的子宫收缩，表明临产的开始，应立即到医院就诊。然而，若发生胎膜早破，虽然尚未开始宫缩，也应及时入院。

对有妊娠并发症的孕妈妈，医生会根据病情确定入院时间，孕妈妈及家属应予以理解与配合，不可自作主张，以免发生意外。

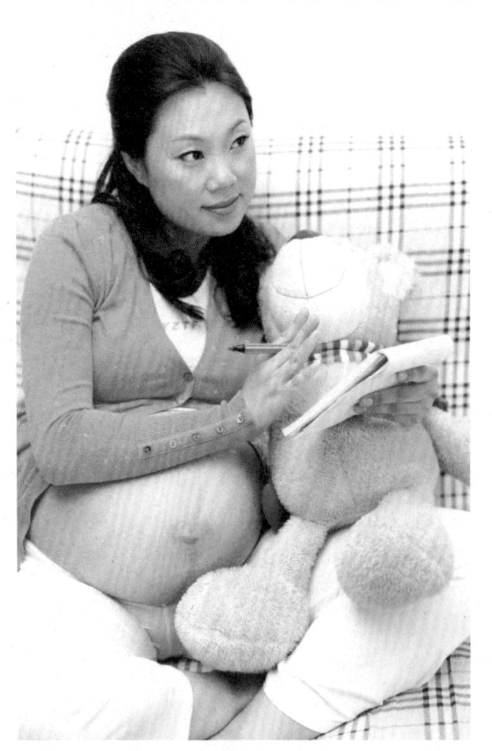

凡决定做选择性剖宫产者，应在预产期前1～2周入院；妊娠达41周者应入院进行引产。至于有其他合并症者，还需与有关科室医生协商确定入院时间。

孕妈妈若无并发症则不需要提前入院，以免待产时间太长而致孕妈妈吃不好、睡不好，再加上临产前紧张，会加重思想负担，造成产前身心疲惫，也加重了经济负担。

专家提醒：

需要急诊入院的情况有：重度子痫前期，子痫，突然发生的胎动或胎心异常及破水、见红等。

需要按计划提前入院的情况有：试产病例及需要行选择性剖宫产或引产者。

住院分娩前后的准备

孕妈妈在妊娠37周后，随时可能

临产住院。在此之前，应该做好各项准备，以免临时手忙脚乱。

住院前的准备

备好一定现金，随时可以办理入院手续；联系好交通工具，以备夜间临产可以及时送往医院；其次准备好日用杂物，包括洗漱用品、水杯、汤匙、餐具、消毒的卫生纸及卫生巾、乳罩和吸奶器等。同时，准备一些饼干或点心，以供产程中或产后食用。最后，将各种物品整理打包，一旦需要，提起就走。

分娩前需要准备的物品

婴儿的衣服、尿布、包单、被子，天冷时还要准备帽子；产妇的衣服、鞋袜、头巾或帽子。

家中的准备

混合喂养或人工喂养者，应备好牛奶、奶粉及消毒的奶瓶与奶嘴；居室要清洁、干燥、通风，冬季要有良好的取暖设施。

分娩三要素

决定分娩的三个要素是产力、产道（骨产道及软产道）和胎儿。胎儿能否顺利地通过产道从母体娩出，主要取决于这三个要素。如果这三方面都正常，并能相互协调，胎儿便可顺利娩出，就是正常分娩，否则可能会发生难产。

三个要素均正常是指胎儿发育正常，不超重，也没有畸形，胎位正常；骨产道没有狭窄，软产道也正常，伸展力良好；子宫收缩力强且规律。这样，良好的产力便能推动胎头在骨盆腔内进行旋转，从而促使子宫颈口扩张及先露部下降，最终使胎儿顺利地自阴道娩出。

正常胎位及其分娩

产道是一个纵行、长而且弯的管道，如果胎儿身体的纵轴和妈妈身体的长轴相平行，则为纵产式。当纵产式的胎儿头在下方，臀在上方，即为头位。头位大部分情况能顺利分娩，是相对正常的胎位。

临盆末期（约孕38周）胎头进入骨盆腔，此时胎儿脑勺（枕部）与身体（背部）朝向母体左前方或右前方，临产后随着胎头的下降，胎头慢慢内回转，使枕部转向朝前、颜面朝后，继续下降，当胎头通过耻骨联合下缘，胎儿就会抬头（仰伸）生出胎头。胎头娩出后，枕部会向左旋转45

度。前肩向前向中线转动45度，双肩径转成与骨盆出口前后径相一致的方向，这时枕部在外继续向左转45度，保持胎头与胎肩互相垂直。接下来，前肩在耻骨弓下娩出，后肩也相继从会阴道缘娩出。两肩都娩出后，胎体与下肢则随之很顺利地娩出。这时，羊水也随之涌出。最后，医生在距脐轮约15厘米的地方，用两把血管钳夹住脐带，在两钳之间剪断、扎好，可爱的小宝宝就正式来到世间了。

孕妈妈在分娩中如何做决定

孕妈妈在分娩过程中，往往会遇到一些异常情况需要马上做出决定，对孕妈妈来说把医生提出的所有问题都考虑周全后，再做出明智的选择是比较困难的。这时，孕妈妈不需要紧张，可以通过提出问题的方式来与医生探讨。下面就是几个便于产妇做出选择的提问，孕妈妈可以把这些问题写下来，或复印下来，放在能随手拿到的地方，在遇到问题时可以随时进行提问。如：

我有什么特殊问题？

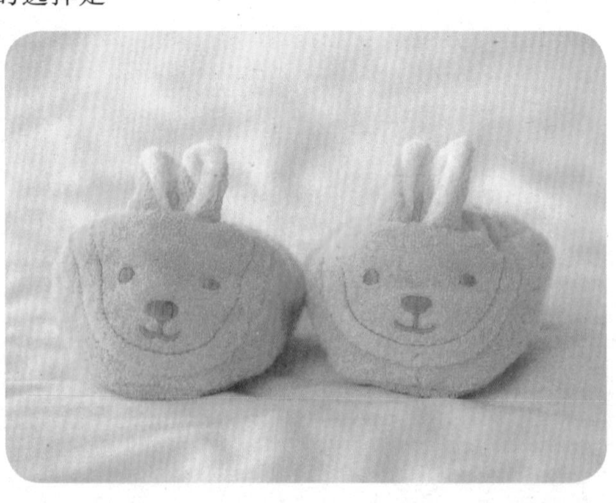

为什么这会成为一个问题？

问题有多严重？

能为我描述一下你所建议的治疗方法吗？

为什么必须这样做？(例如，它对我或宝宝会有什么好处)

它会存在哪些危险？

这种治疗方法能完全解决我的问题，还是只能起到缓解的作用？

如果这样做没有效果，接下来会采取什么措施？

为什么必须现在这样做？如果我稍微等一等，会有什么后果？

如果我决定不那样做会有什么后果？

还有没有其他可供选择的解决方案？

此时孕妈妈在分娩阵痛中，往往会不知所措，可能不能集中精神进行提问。那么准爸爸就要充分发挥自己的作用，要保持冷静，认真思考，做出恰当的决定。准爸爸要记住，此时自己是妻子最坚强的后盾，因此千万不要惊慌失措。准爸爸也可以根据上面的问题进行提问。同时不必过分担心，因为医生肯定会给出最合理的建议。

陪产

对多数产妇来说，生孩子是一个正常的生理过程，多能平安而顺利分娩。但产程进展快慢与产妇的紧张、恐惧、焦虑等精神、心理因素有着密切关系。据统计，98%的产妇在分娩中有恐惧感，由于恐惧、焦虑及紧张会增加体内儿茶酚胺的分泌，从而诱发子宫收缩乏力，产程延长。

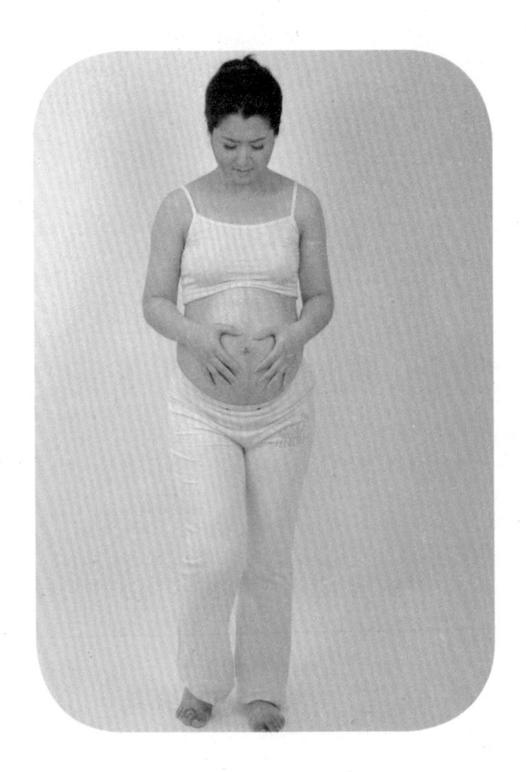

临产后，产妇被送入待产室，接触到的是陌生的环境与不熟悉的医护人员，再加上分娩的阵痛，恐惧与焦虑便油然而生。据统计，100%的孕妈妈希望能有人陪伴分娩，大多数的初产妇，她们在产前检查时，往往希望有丈夫或家属陪伴分娩。

所谓陪产，是指在待产及分娩过程中由家属，通常是准爸爸陪在身边，直到胎儿顺利出生。陪产，在分娩过程中体现了人性化的关怀，在国外早已实行，国内有些医院也逐步开始了这项工作。对于产妇来说，在她最困难的时刻自然希望能与自己的亲人共同面对，渡过难关。有准爸爸陪产时，产妇的心理压力会减少，心情也会放松，还可以随时得到亲人的照顾与鼓励。经过陪产，准爸爸也可以增强对家庭的责任感，并能加深夫妻感情。要做好一个陪产者，在产前应陪孕妈妈一起参加孕妇课堂，了解有关妊娠、分娩及育儿知识，熟悉分娩过程中如何使孕妈妈的心情放松以减轻疼痛，学会耐心照顾和鼓励孕妈妈，并与接产人员配合好。临近预产期时，准爸爸要提前安排好工作，避免去外地出差，随时陪在孕妈妈身边。产妇即将分娩进入产房时，丈夫必须严格遵守产房的规章制度，穿好消毒的隔离衣、帽、拖鞋并带好口罩才能进入产房。

怎样让分娩更轻松

第一期的辅助动作

分娩第一期，是指从规律的子宫收缩开始至子宫颈口开全。在子宫颈口开张的后半阶段，阵痛最强烈。辅助动作的目的是使全身放松，以减轻子宫阵缩及宫颈口扩张引起的不适。下面介绍几种简易有效的动作：

■ 胸式呼吸

适用于第一产程早期。可以稳定情绪，减轻痛苦。

仰卧、略向侧方，双手放在胸前，用鼻子呼吸。

轻轻吸气，使胸廓扩张，吸足气后，再缓缓呼出。保持吸气与呼气相等，每分钟呼吸15次左右。

■ 腹式呼吸

适用于子宫收缩较强时。

仰卧、略向侧方，双腿屈膝。

深吸气，使腹部隆起。

吸足气后，慢慢呼出，腹部随之落下。

每分钟进行15次左右。

■ 松弛法

适用于宫缩的间歇期。采取自觉舒适的侧卧位，使全身的肌肉放松，以消除疲劳，稳定情绪，保持体力。

■ 按摩与压迫法

适用于子宫收缩强烈时。

双手四指并拢，手掌置于下腹部两侧，配合腹式呼吸。于深吸气同时，双手向内上方推起。

呼气时，双手向下及侧方按摩。

腰痛者，单手或双手握拳垫于腰部痛处进行压迫。

上述辅助动作可于妊娠32周开始练习，要持之以恒。每日练习1～2次，每次练习5～10分钟。当微向侧方仰卧仍感不适时，可取半坐位进行练习。

第二期的辅助动作

分娩第二期，是自子宫颈口开全至胎儿娩出。进行辅助动作的目的是配合子宫收缩，正确地使用腹压，避免第二产程延长造成胎儿窘迫。在胎头即将娩出时，还要学会控制用力的强度，以免胎头骤然冲出，造成盆底及会阴组织的严重裂伤。

■ **正确地使用腹压**

半坐位，双腿屈膝，双腿尽量分开，双足跟靠近臀部。

胸式呼吸，深吸气（假定宫缩开始），吸足气后，屏住气，然后像解大便一样，向肛门方向用力。用力时，下颌抵住胸部，后背紧贴床面。宫缩后，再缓缓呼气。在分娩时，双手可紧拉产床两侧的铁环，便于用力。

吸气、用力至呼气结束，约15秒钟。

■ **练习张开口哈气、短促呼吸**

保持呼气与吸气相等，以控制用力的强度。当胎头即将娩出时，接生者会提醒产妇不要再用力了。此时，产妇应松开手中的铁环，双手放在胸前，张口哈气。

上述动作可以在妊娠36周开始练习，要持之以恒，要注意掌握要领，不要真正用力。每日练习1～2次，每次3～5分钟。有先兆早产或胎膜早破者不要练习，确诊骨盆狭窄或胎位不正需行选择性剖宫产者不需要练习。

拉梅兹分娩法

拉梅兹分娩法，从妊娠早期开始一直到分娩，通过对神经肌肉控制、产前体操及呼吸技巧训练的学习过程，有效地让孕妈妈在分娩时将注意力集中在自己的呼吸控制上，从而转移疼痛，适度放松肌肉，能够充满信心地在分娩过程中保持镇定，达到加快产程并让宝宝顺利出生的目的。

■ **练习准备**

环境要温暖清洁，按季节冷暖穿着弹性稍差一些的孕妈妈运动衫。在客厅地板铺上一条毯子或在床上练习，练习之前先排空膀胱，身体不要过度疲累。室内可以播放一些优美轻柔的胎教音乐。

■ **腿部练习方法**

双手扶着椅背，左腿固定站好，右腿转动360度；待动作复原后，换另一条腿做同样练习。可以从妊娠早期就开始进行，每天早晚各练习6次。作用：可以锻炼骨盆腔和会阴部的肌肉，促进分娩。

■ **盘腿坐式练习方法**

平坐在地板的毯子上或床垫上，

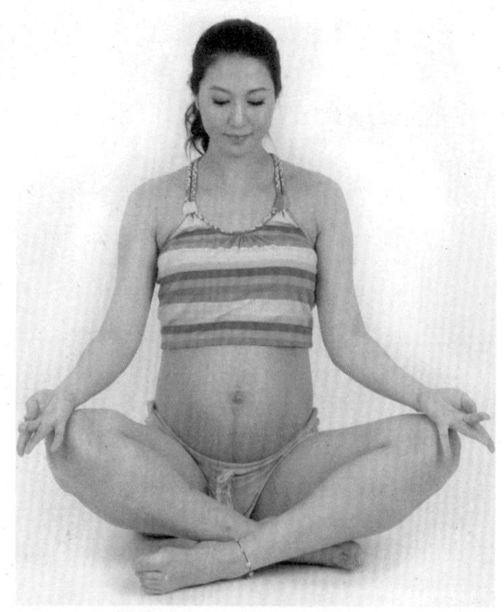

两条小腿平行交叉，一前一后，并注意两膝要分开。可以从妊娠3个月开始进行，每天做1次，从5分钟逐渐增加到30分钟。

作用：可以加强腹部肌肉的力量，增加骨盆关节韧带的弹性，预防妊娠晚期因子宫增大压迫而引起的腿部肌肉抽筋。

■ 产道肌肉收缩练习方法

收缩腹壁，慢慢下压膀胱，犹如排便动作；然后尽量收缩会阴部肌肉，犹如憋便动作，收缩尿道和肛门周围的肌肉。可以从怀孕6个月开始进行，每天2次，每次3下，站、坐、卧或行走姿势均可以。

作用：可以加强阴道和会阴部的肌肉伸展及收缩能力，分娩时减少阴道裂伤，并避免大小便失禁。

■ 腰部练习方法

双手扶住椅背，慢慢吸气，手臂用力将身体的重量集中在椅背上；脚尖立起，抬高身体，挺直腰部，然后慢慢地呼气，放松手臂，脚站立恢复原来的样子。可以从妊娠6个月开始进行，每天早晚各做6次。

作用：可以减轻分娩时的腰痛感，还能增加阴部和腹部肌肉的弹性，有助于胎儿从阴道娩出。

■ 胸膝卧式练习方法

身体俯卧在地板的毯子上或床垫上，把头转向一边，双手曲起平贴在胸部两旁的毯子面或床垫上；双膝稍分开，与肩同宽，肩部和胸部尽量贴在毯子或床垫上，弯曲双膝，臀部高抬，形成臀高头低位，大腿与小腿成90度直角。孕妈妈可以从妊娠7个月开始练习，适用于妊娠30周后胎位仍为臀位或横位者。最好在饭前、进食后2小时或早晨起床及晚上睡前练习，早晚可以各做1次，每次5～10分钟，1周后进行胎位复查。

作用：可以使胎头顶到母体横膈处，借重心的改变促使胎儿由臀位或横位转变为头位。

自然分娩

妇女妊娠和分娩都是正常生理现

象，是人类繁衍后代的必经途径。怀孕40周左右，正像瓜熟蒂落一样就要分娩。

在妊娠期间，为了适应胎儿不断生长、发育的需要和孕妈妈的分娩需要，孕妈妈的生殖器官和体内的各个系统和器官都发生很大变化，为分娩做了充分准备。

妊娠足月，子宫肌肉出现有规律性的收缩，随之子宫的“大门”渐渐打开，胎儿通过产道，来到人间。产后女性的生殖器官和其他器官相继恢复原来的状态，这是一种自然规律。自然分娩对母子都有利。

剖宫产

剖宫产是一种手术，自然存在手术与麻醉的风险。由于医学进步，麻醉与手术的风险已大大降低，一般来说剖宫产还是一种比较安全的手术。但现在很多孕妈妈选择剖宫产，是为了免受分娩阵痛之苦或其他的社会因素，这一点并不值得提倡，孕妈妈应对剖宫产术后可能发生的近期及远期并发症加以重视。

剖宫产的并发症

剖宫产是在麻醉下施行经腹切开子宫取出胎儿的手术，主要用于妊娠晚期骨盆狭窄、头盆不称、胎位不正，高龄产妇或孕妈妈患有严重的妊娠合并症或其他并发症，如严重心脏病、子痫前期、子痫、前置胎盘、胎盘早期剥离或胎儿窘迫等。剖宫产是解决困难分娩，及在危急情况下挽救母子生命的一项重要手段。

剖宫产术中发生脏器损伤是少见的，往往在术中能得到补救。如术中子宫大量出血，通过一般措施不能控制者，可行髂内动脉结扎或子宫切除，以挽救产妇生命。

剖宫产腹部切口感染是较常见的并发症，经过换药或扩创可以愈合。但若子宫切口愈合不良，可以造成产褥期子宫大量出血，需要予以介入治疗或再次手术，甚至需要行子宫切除，此种情况比较少见。腹壁切口感染如与子宫切口连通，则形成子宫腹壁瘘，月经期经血可从腹壁的切口流出，经久不愈，需要行较为复杂的修复手术，这是一种罕见的并发症。

剖宫产与一般手术一样，术后可能会发生盆腔粘连，有时引起小腹部疼痛不适，通常不需要进行特殊治疗。个别病例发生粘连性肠梗阻时，则需要进行手术治疗。

子宫切口愈合后会遗留瘢痕，特别是子宫切口愈合不良者再次妊娠，可能发生子宫切口破裂，危及母子生命。剖宫产后再次妊娠，发生前置胎盘或绒毛侵入子宫瘢痕，形成植入胎盘的概率增加，从而造成人工流产或分娩时难以控制的大出血。

另外，还有一些情况并不属于手术并发症，但对日后生活会产生不同程度的影响，如剖宫产术后半年才能放置宫内节育器；若在术后半年内怀孕，需要终止妊娠者，则属于高危人工流产；未经过阴道分娩的绝经后妇女做阴道检查，或经阴道手术时会有较多的痛苦与困难等。

希望大家了解，剖宫产术与其他的手术一样，都应该具有一定的医学指征。

分娩方式

自然分娩法

由于分娩疼痛受多种因素影响，因此，除用药物止痛外，也应当同样重视必要的精神治疗。

“自然分娩法”最早（1933年）由英国的学者里德提出，以后在美国、苏联等国也相继推广应用。其要点主要包括以下三方面：

孕期教育：介绍妊娠和分娩的基本知识，消除产妇对分娩的恐惧。

锻炼助产动作：如分娩时的呼吸配合，下肢和腹部肌肉的配合，以及腹壁按摩、压迫止痛手法。

照顾和支持：实行陪待产制度，在各产程中给产妇精神鼓励，使其完全消除顾虑和恐惧。接生者随时说明产程进展情况，指导产妇运用孕期学到的助产法和手法。

根据里德等人的统计，推行自然分娩法以后，产程比对照组平均缩短3.5小时，手术产及产后出血也明显减少。新生儿窒息极为罕见。

拉梅兹生产方式

拉梅兹生产方式首创于俄国，后被法国拉梅兹所采用。目前，拉梅兹生产方式也在美国及英国广泛应用。拉梅兹生产方式有三个原则：

第一，了解分娩可减轻或消除对分娩疼痛的恐惧；

第二，学习如何放松自己，注意自己的变化有助于克服分娩疼痛；

第三，每次宫缩时，通过练习分娩呼吸来分散注意力，从而减轻分娩疼痛。

孕妈妈可参考本书前面介绍进行练习。

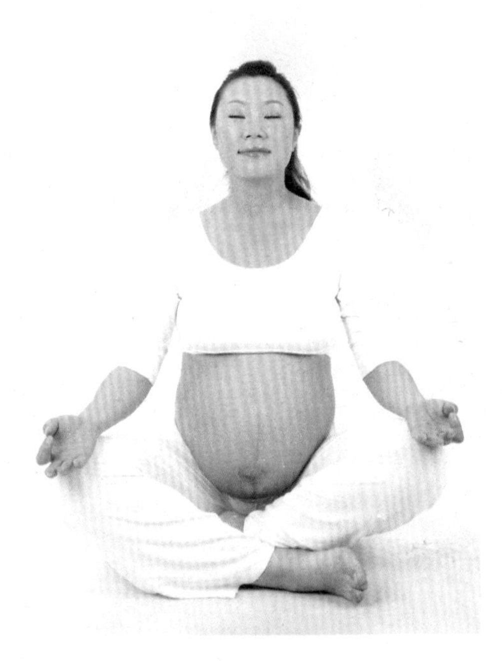

椎管内麻醉

椎管内麻醉包括蛛网膜下腔阻滞、硬膜外阻滞和骶管阻滞三种方法，它们是通过阻滞骶、腰、胸各段的脊神经而达到无痛分娩。在产程的各个阶段中，由于疼痛来源不同，必须按照疼痛的神经传导途径不同，阻滞相应的节段。在第一产程，以消除宫缩疼痛为主；在第二产程，以消除会阴部疼痛为主。

目前最常用于分娩止痛的椎管内麻醉为硬膜外阻滞麻醉。麻醉后宫缩时产妇仍有感觉，但疼痛明显减轻，在整个产程中，产妇能安静休息。到第二产程，受麻醉的影响，宫缩时产妇缺乏向下排出的迫切感，有肛门及会阴部坠胀感。由于腹直肌及肛提肌松弛，产妇常常屏气乏力，需要阴道助产的机会明显增多。因此，采用硬膜外麻醉阻滞止痛适用于有妊娠并发症者。

另外，椎管内麻醉可引起产妇血压波动，因此需要对产妇血压等生命体征进行严密观察，并需要有一定经验的麻醉医生来操作，因而目前尚不能在临床上广泛应用。

药物止痛

用安定药和镇痛药消除分娩疼痛是最简单易行的一种方法。这种方法是否安全关键在于对药物的恰当选择和合理应用。应熟悉各种药物的药理性能，并慎重考虑用药的剂量和给药的时间。目前临床上最常用的两种药物为哌替啶和地西泮。

哌替啶用于分娩止痛是始于1940年，一致认为其效果确切，副作用小，很受欢迎。哌替啶肌肉注射15～20分钟后开始生效，1～1.5小时作用达到高峰，2小时后作用逐渐消退。注射哌替啶后产妇有欣快感，对产痛反应迟钝。宫缩间歇时常表现为嗜睡、但唤之能醒，且能与医务人员合作，可维持止痛作用3～4小时，可重复注射，但在整个产程中最

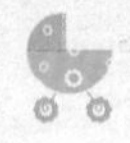

好不超过2次，最后一次注射应在分娩前至少3个小时，以免引起胎儿呼吸抑制。哌替啶最常用于第一产程。常用剂量为50～100毫克，肌内注射。

用于分娩止痛的另一药物为地西泮，常用剂量为10毫克，静脉注射。与哌替啶比较，地西泮除具有分娩止痛作用外，尚可软化宫颈，缩短产程。由于安定不对胎儿呼吸产生抑制，因而更为安全。

产时按摩

作为妊娠的最终结果——分娩，常使产妇既兴奋又紧张，产程开始后规律的宫缩和宫口扩张导致的阵痛又常使产妇焦虑不安。这时，很多产妇会拒绝自然分娩，要求剖宫产。

分娩是一个自然生理过程，常常由于产妇心理准备不足、缺乏经验及疼痛而焦虑不安、叫闹哭喊。医学工作者不断研究出各种方法来减轻产妇的疼痛和焦虑。镇静剂和麻醉剂的使用均有一定程度的副作用。因此，按摩和抚摸在临床上得到了广泛应用。它大大减轻了产妇的疼痛，使整个分娩过程处于轻松状态，让产妇的注意力转移到与医护人员的协调配合上，且没有任何副作用。

按摩在产科分娩中的应用，主要体现在"导乐"这个词上。它是一个希腊词，指由有分娩经验的女性，在产前、产时及产后给产妇提供连续的物质上、情感上及教育方面的帮助，使产妇的分娩由被动变为主动。但是导乐并不是为产妇提供医学护理的人，而且也不负责接生。

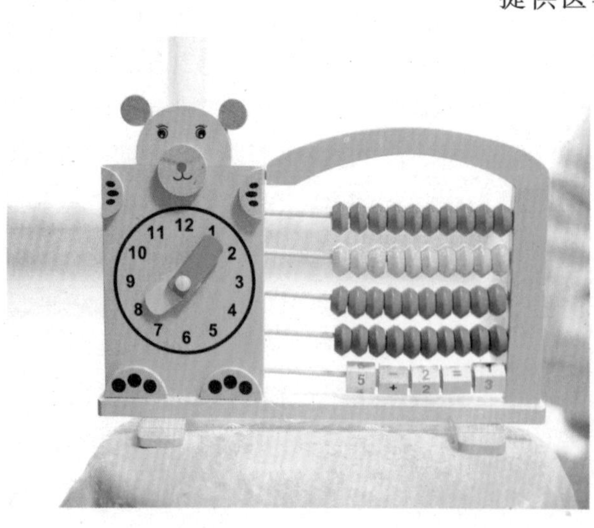

按摩能使引起产妇疼痛的焦虑的激素水平下降，得到放松、安静并且增加自信，从而获得较好的镇痛效果，使总产程缩短，顺产率增加，剖宫产率下降，住院时间减少；还可减少硬膜外麻醉的镇痛的应用；最重要的是能改善产妇的心境和情

绪，使产妇处于最佳状态，加深做妈妈的幸福感和责任感，减少产后抑郁。我国的一些妇幼保健院对有导乐和无导乐分娩的产妇做了大量的比较后发现，导乐分娩的产妇产程较短，剖宫产率、硬膜外麻醉的镇痛的应用率和产钳应用率都较无导乐分娩的产妇低。

导乐分娩

导乐是陪伴产妇分娩全过程的专业人员，工作是指导产妇进行顺利自然的分娩。目前许多妇幼保健院都提供助产“导乐”服务，收费在200元左右。

分娩过程中，导乐陪伴在产妇身边，对产妇进行指导、观察，进行“一对一”护理。通常当产妇子宫口开2厘米时，导乐就要开始全程陪伴。整个产程中，导乐要指导产妇分娩的每个步骤，解释宫缩阵痛的原因，为产妇打气、鼓劲，同时还需要为产妇进行心理疏导，帮助产妇克服恐惧心理。经研究，有了导乐的全程陪护，产妇的心理压力减轻，信心加强，医院的自然分娩率大大提高，产后出血率、心脏缺氧率等明显降低。

水中分娩

只有极少数的妇产医院或私人医院采用这种分娩方式。它是一种起源于北欧的分娩方法，主要是为了减少刚刚从羊水中出来的胎儿休克的发生率，所以选择了在水中接生。它的另一个优点是妈妈的姿势比较自由。80年代后期，美国首家水中分娩中心成立，有约6000名婴儿在此中心出生。目前专家对水中分娩的看法不尽相同。波兰妇产科专家是水中分娩的支持派，他们认为水中分娩的好处一是速度较快，可以减少对产妇的伤害和减轻婴儿缺氧的危险；另外产妇可以在水中休息、翻身，这些要比在产床上容易一些。热水还可以减少分娩时的痛苦。但是，在水中分娩比较盛行的美国，尽管有此项目的医院数量有不断增加的趋势，但更多的专家采取的是“边走边看”的态度，既不反对，也不赞成。业内很有名的美国妇产科学院就没有水中分娩的产房，助产士学院也不发表意见，专家们仍在观察和研究中。

坐位分娩

同仰卧分娩进行对照，坐位体位

有许多优点。坐位分娩时，子宫内压力较仰卧时为高，容易使用腹压，同时由于胎儿重力作用，有利于胎儿娩出，故可以缩短第二产程的时间，仰卧位分娩均用90分钟，坐位分娩很少超过60分钟，还减少了新生儿窒息发生，防止少数产妇发生气急、胸闷、血压下降、面色苍白等仰卧综合征。为了顺利施行坐位分娩，专家们设计了分娩椅，角度从水平到垂直可以随意调节，按照助产的操作需要调节角度。如当产妇宫口开大到 8 ～10厘米时，就让她坐在分娩椅上，当胎头露出时，倾斜角度调节到45度。这样既便于产妇运用腹压，又便于助产者接生。

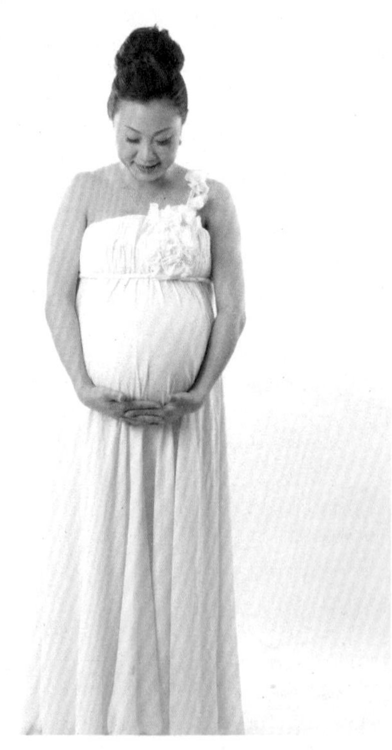

蹲式分娩

产妇的产道是一弯钩状，当产妇躺着分娩时，下段的产道成了一条向上的曲线，指向天花板，这样产妇必须用很大的劲才能使胎儿娩出，但当产妇采取蹲式分娩时，产道便成了一条向下的通道，胎儿的下降方向与地心引力一致，同时产妇下蹲时，大腿屈曲压向腹部，如同平日解大小便一样，使产妇的屏气更加方便，加强了腹压的作用。并且产道的某些径线也随之扩大，故这种姿势对娩出的胎儿大为有利。但蹲式分娩也有缺点：由于接生者无法保护产妇会阴，可能会造成严重的会阴撕裂。而且长久下蹲十分费力，在阵痛频繁之际，产妇难以坚持这种姿势。

临产征兆

临产是分娩过程的起始点，通常也是孕妈妈需要住院的重要标志之一。临产的标志主要包括规律性宫缩，同时伴有子宫颈管展平、子宫颈口扩张及胎头下降。与分娩先兆期的假宫缩不同，临产宫缩的特点为子宫收缩逐渐增强。孕妈妈表现为一是下腹部的疼痛越来越强；二是疼痛间歇越来越短，如每4～5分钟痛一次；三是持续的时间越来越长，如每次下腹部疼痛持续30秒钟以上。此时做肛门检查或阴道检查，可发现子宫颈管展平及子宫颈口扩张。

生产已近的预兆

1. 胎儿下坠，胃部周围压迫感减轻，下腹部有沉重感，尿频，排尿后仍有尿意
2. 黏液状白带增加
3. 腹部发生不规则的胀痛感

真假临产的鉴别

真临产	假临产
宫缩有规律，每5分钟一次	宫缩无规律，每3分钟、5分钟或10分钟一次
宫缩逐渐增强	宫缩强度不随时间而增强
当行走或休息时宫缩不缓解	宫缩随活动或体位改变而减弱
宫缩伴有见红	宫缩通常不伴有黏液增多或见红
宫颈口逐渐扩张	宫颈口无明显改变

入室检查

妊娠足月时，孕妈妈感觉到有规律的子宫收缩，在10分钟内有2次宫缩，每次宫缩持续达30秒钟或以上，而且子宫颈口逐渐扩张即为正式临产。产妇进入待产室后，应进行一次胎心监护，即入室检查。将胎心传感器探头固定在腹部胎心音最清楚的部位，宫缩探头固定于宫底正中稍下方，产妇取半坐位进行监护。

入室检查与宫缩刺激试验相似，前者是自然发动的宫缩；而后者是采用缩宫素诱发的宫缩，两者的目的相同，都是为了解胎儿对宫缩造成的短暂性胎盘供血中断的承受能力。正常胎儿能承受宫缩所造成的短暂缺氧，胎心监护不出现异常的变化。如因各种原因致使胎儿存在宫内慢性缺氧时，则不能承受宫缩所造成的短暂缺氧，在宫缩时胎心率往往出现减速，这提示胎儿面对不断增强及增频的宫缩，将会发生宫内窘迫或胎死宫内。通过入室检查，便能及时将这部分胎儿筛查出来，及早采用剖宫产分娩，从而获得母子平安的良好结局。

镇痛、麻醉药的使用

分娩是正常的生理现象，一般不需麻醉药。但每个人对疼痛的耐受程度不同，有的人过度紧张，从分娩一开始就疼痛难忍，因此有时需用一些镇痛、麻醉药。用药的要求为对妈妈及胎儿无不良影响，不影响子宫、胎盘的血液循环及营养输送，不影响子宫收缩及产程的进展。镇痛剂一般多用于第一产程，当子宫口开大3～4厘米，宫缩强烈，产妇感到疼痛难忍时，可给予小量镇痛剂。现介绍常用的几种镇痛剂。

镇静药

为达到镇静、安眠、减轻恐惧及焦急的心理作用，静脉或肌内注射异丙嗪25毫克，可起到镇静、安神、止呕、止吐作用。其他较常用的还有地西泮，每次10毫克，肌内或静脉注射，该药有明显的镇静作用。

镇痛药

用于第一产程，最有效的镇痛药物有哌替啶和吗啡。哌替啶在临产止痛方面应用较广。一般用药量为100毫克，肌内注射或静脉给药。用药后2～3小时，血药浓度就可达到高峰。有时哌替啶与异丙嗪合用，用量为哌替啶50～100毫克，异丙嗪25毫克，肌内注射。吗啡是强镇痛剂，止痛效果好，但缺点为抑制呼吸，及引起呕吐等，因此很少用于分娩镇痛。

麻醉剂

在国外产科麻醉剂中应用较广的有氯胺酮，静脉给药后可立即产生镇痛作用。还有笑气（氧化亚氮）和氧气的混合气体，产妇在产程后期腹痛时随时吸入，直至胎儿及胎盘娩出为止。国外近20年来，第一产程中有采用硬膜外投药减轻产痛者。近年来，国内也逐步开展了腰麻–硬膜外联合投药进行分娩镇痛。

专家提醒：

产妇使用镇静、麻醉药，应在医生指导下应用，药量不宜过大。用药后应严密观察血压、脉搏、呼吸，以及用药后的反应，如胎心率的变化、宫缩情况及产程进展等。此类药物一般是比较安全的，如果选择得当，不会出现用药的后遗症。

分娩镇痛的方式

分娩镇痛既往曾被称之为无痛分娩。它是采用心理治疗、药物或仪器等方法，使分娩的阵缩带给产妇的痛苦得到最大限度的减轻，实际上它并不能做到完全的无痛，故称之为分娩镇痛更恰当。

许多孕妈妈因为害怕分娩时的阵痛而要求行剖宫产术，这是近年来剖宫产率居高不下的重要社会因素。有些医院的剖宫产率甚至高达70%～80%，这显然是一种不正常的现象。欲解决这个问题，成功地开展分娩镇痛才是必由之路。

分娩镇痛广义上应包括精神、心理治疗，药物应用及仪器的使用。

精神、心理治疗

是将有关妊娠、分娩的知识教给孕妈妈及家属，使他们对分娩阵痛有所了解，增强对安全分娩的信心；目前提倡的亲属或导乐陪产均有助于消除孕妈妈的恐惧及焦虑的心理，保证良好的子宫收缩，从而使孕妈妈顺利分娩。

药物镇痛

要求所用药物对孕妈妈及胎儿无不良影响；药物起效迅速、作用可靠、使用简便；不影响子宫收缩；用药后，产妇意识清醒能配合分娩；采用神经阻滞时被阻滞的范围要得当。现将目前常用的几种方法介绍如下：

全身用药镇痛。如扶他捷，曲马多口服；哌替啶单次肌内或静脉内注射，或通过自控的静脉滴注系统投以麻醉药品等，但需要在医生指导下使用，对用药时间及用药剂量都有严格要求，使用不当会影响产妇的子宫收缩或引起新生儿呼吸抑制。

吸入法镇痛。多由产妇本人通过自我控制面罩吸入药品，具有起效快及苏醒快的优点。常用的吸入剂有笑气（氧化亚氮、一氧化二氮），多用

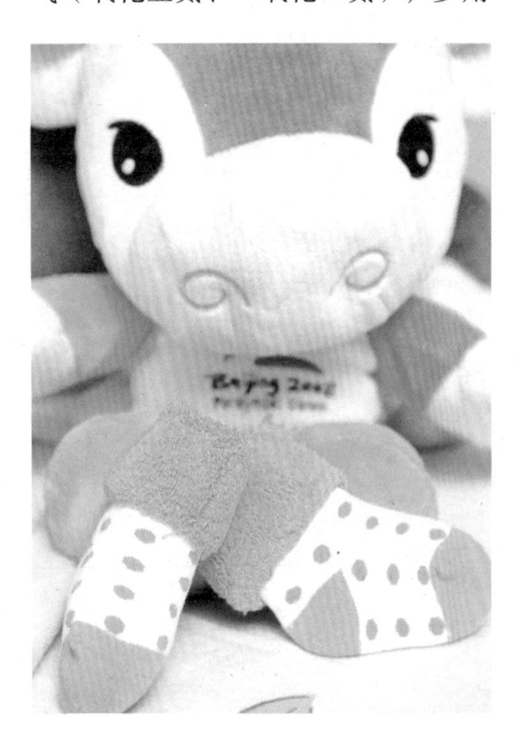

50%笑气及50%氧气混合后吸入；其他还可使用甲氧氟烷或安氟醚。所用药物应由医生选择并在医生指导下应用。吸入镇痛在国外应用得较早，也较普遍，国内使用较少。

区域阻滞法镇痛。腰麻-硬膜外联合投药是目前最常用的分娩镇痛法。使用得当，它能有效地缓解宫缩阵痛，不抑制子宫收缩，不抑制新生儿呼吸；一旦阴道试产失败，可以及时行剖宫产，省去了再行麻醉的时间。

分娩镇痛是采用现代麻醉技术为产妇进行的一项人性化的服务，成功地开展分娩镇痛有助于降低剖宫产率。它的实施需要产科与麻醉科的协作，目前我国这项技术已经较为成熟。

产妇如何配合

第一产程

第一产程的时间较长，产妇的情绪波动也大。往往因为疼痛、精神紧张而不能很好地进食及休息，从而引起疲劳、脱水，甚至发生呕吐、肠胀气、排尿困难等。这些不但会影响子宫的规律性收缩，还会影响子宫颈口的开大，终致产程延长，胎儿也易受损害，使本来可以顺利地分娩变成难产。因此，产妇在第一产程中应该打消顾虑，尽量吃好、喝好、休息好，按时解大小便，要与医护人员密切配合。饮食方面可吃些稀粥、鸡蛋、青菜、鱼和瘦肉等较为清淡的食物，多喝些糖水，以保证充沛的精力。因膀胱充盈对胎头下降及子宫收缩有影响，故应每2～4小时排尿一次。如胎位正常，胎膜尚未破裂，产妇可以在室内活动；胎膜已破而胎头仍浮动或胎位异常者，应卧床待产，以免发生脐带脱垂。

第二产程

当子宫颈口开全即进入了第二产程。此时，胎膜多已破裂，胎儿先露部下降达盆底，产妇开始有憋胀感。第二产程能否顺利进行，取决于产妇能否很好地配合。这时，除依赖强有力的宫缩外，还需要腹肌的收缩力协助，两者必须紧密配合，才能较快而顺利地娩出胎儿。

第二产程中，产妇正确地使用腹压是关键。正确运用腹压的方法是当宫缩一开始，产妇深吸一口气后憋住，随着子宫收缩力的加强，向下屏气、用力，直到宫缩结束为止。注意，屏气、用力不要用在头颈部，一定要向肛门方向用力。宫缩间歇期则安静休息，不再用力。反复的子宫收缩配合腹肌收缩加压便能加速胎儿的娩出。胎儿娩出为第二产程的结束。

第二产程时限为1～2小时，经产妇相对要快些。第二产程延长对母子均不利，可以采用产钳或胎头吸引器助产。

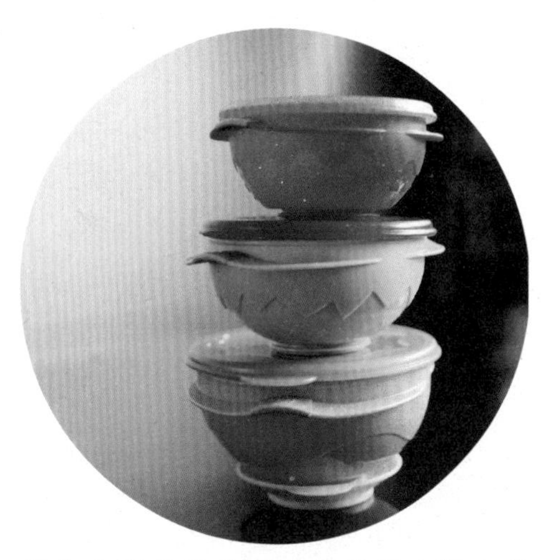

第三产程

第三产程，又称胎盘期，此时又分为两个阶段，即胎盘的剥离与胎盘的娩出。

胎盘的剥离：胎儿娩出后，子宫腔内的压力下降，子宫收缩也暂时停止，产妇感觉异常轻松，如释重负。数分钟后又开始了宫缩，由于胎盘却不能随之缩小而与子宫壁发生剥离。在胎盘剥离过程中，产妇不需用力；助产者也不可强行牵拉脐带，以免发生子宫内翻或脐带断裂。

胎盘的娩出：胎盘完全剥离的征兆是子宫底稍有上升，外露的脐带下降，并随之有血液自阴道流出。宫缩时，助产者一只手轻轻按压子宫底部，另一只手轻牵脐带便可协助胎盘娩出。胎盘的娩出是第三产程的结束。

第三产程通常历时5～10分钟，若胎盘在胎儿娩出后30分钟仍未娩出者为胎盘滞留，需要进行手取或人工剥离胎盘；若虽未达到30分钟，但有活跃出血时，也要及时进行处理。胎盘娩出前、后的阴道出血量多在50～250毫升。

专家提醒：

第三产程结束后，产妇应在产房观察1～2小时，注意产妇的一般情况，血压、脉搏的变化，宫缩情况及出血量等，一切正常才可送回病房。

分娩中的助产术

在分娩过程中，有各种不确定的因素影响着产程的顺利与否，医生会根据孕妈妈的自身情况采取相应的助产术，一般来说，助产术有下列几种：

会阴切开术

是指当胎儿的头快要露出阴道口时，将阴道与肛门之间的软组织，即会阴，实施局部麻醉，用剪刀剪开，使产道口变宽，让胎儿更顺利地产出。在行产钳术和胎头吸引术之前一般都需行会阴切开术。

这项助产术几乎有70%的产妇都接受过，其中初产妇的数量高达90%。对于此项手术的实施医学界褒贬不一，西方发达国家近30年来已慢慢减少此项助产术的使用，对会阴切开术的使用增加了更多的限制。

臀助产术

用于臀位分娩，指臀位胎儿分娩过程中，借助堵臀法、扶着法等，协助胎儿娩出。

胎吸助产术

胎吸助产仅用于头位分娩，在胎儿拨露（阴道口可见到胎头）后，由于产力不足或胎儿缺氧，为尽快娩出胎儿，借助于胎头吸引器帮助胎儿娩出。

产钳术

产钳是帮助胎儿娩出的良好工具，这是由它的构造特点决定的，它由3部分构成，即产头、产柄和产颈，并有2个弯曲，即头弯和产道弯，头弯的弧度适合胎儿头部的大小和弧度，对胎头起到保护作用；产道弯适合生产通道的弯度，这样有利于娩出胎儿。因此，产钳在目前仍不失为良好的助产工具。

产钳助产既可以用于头位，也可以用于臀位，当胎儿娩出困难时或胎儿发生宫内缺氧时，为迅速娩出胎儿，可借助产钳采取有效的助产方式。一些不适合用胎吸助产的产妇，也可以用产钳助产，如前囟先露。在臀位分娩时，牵引胎头发生困难时，也可借助于产钳帮助分娩。

滴注催产素

通过给产妇滴注催产素使宫缩加强，催产时有时间限制，要严格按产程时间处理，否则会令母婴受到损害，如子宫破裂。滴注催产素有严格的指征，必须在医务人员的严密监测下使用。产妇认真配合很重要。

剖宫产术

剖宫产是在胎儿不能经产道娩出、或胎儿缺氧而子宫口又没开全时采用的分娩方式，也是解决分娩困难和让胎儿尽快脱离缺氧状态的一种助产术。有骨盆狭窄、前置胎盘、胎盘早剥、巨大胎儿、胎儿窘迫等指征的产妇，一般需行剖宫产。剖宫产有一定的危险性，需有家属签字。

胎盘剥离术和刮宫术

胎儿娩出后半小时，胎盘仍未娩出，称为胎盘滞留。这时需进行胎盘剥离术，医生将一只手伸入阴道内，此时手指合并成圆锥状，通过宫颈触到羊膜和脐带，当手指接触到胎盘边缘时，外手用力下压，两手配合剥离胎盘。若胎盘剥离不全则还需行刮宫术。

双胎妊娠的分娩

通常一次妊娠子宫内只有一个胎儿发育，如果有两个胎儿同时发育，就是双胎。双胎在分娩过程中的风险高于单胎妊娠。

双胎在分娩时容易出现一些问题，如子宫过度膨大，往往引起子宫收缩乏力，使产程延长。

第一个胎儿出生后，第二个胎儿因活动空间较大，容易转成横位；或因子宫骤然缩小，容易发生胎盘早期剥离，直接威胁第二个胎儿的生命。

在分娩过程中，有时两个胎儿头互相交锁，或两个胎儿头同时进入骨盆发生嵌顿，而造成难产。

双胎分娩的手术产率较单胎为高。胎儿娩出后，子宫收缩乏力，容易发生产后出血。

约有半数的双胎婴儿，出生体重在2 500克以下；围生儿的病率及死亡率均较单胎妊娠为高。

根据上述情况，在双胎分娩过程中，要严密观察，耐心等待，注意胎心率变化，并做好输液、输血和抢救新生儿的准备。接生时要注意，在第一个胎儿娩出后应立即切断脐带，并扎紧胎盘端的脐带，以防单卵双胎的第二个胎儿失血。两个胎儿都娩出后，为预防子宫收缩乏力及产后出血，应及早给予子宫收缩剂，同时在产妇下腹部置一沙袋，以防由于腹压突然下降而发生休克。

一般来说，多数的双胎是可以经阴道安全分娩的。

储存脐带血

脐带血是新生儿出生时剪断脐带后残存在胎盘及脐带中的胎儿血液。脐带血中含有大量的造血干细胞，是一种具有自我复制及多向分化潜能的细胞。应用干细胞可以治疗40多种疾病，它在骨髓移植、修复损伤或衰老的人体器官等方面有着广阔的应用前景。

干细胞除存在于脐带血中，还可来源于骨髓及外周血，脐带血的收集远较后两者更为简便，来源也丰富。采集脐带血对母子没有任何损害，是其优点。脐带血在过去并没有很好地被利用，而今脐带血已成为一种宝贵的生命医学资源。脐带血干细胞与骨髓及外周血干细胞的区别在于，它具有免疫不成熟性的特点。婴儿日后自身应用，具有不需配型、不产生排斥反应、价格低廉的优点。其在家族成员中可应用的概率也大，还具有快捷的优点；即使应用于人类白细胞抗原（HLA）配型不同的个体，移植后的免疫排斥率也低。

脐带血的采集，需要由受过专门培训的接生医生或助产士按操作规程进行。采集后，由卫生部颁发脐带血造血干细胞库执业许可证的工作人员，在一定时间内取回入库，进行科学的处理与保存。脐带血造血干细胞在目前的科学条件下可以长期地保存，这样更增加了它的使用价值。

父母为降生人世的子女储存脐带血，就是给孩子留下一份珍贵的生命备份，是一项有价值的健康投资，有利于个人、家庭与社会。准备为自己宝宝储存脐带血的父母，产前应与脐带血干细胞库人员取得联系，在住入产科病房后，要及时向产科医生提出申请并履行一定的手续。

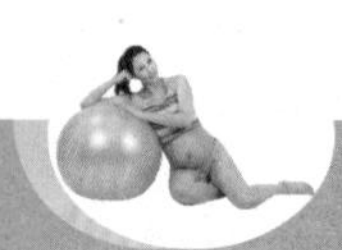

几种异常分娩

宫缩乏力

分娩需要子宫规律性地收缩，宫缩要有一定的强度、频度和持续时间，才能使胎儿由子宫娩出。如果子宫收缩力量很弱，而且没有一定的规律，在子宫收缩高峰时不见子宫体向前隆起和变硬，宫缩持续时间短，间歇时间长而不规则，称为子宫收缩乏力。子宫收缩乏力会给母子带来不良后果。

妈妈方面原因

由于子宫收缩乏力，产程必然延长。产妇不能很好地休息和进食，有的人甚至彻夜不眠，使体力大量消耗；再加上肠胀气、排尿困难等影响子宫收缩而形成恶性循环。由于不能正常进食，可引起脱水、酸中毒。产程时间长，手术产机会增多，阴道检查的次数增多，因此产妇感染的机会增加。上述种种都会给孕妈妈带来不良后果。

胎儿方面原因

由于宫缩乏力，在分娩进程中，胎头往往不能顺利地按正常分娩机转完成内旋转，造成梗塞性难产导致产程延长，还可以引起胎儿宫内窘迫。

所以，子宫收缩乏力，给母子都会带来不良后果。

滞产

正常情况下全部分娩过程的时间，初产妇平均约为16小时，经产妇为10～12小时。如果因为某些原因使产程延长，总产程超过24小时（初产妇），则称为滞产。另外，还有将初产妇总产程超过20小时，经产妇超过14小时定义为滞产者。

发生滞产最常见的原因是子宫收缩乏力，其次为胎位不正或胎儿过大等。

专家提醒：

少数孕妈妈在预产期前几个月，就卧床休息，每天吃大量美味佳肴，以为这样才能储备足够的力量，迎接分娩时“最后的冲刺”。殊不知这样做的后果往往适得其反。另外，由于较长时间的休息，容易发生过期不生，胎儿过大，产程延长，发生滞产，甚或难产及产后出血。

宫缩过强

宫缩过强是指子宫收缩的节律正常，但收缩力量过强，而且过频，以至在子宫收缩开始后不久，子宫颈口就已完全开大，在很短时间内结束了分娩。一般将子宫收缩过强，总产程不足3小时的，称为急产。从表面上来看，产程短，生得快，妈妈少“遭罪”，是好事，但实际上，宫缩过强对妈妈和胎儿也是有一定危害的。

对妈妈的影响

子宫收缩过强，羊膜腔压力高，产程短，但子宫颈、阴道、会阴等都未得到充分地扩展，而易发生严重的裂伤及羊水栓塞。生得太急，若没有做好接生的准备，来不及消毒，则容易引起产后感染。当产妇站立，尚未来得及卧倒，胎儿就已出生，则容易发生子宫内翻。且急产也容易发生产后出血。

对胎儿的影响

由于子宫持续过强的收缩，胎盘血液循环受阻，胎儿在子宫内缺氧，容易发生胎儿窘迫、新生儿窒息，严重时可以致死。如果胎儿娩出过快，通过产道时的阻力及娩出后外界压力的突然变化，容易引起新生儿颅内血管破裂，发生颅内出血。更有因娩出过急，来不及接生，新生儿坠落于地而发生骨折和外伤者。

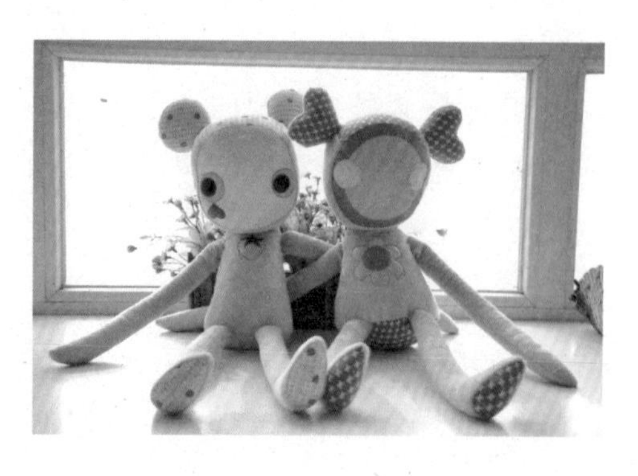

专家提醒：

有急产史的孕妈妈，在预产期前1～2周就不宜外出，最好能提前住院待产。住院过程中，严密监测临产征兆，及时做好预防产后出血及抢救新生儿窒息的各项准备。

腹痛剧烈

产妇在分娩过程中突然感到剧烈腹痛，甚至痛得大声喊叫、烦躁不安，这时首先要想到先兆子宫破裂。

除先兆子宫破裂外，还应想到盆腔肿瘤（多为卵巢囊肿）破裂。如肿瘤上的血管也断裂时，还可发生腹腔内出血，并导致休克。此类产妇常有卵巢或盆腔肿瘤的病史。

另外，应想到卵巢肿瘤蒂扭转，或其他外科情况，如肠扭转、阑尾脓肿破裂等。

此时，医生会根据病史，体格检查作出判断并加以处理，必要时还要请外科医生会诊，协助处理。

难产

难产，医学术语叫做异常分娩。

发生难产的原因很多，但不外乎产力、产道、胎儿这三个因素，其中任何一个或一个以上的因素发生了异常，分娩的进程就会因受阻而发生难产。顺产和难产在一定条件下可以互相转化。如果顺产处理不当，可以变为难产；反之，难产处理及时，也可能变为顺产。

难产发生的原因主要是因为有些孕妈妈从未到医院进行过系统的产前检查，也没有测量过骨盆，更未经医生鉴定是否具备阴道分娩的条件。临近产期或是已经临产，甚或在家中发生难产后才到医院就诊。这时，医生对产妇的情况缺乏全面了解，临时发生问题往往措手不及，难产的机会自然增多。提倡孕妈妈做系统的产前检查，遵从医生指导，这样便可以有效地减少难产的发生。

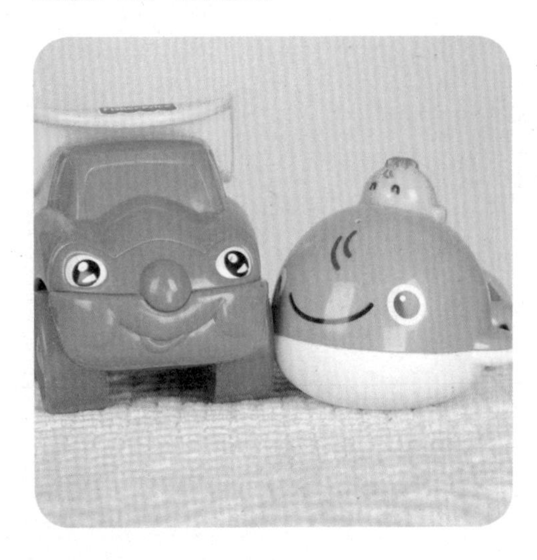

胎肩难产

正常胎儿身体径线最大的部分是胎儿的头部。头位分娩只要胎头能够娩出，娩肩就不会成为问题。胎肩难产常见于巨大儿，特别是糖尿病孕妈妈分娩的巨大儿。这类胎儿由于在宫内的代谢问题，体型大，胎肩的径线超过胎头。当胎头娩出后，胎肩的娩出常会发生困难。胎肩经久不能娩出时，胎儿胸部被挤压于阴道中，头虽然已娩出却不能呼吸，遇有脐带受压或脐带绕颈，在胎头娩出后已切断脐带时，则完全终断了胎盘的氧气供应，势必导致胎儿死亡。接生者遇此惊险情况，多半会焦急万分，千方百计旋转或下压胎肩，希望迅速娩出胎儿。由于过度的用力可能造成新生儿锁骨骨折，臂丛神经麻痹；也可能造成产妇会阴严重裂伤。

专家提醒：

胎肩难产，应以预防为主。妊娠37周作产前评估时，要注意估计胎儿的大小。若因胎儿过大有可能发生胎肩难产者，以进行选择性剖宫产术为上策。分娩过程中发生了胎肩难产，产妇要很好地配合医生。在医生指导下，采用过度膀胱截石位以扩大盆腔容积，再经医生协助适当旋转胎肩，往往也可化险为夷。

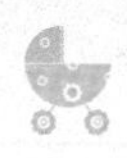

脐带绕颈

胎儿在子宫内活动于羊水中，脐带缠绕胎儿颈部或躯体是常见的事。接生时，发现脐带缠绕颈部者可达半数或更多，也就是说绝大多数脐带绕颈的胎儿可以安全分娩。然而也有极少数病例是由于脐带缠绕而发生胎死宫内，或在分娩过程中发生问题，包括死产、新生儿窒息、颅内出血等。

脐带绕颈是否导致胎儿窘迫或分娩过程中发生问题，主要取决于有效的脐带长度（脐带总长度减去绕颈的部分）、绕颈的周数及缠绕的松紧度。孕期尚无法测量有效脐带长度，只能在下推胎头时观察胎心变化，或临产后子宫收缩胎头下降时观察胎心的变化，以间接推测是否存在有效脐带过短，或通过B超了解脐带绕颈的周数及缠绕的松紧度。

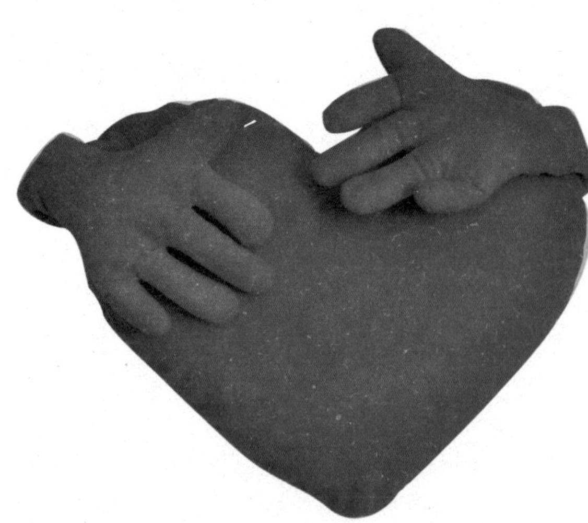

经过观察，如怀疑有效脐带过短，或脐带缠绕胎儿颈达3周或缠绕过紧者，宜行选择性剖宫产；在孕期加强胎动自我监测，远程胎心监护及产程中胎心监护，及时发现异常并予以处理，有助于保证胎儿安全。若一切正常，便可以自阴道分娩。

脐带脱垂

脐带是由胎儿腹壁的脐轮连接到胎盘胎儿面间的一条索状物，长50～60厘米，直径1.5～2.0厘米，中间有两条脐动脉和一条脐静脉通过，是母子进行物质与气体交换的重要通道。通过脐带，胎儿可由母体不断地获得营养，并排出体内的代谢废物。

妊娠期或临产后，当胎膜破裂，脐带经子宫颈口脱出至阴道内或阴道口之外时，就称作脐带脱垂。脱垂的脐带往往被挤压在胎先露与骨盆壁之间，脐带血流受阻，中断了母子间的气体与物质交换，从而导致胎儿窘迫甚或死亡。因此，脐带脱垂是威胁胎儿生命的严重并发症。

发生脐带脱垂的原因：常常是胎儿的先露部未与骨盆入口衔接，或由于某种原因，使其衔接得不好，两者之间留有空隙造成。如异常胎位时，较多见的臀位或横位（肩先露），胎膜破裂后，脐带就可由先露部旁的缝隙滑下；有时亦可见于骨盆狭窄、胎儿过大、头盆不称，胎头高浮于骨盆入口之上时，一旦胎膜破裂，脐带即可随流出的羊水自胎头旁滑出。在羊水过多时，胎位易于变动，先露部不易衔接进入骨盆入口或脐带附着于胎盘的部位接近宫颈口时，也都是胎膜破裂后发生脐带脱垂的危险因素。

专家提醒：

如果孕妈妈具有上述各种异常情况时，有条件者可在预产期前提前入院待产或临产后及时住院，以免胎膜破裂发生脐带脱垂而措手不及。在产程开始后，先露部尚未入盆时，产妇应卧床待产，不要下地活动。接生人员应尽量少做阴道检查，以防胎膜破裂发生脐带脱垂。

产道裂伤

这里所谈的产道裂伤是指分娩时软产道发生的裂伤。软产道包括子宫下段、子宫颈、阴道和会阴。

在妊娠期间，软产道为适应分娩而发生一系列的改变，如组织变得松软，弹性增加并具有一定程度的伸展性等。虽有这些变化，但胎儿经过产道娩出时，所需扩张的程度较大，多数产妇尤其是初产妇在分娩时，子宫颈、阴道及会阴往往仍会发生不同程度的损伤。

阴道和会阴裂伤

阴道壁和会阴部的裂伤是产妇在分娩时最常见的并发症。轻者只限于黏膜或皮肤的损伤，重则累及阴道壁深部、盆底的肌肉组织和筋膜，甚至肛门括约肌和直肠前壁亦被撕裂。发生撕裂后，肉眼即可见到撕裂处有出血，裂伤重而深者，出血量亦多。发生会阴裂伤后，不论程度轻重，均应立即进行修补。

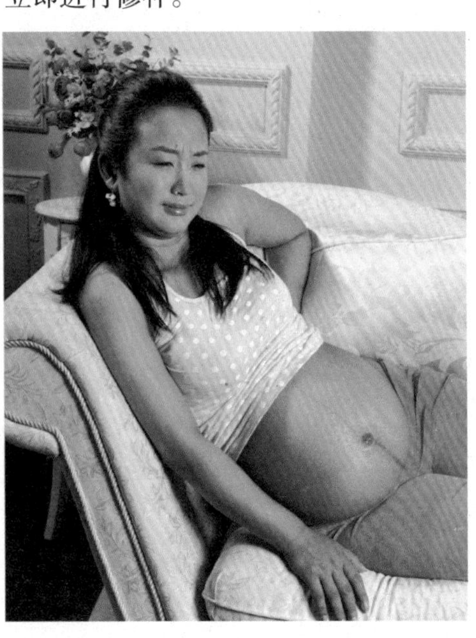

子宫颈裂伤

初产妇分娩时，子宫颈常有损伤，程度轻者不需处理，子宫颈发生较深的裂伤时，随胎儿娩出，可有多量鲜红血液流出，重度裂伤可达阴道穹隆部，出血量多，应及时进行修补。

子宫破裂

子宫破裂是产科极为严重的并发症，如处理不及时，往往引起母子双亡。目前，我国由于各级医疗保健机构的建立，以及人民生活水平的提高，子宫破裂的发生率和由此引起的孕、产妇死亡率都有明显下降。

子宫破裂发生的原因

梗阻性难产。分娩过程中，凡能阻碍胎先露下降的情况都可以引起子宫破裂，如骨盆狭窄、胎位不正、相对性头盆不称、胎儿脑积水或盆腔内有肿瘤阻塞等，都可使胎先露下降受阻。此时，强烈的子宫收缩却不能使胎儿下降，子宫下段过度地被牵拉而变薄。若梗阻仍得不到解除，子宫下段会越来越薄，终致破裂。

瘢痕子宫或子宫壁薄弱。前次剖宫产史、子宫肌瘤剔除术史、子宫穿孔史等或多次人工流产、子宫畸形、子宫发育不良等。再次妊娠或分娩就容易在原瘢痕处或子宫薄弱处破裂。

滥用催产剂。是引起子宫破裂的常见原因。缩宫素可使子宫平滑肌收缩，常用于引产和催产；近来还有使用米索前列醇进行引产。以上药物使用时，必须严格掌握适应症及正确的使用方法。实验证明掌握不当或使用的剂量、方法不当等，均可导致子宫破裂。

某些产科手术也可造成子宫破裂。如内倒转术，或子宫颈口尚未开全时，就忙于施行臀牵引术或产钳手术，便可造成子宫下段破裂或子宫颈裂伤。

预防措施

上述各种原因造成的子宫破裂，

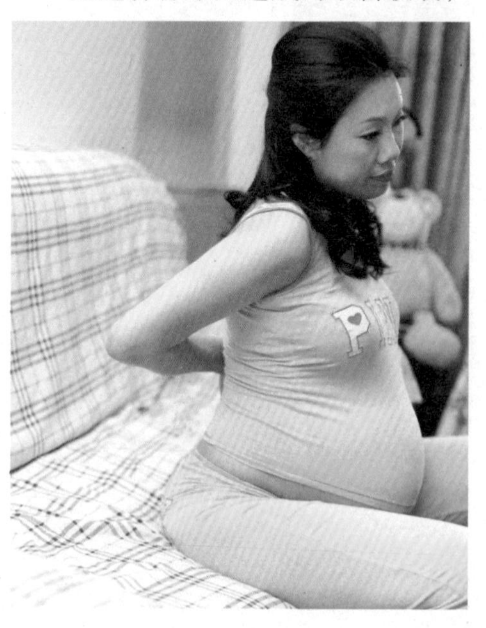

几乎都是可以预防的。如做好计划生育工作，减少人工流产手术；加强围生保健，发现胎位异常，要在医生指导下予以纠正；严格掌握剖宫产指征，严格掌握催产剂的使用指征和正确的使用方法。对有剖宫产及子宫肌瘤剔除术史者，要警惕发生子宫破裂的可能。凡有子宫破裂高危因素者，临产后要严密观察产程。如疑有子宫破裂先兆时，千万不可坚持阴道分娩，应立即施行剖宫产术，以防子宫破裂的发生。遇上述各种情况，产妇也应和医生很好地配合。

子宫内翻

子宫翻出又称子宫内翻，是一种很少见，但又非常严重的产科并发症，一旦发生，可引起出血、休克和感染，对产妇的健康威胁很大。

症状

子宫翻出一般发生在第三产程，偶可发生在产后24小时之内。根据翻出程度的不同，分为不完全性及完全性子宫翻出。

产妇常突然感到剧烈腹痛，继之出现休克，并有多量出血。这时胎盘可能已经剥离或尚未剥离。如果胎盘完全没有剥离，可能没有出血；如果剥离一部分，使血窦开放，就会有大量出血。也有极少数产妇子宫翻出，而症状不明显，以致当时没有被发现，日后经检查才被证实。

常见原因

子宫翻出最常见的原因是第三产程处理不当，如有的接生人员在胎盘尚未剥离时，就猛力向外牵拉脐带，或用力向下压子宫底部，如果胎盘附着处的宫壁薄弱，又很松弛，而宫颈口又未关闭，子宫底部就容易从开大的宫颈口翻到外边来；有时由于脐带过短，胎儿出生时脐带过度地牵拉胎盘，也会使子宫翻出；站立或坐位分娩，或急产都有导致子宫翻出的危险。

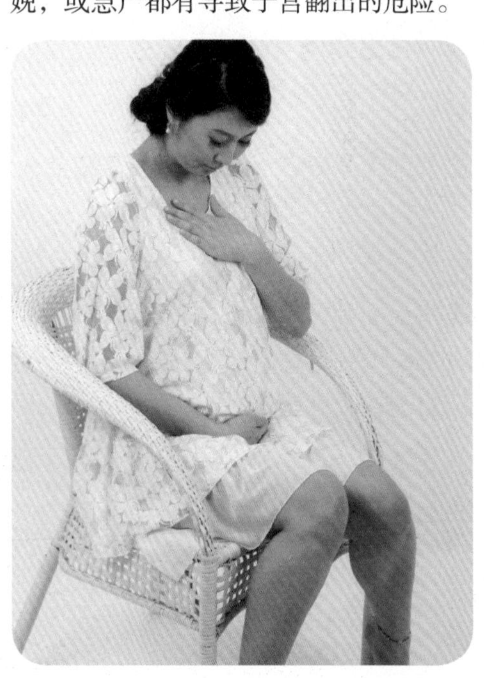

治疗

一旦发生子宫翻出，应立即给予哌替啶或吗啡镇痛，在抗休克治疗的同时，接生者应迅速更换无菌手套，用手还纳翻出的子宫，困难时可辅以麻醉。

胎盘滞留

胎儿娩出后，子宫因收缩而骤然缩小，胎盘不能相应缩小而自子宫壁分离，凭借腹压、宫缩及助产者的协助而娩出。如胎儿娩出后半小时，胎盘尚未娩出时，称为胎盘滞留。

胎盘滞留的原因

子宫收缩乏力影响胎盘剥离是引起胎盘滞留最常见的原因。胎盘全部不能剥离时，并不引起出血。胎盘部分剥离时，影响血窦的关闭，常随之有多量出血。极个别的情况，如部分胎盘与子宫壁粘连，或部分胎盘绒毛长入子宫肌层中（植入胎盘）导致胎盘不能全部剥离，造成胎盘滞留及大量出血。

治疗

若胎盘已经与子宫壁分离，只是排出受阻使胎盘滞留宫内时，阴道出血量多少不定。此时，可让产妇排尿或予以导尿。膀胱排空后，鼓励产妇往下用力，再加上助产者的协助，胎盘多可顺利排出。如果因为子宫收缩不协调，发生子宫狭窄环或子宫颈内口痉挛，使胎盘嵌顿在子宫腔内时，在全身麻醉下，再次消毒外阴，助产者可协助取出胎盘。若胎盘未剥离或有部分粘连，助产者可用手取出胎盘并辅以刮宫术。遇到少见的植入胎盘出血不止时，不可强行剥离，而需要进行手术止血，甚或切除子宫。

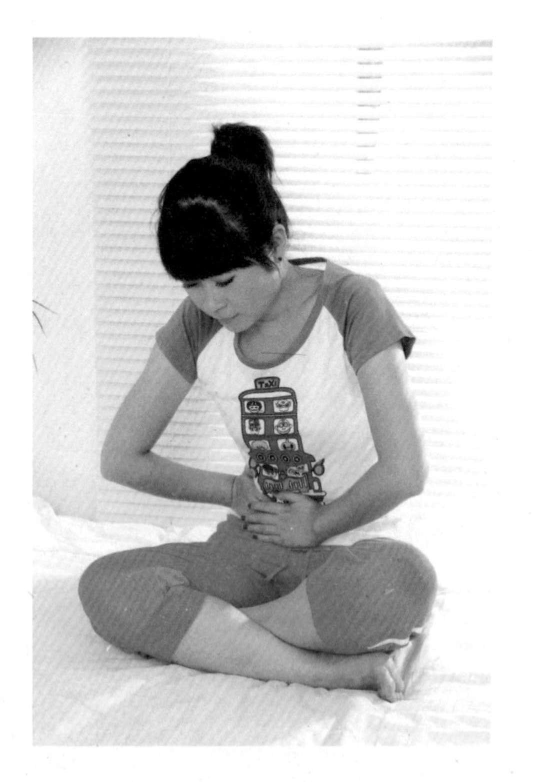

产后出血

在胎儿娩出24小时内，阴道出血量超过500毫升时，称为产后出血。产后出血是引起产妇死亡的主要原因。出血大多发生在产后2小时之内。短时间内大量失血，产妇很快就会陷入休克状态，如不及时抢救，往往危及生命。

产后出血发生的原因

子宫收缩乏力。这是产后出血最常见的原因，占产后出血总数的70%～75%。由于某些原因导致产程延长、麻醉过深、羊水过多或双胎致使子宫过度膨胀，多产妇子宫的结缔组织增多，肌纤维减少，以及子宫发育不良或子宫肌瘤等，都可引起子宫收缩乏力而发生产后出血。过度充盈的膀胱也可以影响子宫正常收缩，导致产后出血。

胎盘剥离不完全。在第三产程，如果胎盘剥离不完全，小部分胎盘滞留在子宫腔内，影响子宫收缩及血窦的关闭而致出血不止。若部分胎盘和子宫壁粘连，或部分胎盘植入子宫肌层内不能完全自然分离时，出血量往往很大。

产道撕裂。有时也可引起大量出血。巨大儿、急产或手术产时，均可使产道发生不同程度的撕裂。撕裂重时可发生大出血。即使行会阴切开术，若不注意止血或缝合不当，也可能造成出血过多。

凝血功能障碍。如果产妇患有全身出血性疾病，如白血病、再生障

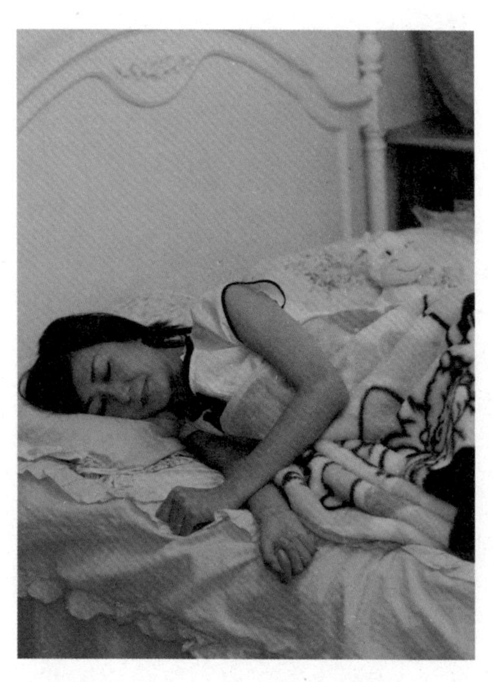

碍性贫血、血小板减少性紫癜等，均可引起产后出血。重症病毒性肝炎或妊娠期急性脂肪肝等也可引起产后出血，虽不多见，但后果非常严重。

产科的弥散性血管内凝血，常引起产后大出血。弥散性血管内凝血常发生于胎盘早期剥离、妊娠期高血压综合征、死胎滞留、羊水栓塞等疾病。遇有上述疾病就应想到有发生产

后出血的可能，应事先做好输液和输血等抢救准备。

产后出血的预防

产后出血是引起产妇死亡的主要原因，也是产科常见而又严重的并发症，预防产后出血十分重要。

首要要做好计划生育工作，避免生育过多、过密或多次行人工流产、刮宫，从根本上预防产后出血的发生。预防产后出血应从妊娠、分娩及产后各个时期加以防范。

妊娠期：预防及纠正贫血。对有产后出血高危因素的孕妈妈，如多胎妊娠、羊水过多、妊娠期高血压综合征或既往有产后出血史者，均必须提前住院分娩；临产时做好输血准备。

第一及第二产程：消除产妇思想顾虑，鼓励进食及休息，督促排尿，维持体力，防止产程延长。第二产程中，在医生指导下适时运用腹压以促进胎儿娩出。必要时，进行会阴切开术以免发生重度会阴裂伤引起出血；对于有出血高危因素的产妇，应于胎儿前肩娩出时，静脉或肌内注射缩宫素剂，以促进子宫收缩减少出血量。

正确处理第三产程：胎盘未剥离时，不可揉挤子宫或牵拉脐带，以免干扰胎盘的自然剥离过程。胎盘娩出后，应仔细检查胎盘及胎膜是否完整，以免胎盘残留或副胎盘遗留宫内，如发现残缺应立即取出。经助产手术分娩者，产后应常规检查软产道，以便及时发现裂伤，进行修补。

产后出血量多且持续不止时，应迅速查明出血原因，针对原因进行处理。

产后要仔细测量出血量，并观察1～2小时，了解出血量及全身情况，待情况稳定后送回病房。回到病房仍要定时观察，3～4小时应督促产妇排尿，以免膀胱充盈，影响子宫收缩引起出血。

产后出血的治疗

一旦发生产后出血，产妇可在短时间内因大量失血而陷入休克状态。因此早期发现，及时诊断和积极治疗具有重要意义。在治疗时，要注意总失血量、子宫收缩情况及产妇的血压、脉搏、呼吸、表情等。治疗原则为止血与防治休克。

胎盘未剥离或未娩出前出血的处理：若胎盘已与子宫壁分离，但膀胱过度充盈影响排出时，应先导尿排空膀胱，再用手按摩子宫使之收缩，并轻压子宫底，另一手轻轻牵拉脐带，协助胎盘娩出。胎盘与子宫壁粘连不能自行分离，或部分胎盘剥离而发生出血，则应于消毒后更换无菌手套，进行人工剥离胎盘，取出胎盘。必要时，可在全身麻醉下施行。若胎盘全部植入于子宫肌层不能用手剥离时，可酌情开腹行髂内动脉结扎或子宫切除，还可以采用超选择性子宫动脉栓塞等治疗方法。切不可勉强用手剥离抠取胎盘，以免引起子宫穿孔及致命性出血。

胎盘娩出后出血的处理：子宫收缩乏力是胎盘娩出后最常见的出血原因。因此，必须设法刺激子宫收缩，促使子宫壁血窦闭合以止血。

常用的方法包括：按摩子宫：为最简便有效的方法。

药物治疗：按摩子宫的同时，应肌内或静脉注射缩宫素10～20单位，也可经腹壁将药物直接注射于子宫体部肌肉内。如子宫收缩时紧时松，出血持续不止，可将缩宫素10～20单位，加入5%～10%葡萄糖500毫升内静脉点滴，以维持子宫处于良好的收缩状态。

其他药物还有卡前列腺素（PGF2α的衍生物），用量为0.25mg，经腹部注入子宫肌层，或用米索前列醇及卡前列甲酯（卡孕栓）等置于阴道穹隆部或肛门内，均可有效地加强子宫收缩。

手术治疗：上述各种止血措施仍无效或出血十分严重时，可在输血的同时施行髂内动脉结扎或栓塞术，还可酌情行子宫切除等手术。

软产道损伤出血时，应查明裂伤部位，立即缝合。凝血功能障碍性出血者，流出的血液往往不凝，并应做相应的化验检查，明确诊断后进行针对性处理。

防治休克：止血的同时，必须进行抗休克治疗，如平卧位或头低位、保温、吸氧、输液、输血，迅速补充血容量等。

防治感染：产妇失血过多，机体抵抗力下降，再加以过多的手术操作，易发生产褥感染。故应给予大剂量广谱抗生素预防感染，继续纠正贫血，加强营养以增强机体抵抗力。

臀位分娩

臀位的先露部为臀，是异常胎位中最常见的一种，其发生率占分娩总数的3%～4%。

一般所说的臀位并不都是臀为先露部，这要根据胎儿下肢所取的姿势而定。

单臀位（伸腿臀位）

胎儿的双髋关节屈曲，双膝关节伸直，只有臀为先露部分称单臀位。这类比较多见。

完全臀位或混合臀位

胎儿的双髋关节及双膝关节均呈屈曲姿势，先露部既有臀又有足。这类也比较多见。

足位

是胎儿的一足或双足为先露部分，这类比较少见。

在胎体的各部分中，臀围比头围小，头不但大而且硬。如果臀先娩出，最大的胎头后出，分娩时容易发生困难。当胎体娩出达脐部，胎头需在8分钟之内娩出，否则脐带受压时间过长，胎儿可因缺氧而死亡。因此，臀位分娩必须在子宫颈口开全，并按臀位分娩机转进行助产，才能减少臀位的围生儿病率及死亡率。

在单臀位和完全臀位时，当胎儿臀部下降到阴道口并已外露时，子宫颈口多已开全，阴道也得到了充分的扩张。而足先露时，即使在阴道口看到了胎足，子宫颈口往往也没有开全，有时才开大4～5厘米。此时，应给产妇消毒外阴，并敷盖无菌巾；接生者带无菌手套，于每次宫缩时用力堵住阴道口，以免胎足脱出，称为堵臀。当胎儿臀部随子宫收缩逐渐下降进入盆腔时，子宫颈及阴道被胎臀充分扩张，当胎足与臀均已降至阴道口，且宫缩力强已无法再继续堵住时，经阴道检查确认宫颈口已开全，这时才可按完全臀位分娩的方法进行助产娩出胎儿。故堵臀对臀位的顺利分娩至关重要，产妇应与医生很好地配合。另外，足先露破水后，脐带随时都可能从胎儿足旁的空隙滑下而发生脐带脱垂，故应经常注意胎心音变化，及早发现脐带受压或脐带脱垂，并予以相应处理。

因足位分娩所带来的问题较单臀位及完全臀位为多，故对分娩最为不利，为了婴儿的安全宜行选择性剖宫产手术。

第三章

坐好月子很重要

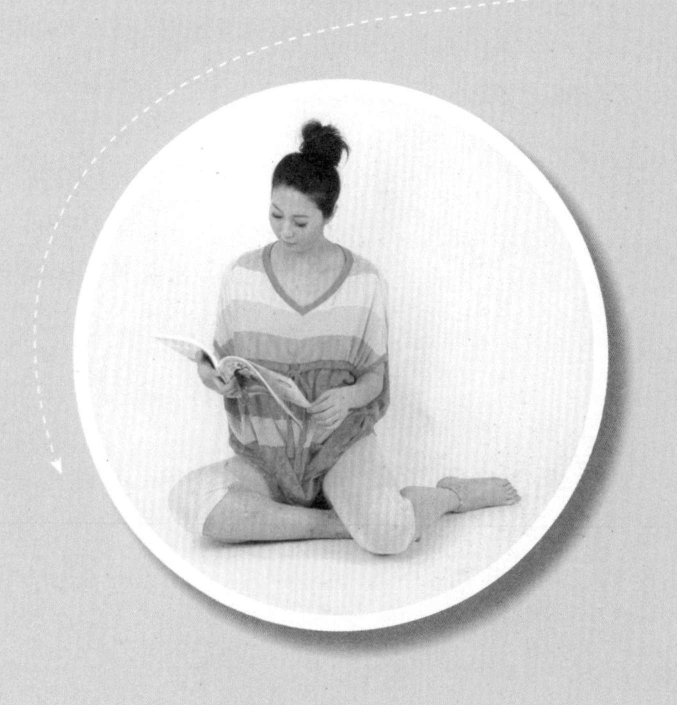

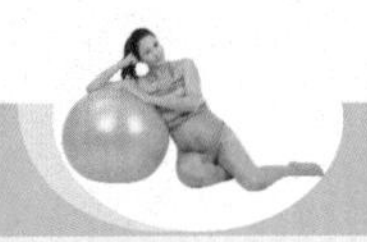

产后护理知多少

什么是产褥期

期待已久的宝宝终于降生，而你也开始了人生新的一页。未来你是宝宝最依赖的那个人，为了更好地养育宝宝，我们一定要照顾好自己。而坐月子这段时间，如果恢复得好，可以为未来打好坚实的基础。

胎儿娩出后，胎盘自母体排出，从这时开始，产妇进入产后恢复阶段。在妊娠期间，母体的生殖器官和全身所发生的一系列变化，都要在产后6～8周内逐步调整，至完全恢复，医学上将这段时间称为产褥期。

胎儿和胎盘娩出后，产妇会立刻感到十分轻松，但却非常疲倦。有的想休息，希望好好地睡上一觉；也有的感到饥饿，想饱餐一顿，这些都

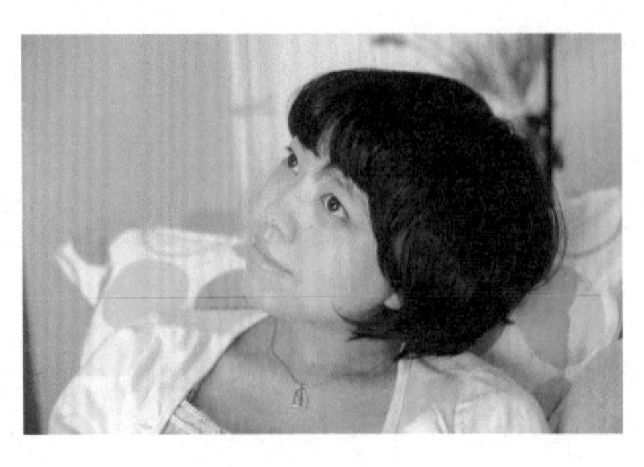

属于正常现象。多数产妇体温是正常的，遇有产程延长或过度疲劳时，体温可能略有升高，一般不超过38℃，次日多能恢复正常，一般不需特殊处理。产后由于胎盘循环的停止，子宫缩小，再加上卧床休息，以及分娩后的情绪放松等原因，脉搏往往比较缓慢但很规律，每分钟60～70次，于产后1周左右逐渐恢复平时状态。妊娠期间的生理性贫血，多在产后2～6周逐渐自然纠正。腹壁松弛恢复的快慢与程度，和产后的运动或锻炼有关。产后早期开始在床上做康复体操，并继续进行锻炼的人，腹肌张力恢复得就快。腹壁正中线的色素可逐渐消退。腹壁妊娠纹变窄将在数月内由红色变成银白色条纹。

为什么有褥汗

产后，产妇易出汗，一觉醒来总是满身大汗，遇到夏天出汗就更多了。这是因为产前体内潴留的水分要及时排出；产后恢复过程的代谢废物也需要排泄，故产妇皮肤的排泄功能

比较旺盛，出汗多，尤其在入睡后和初醒时更为明显，属于正常的生理现象。

这种汗称为褥汗，分娩后数日会自然减少，不必治疗。但要随时用干毛巾擦汗，最好每晚用温水擦澡1次，还应勤换内衣裤，以防感冒。

自然分娩伤口的养护

为了尽快恢复如初，产妇自然分娩伤口养护中也不可大意，应注意下面几点：

用温水清洗会阴时，不要加入清洁液，因为它会使皮肤更加干燥，伤口更加疼痛，用清水即可。

清洗会阴时，可在水中加入一点碘。

及时下床走动，预防肠粘连。

产后两周内，每天要养成检查伤口的习惯。可以用镜子检视或请家人来帮忙，若出现红肿、裂开、流血水、流脓、发热等现象要尽快就医。

若有感染，不可盆浴，应采用淋浴的方式。

有尿意要立刻排尿，憋尿不利身体恢复，还容易继发感染。

如果伤口有越来越痛的现象，要及时就医检查，看是不是发生了感染。

如果产妇的皮下脂肪较厚，则更易发生伤口感染，所以产妇及亲属也要特别细心地进行伤口护理。

剖宫产后的注意事项

剖宫产导致子宫受到创伤，身体多少失血，使血中催产素含量降低，术后禁食致使子宫入盆延迟等，所以剖宫产后需要特别护理，以保平安。注意以下问题：

不要平卧，要侧卧

使身体和床成20度或30度角，以减轻身体移动时对切口的震动和牵拉痛。

不宜静卧，要活动

术后6小时后应练习翻身、坐起，并下床慢慢活动，以增强胃肠蠕动和尽早排气，预防肠粘连及血栓形成。

不宜过饱，少量多餐进食

剖宫产手术时肠道会受到刺激，术后6小时内应禁食，以后逐步增加食量。

不宜多吃鱼，可吃肉

据研究，鱼类含一种有机酸物质，有抑制血小板凝结的作用，不利于术后的止血及伤口的愈合。

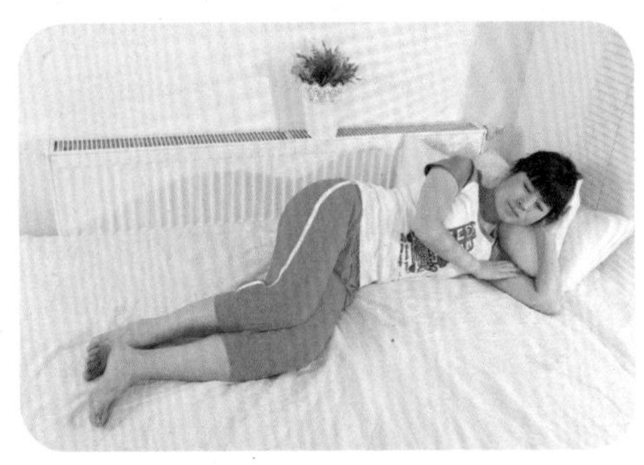

便秘怎么办

大多数产妇都有便秘，有时产后几天都未解一次。这是因为产后最初几天，产妇的食欲差、进食少；卧床时间较多、缺少运动，以致肠蠕动功能减弱；腹肌及盆底肌肉松弛、腹肌力弱，无力解大便等原因，导致便秘。

产后便秘不可用强力泻药，以免腹泻影响乳汁分泌。可采用乳果糖液口服，每日清晨服15～30毫升；或用开塞露，每日1～2支，注入肛门，以刺激直肠引起排便反射；还可以采用温肥皂水灌肠，将积存在直肠内的干粪块清除。通便后产妇会感到轻松舒适。

专家提醒：

为了防止产妇便秘，除了进食富有营养、易消化的食物外，还应多饮水，多吃些青菜和水果等富含纤维素的食物。产后尽早下床活动，做康复体操，进行锻炼，都可促进肠蠕动，防止便秘。此外，还应注意养成每日定时排便的习惯。

产后宫缩痛

有些产妇在产褥期的最初3～4天，由于子宫收缩而引起下腹部剧烈疼痛，称为产后痛。这种疼痛多发生在经产妇，特别是双胎或分娩过快者。初产妇的宫缩痛较轻。

产后宫缩痛，是由于子宫复旧过程中持续且强烈的子宫收缩引起局部组织缺血、缺氧，或神经纤维受压而出现剧烈阵痛。疼痛时，于下腹部可摸到或看到隆起而变硬的子宫。哺乳时，婴儿吸吮乳头，反射性地加剧了子宫收缩，故在哺乳时宫缩痛更为显著；疼痛时，自阴道排出的恶露量亦较多。这种宫缩痛，通常在分娩3～4天后自然消失，不是什么病症，不必担心。

宫缩痛不重者不必治疗，重者可给予镇静、止痛药，或做下腹部按摩。

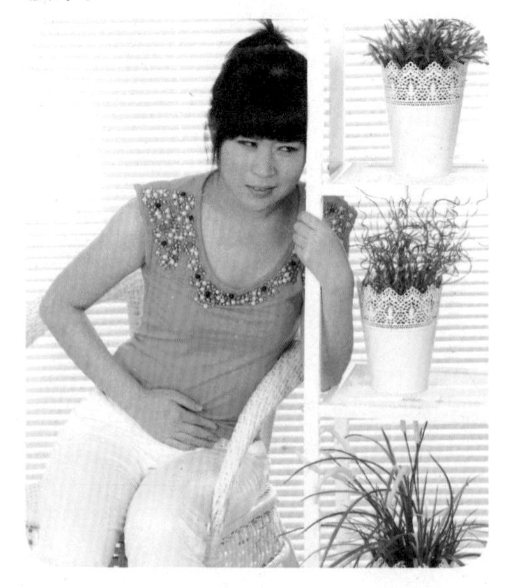

恶露

产后从阴道排出来的分泌物称为恶露。产后最初几天恶露量比较多，颜色鲜红，称为血性恶露，其中除血液及坏死的蜕膜组织外，还可以有胎膜的碎片等。分娩3～5日后，恶露变为淡红色，所含的血液量较少，而有较多量的宫颈黏液及阴道渗出液，还有坏死的蜕膜、白细胞及细菌，这种恶露称为浆液性恶露。产后10～14日，恶露呈白色或淡黄色，内含有大量白细胞、蜕膜细胞、阴道上皮细胞、细菌及黏液等，称为白恶露。

正常恶露有血腥味，但无臭味，通常在产后3周左右就干净了，少数可达6周。通过观察恶露的质量、颜色及气味的变化，以及子宫的大小，便可了解子宫复旧的情况及有无感染存在。

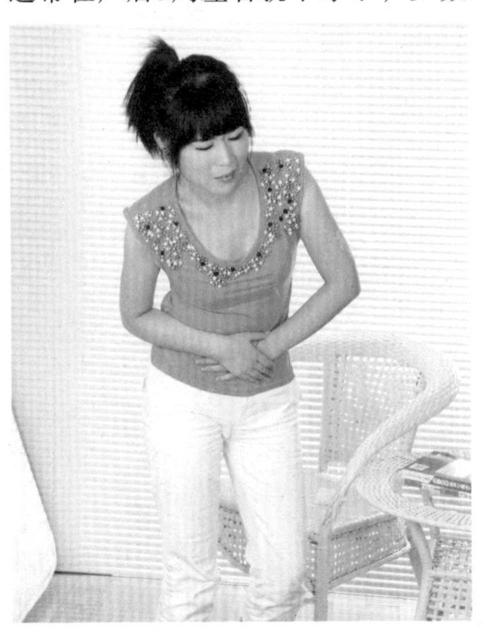

保持外阴卫生

外阴由于其生理特点，易被尿液、粪便及阴道分泌物所污染，尤其在产后，恶露自阴道流出，外阴部更易受到污染。如不注意卫生，便容易发生产后感染。具体的方法是：保持外阴清洁，垫以无菌的会阴垫；住院期间，每日清晨会有护理人员给予外阴冲洗及消毒；出院后，自己可以用温水棉球或纱布，在大小便后擦拭外阴部，拭去恶露。擦拭时，应先擦阴阜部及两侧阴唇，最后擦至肛门，不可由肛门开始向前擦。产妇早期下床活动，可以促进恶露排出，还可减少污染机会。

会阴部有裂伤或侧切伤口时，伤口肿胀、疼痛还可用50%硫酸镁溶液湿热敷于患处，卧床时，应卧向侧切伤口的对侧，以防恶露流出污染伤口而增加感染的机会。

产后尽早活动

自然分娩的健康产妇经6～8小

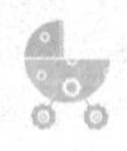

时休息，多能自产程的疲劳中恢复过来，可以在床上活动。8～12小时后，可以自行上厕所。次日，便可在室内随意活动及行走。剖宫产分娩的产妇平卧6～8小时后，可以翻身活动及侧卧。拔除导尿管后，便可以坐起，在床上活动。手术后24～48小时，在他人协助下，产妇可开始在室内活动。

早期活动，能促进机体各种功能的恢复，如膀胱功能的恢复，减少泌尿系统的感染；增强胃肠道的功能，提高食欲、减少便秘；有利于盆底肌肉、筋膜紧张度的恢复；促进子宫的复旧及恶露的排出；还可以减少下肢深静脉血栓的发生，特别是剖宫产分娩者及患某些心脏病的产妇。总之，产后早期活动，可以促进身心康复。

产后，应避免仰卧，最好取侧卧或俯卧位。这样不但可以防止子宫后倾，而且有利于恶露排出。

对于体质较差、产后大出血或难产手术后的产妇，要根据他们的具体情况安排活动，不要勉强过早下床活动，但是要把早期活动的益处告诉产妇，让她们量力而行。

专家提醒：

我们提倡产后早期下床活动，是指轻度的床边活动或做简单的日常家务，并不是让产妇过早地进行体力活动，更不是过早地从事重体力劳动。产妇在分娩后3个月内，应避免做重体力劳动或剧烈运动，避免久蹲及搬、扛重物，以预防发生阴道壁膨出或子宫脱垂。

“捂月子”不科学

科学地安排好产褥期的生活，有益于产妇和婴儿的健康。在我国，民间流传着许许多多的习俗，其中有的很好，有的则不够科学，甚至有害健康。有些不良习俗至今仍在沿用。例如，产后的“捂月子”，“捂月子”是指：在月子里，不管天气是否炎热，居室的门窗都要紧闭；产妇要包头巾、盖棉被、穿长袖衣服，扎紧袖口和裤腿；不许出门、不许擦身或洗澡等，为的是“怕受风”。这样一来，夏季产妇捂得全身长满痱子，痱

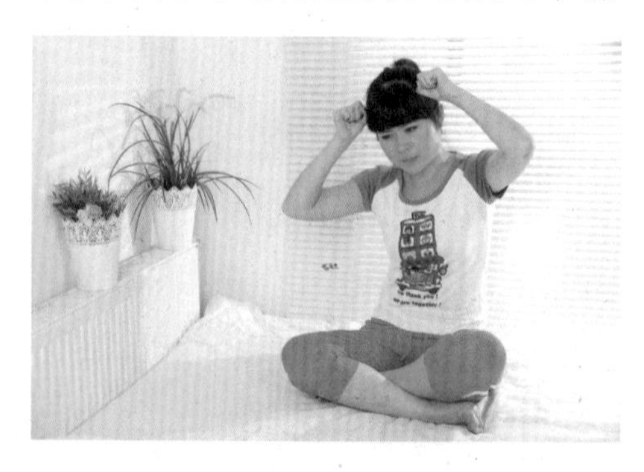

子化脓形成疖肿，甚者融合成片。捂得厉害，体内的热量不能散发，使体温升高，往往又会被误认为是得了风寒感冒，而给予与防暑降温措施相反的治疗。最后产妇出现无汗、呕吐、脉搏增快、血压下降、昏迷，体温升高达41～42℃，发生中暑甚至晕厥。因此，我们要纠正这种不良习俗。

产妇的居室要清洁舒适，空气新鲜，定时通风换气。夏天更要打开窗户以利通风，但要避免强大的对流风直吹，以防引起肌肉、关节酸痛。夏季温度过高时，可以采用扇扇子、电风扇或空调等降温，将室温保持在26～30℃，并维持恒定；是否铺凉席可根据个人的喜好来定，不必强求一致。冬季时，也要注意适当的短时间通风。

洗脸、刷牙和梳头

有些产妇听说产后不能洗脸、刷牙，更不能梳头，以为那样做会带来不良后果。其实这种说法毫无根据，既不符合卫生要求，又影响身体健康。

产妇在经历较长时间的分娩后，往往已精疲力竭，无暇顾及洗脸、刷牙等。待胎儿娩出后，腹内空空感到饥饿，这时就应当好好地进餐，一般在产后1～2小时即可进食。进食前需先洗手、洗脸、刷牙、漱口。

月子里也要和正常人一样，每天正常梳洗。不但要梳头，而且还要经常清洗头发，尤其在夏天，由于炎热多汗，头发更应勤洗。但应注意洗脸、刷牙、洗头时，使用温水，水温不要太高，以产妇不感到烫手，觉得舒适为宜。

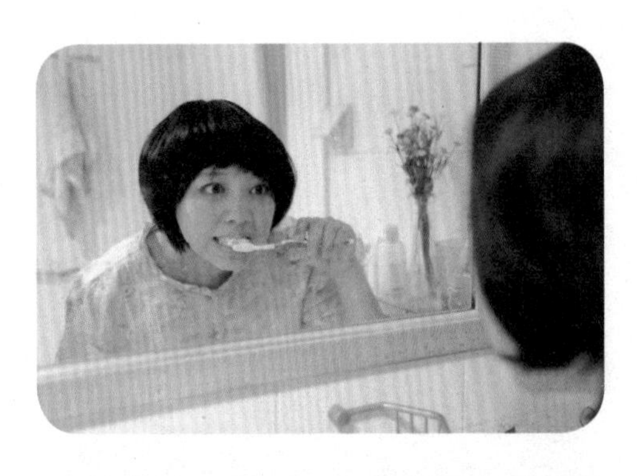

产后沐浴事宜

产妇什么时候可以洗澡？采取什么方式洗澡？这要看分娩是否顺利、会阴部有无裂伤或切开伤口的愈合情况，是不是剖宫产，以及妈妈是否发热或患有其他疾病等来决定。

如果分娩顺利，又无上述各种情况，产妇经休息体力恢复后，就可以擦澡或洗澡。因为产妇出汗多，需勤洗澡、勤擦身及勤换内衣，以清除皮肤的汗污和积垢，保持身体清爽、干燥，还可以预防感冒。如果产妇身体过于虚弱或有发热，腹部或外阴部伤口尚未愈合，则可由他人协助用温水擦身。不论洗澡或擦身，都要注意室温不能太低或过高。夏季一般室温就可以，冬日以28～30℃较为适宜。水的温度也要适宜，夏天水温应略高于体温，冬天还应适当高一些；洗澡时，避免水温忽冷忽热以防着凉、感冒。

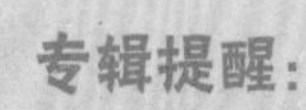

洗澡时，应紧闭门窗，以免受风引起肌肉及关节疼痛。产后1～2周内应避免盆浴，以免污水进入阴道，导致产褥感染。

读书、看报

女性分娩后，体内所发生的各种改变都会逐渐地恢复到妊娠前的状态。如果没有严重并发症，如妊娠期高血压综合征等，或其他合并症，分娩过程也很顺利，产妇经休息体力恢复后，便可以读书、看报。

最初几天，产妇最好是半坐位，在舒适的位置及合适的照明条件下看报或读书；不要躺着或侧卧位阅读，

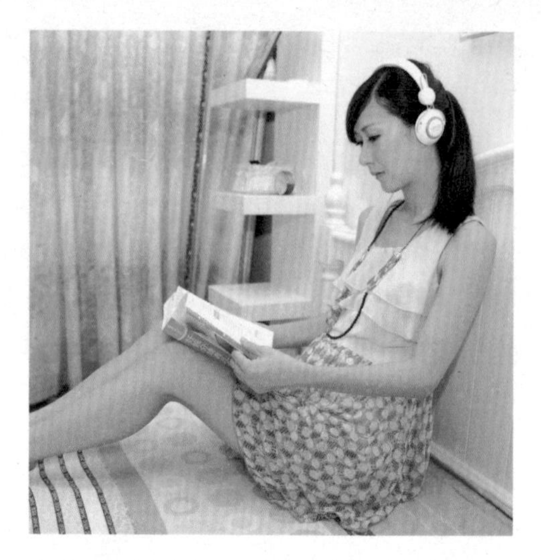

以免影响视力；阅读时间不应太长、不要阅读小字的书报，以免造成视力疲劳；光线不要太强，以免刺眼，也不应太暗，亮度要适中。产妇不要看惊险或带有刺激性的书籍，以免造成精神紧张；看书也不要看得很晚，以免影响睡眠。

产后健身操

产褥期的康复体操有助于腹壁及盆底肌肉张力的恢复，预防张力性尿失禁，及促进形体的恢复。

产褥康复体操在做任何动作之前所取的姿势均相同，即身体仰卧，头平直，胸部挺起，双臂放在身体的两侧。运动开始时先深吸一口气，在运动中暂时憋住气，然后慢慢将气呼出。顺产者于产后第二日即可开始，

每日做5～10次，以后逐渐增加运动次数。

腹肌运动

仰卧，两臂上举达头的两侧，并与双耳平行。深吸气时，腹肌收缩，使腹壁下陷，并使内脏提向上方，然后慢慢呼气，两臂复原。产后2～3月，如身体条件许可，在硬板床上可以做仰卧起坐，以锻炼腹肌。

加强臀肌及腰背部肌肉的运动

仰卧，髋与膝稍屈，双脚平放在床上，两臂放在身体两侧。深吸气后，尽力抬高臀部，使背部离开床面，然后慢慢呼气并放下臀部，恢复原位。

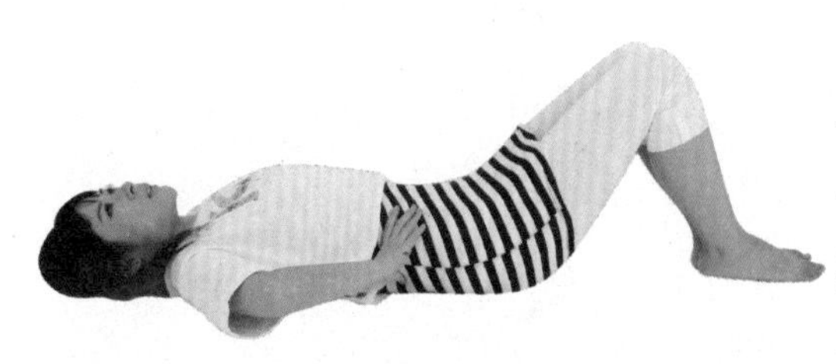

加强提肛肌的运动

仰卧，双腿屈曲，双膝分开，双足平放床上，双臂放于身体两侧。用力将双腿向内合拢，同时收缩肛门，然后再将双腿分开，并放松肛门。除上述运动外，产妇平时在床上随时都可做收缩肛门及憋尿的动作，每日30～50次，分批练习，逐渐增加次数，以促进盆底肌肉张力的恢复。

平时卧床时，不要总是仰卧，应当采取俯卧或侧卧，以防子宫后倾。

专家提醒：

有些产妇在月子里不注意运动，吃饱了就睡，养得胖胖的，还误认为是喂奶影响了体形，将喂奶和发胖联系起来，这种看法是不正确的。产褥期女性除应注意调整饮食起居外，还要加强锻炼，做康复体操，这样不但有益于健康，对体形的恢复也大有好处。

产后复查

妇女妊娠期间体内所发生的变化，产后都会逐渐恢复到原来的状态。为了解恢复的情况，当产褥期结束时，应给产妇进行一次全面的体格检查。发现问题或异常，可以及时进行卫生指导及处理，从而保障妇女的身体健康和劳动能力。这项检查通常安排在产后6～8周施行，若有特殊不适，可以提前进行检查。

医生首先通过询问病史，了解其产后生活、婴儿喂养情况及恶露是否干净。检查的内容包括：测量血压、体重，检查子宫复旧及两侧附件的情况，腹部及会阴部伤口愈合情况，盆底托力，乳房及泌乳量等。凡一年内未检查过宫颈抹片者应予以补查。

有妊娠期并发症或合并症者，除上述一般检查外，还应根据各自不同情况进行必要的检查。例如，妊娠期高血压综合征需要检查尿蛋白；贫血者要复查血红蛋白及红细胞计数；有泌尿系统感染者，要做尿常规检查，必要时做尿培养；妊娠期糖尿病患者，则要复查尿糖及血糖，并安排做糖耐量试验等。

产后性生活

产后什么时候可以过性生活？这需要通过产后6周的检查，根据产妇身体恢复的情况来定。无特殊异常情况者，最好在产后2个月恢复性生活。需要等待这么一段时间的理由是因为女性生殖器官大约需要8周时间才能完全恢复正常。分娩时，阴道、会阴的损伤需要恢复；在子宫颈口尚未完全关闭前性交，细菌就会通过子宫颈口侵入子宫，导致产褥感染。

在此期间，夫妇双方要互相体谅、合作，并应充分了解不应过性生活的原因。待女方身体完全恢复后，再开始性生活。罹患产褥感染的妇女，或由于难产、剖宫产等身体恢复较慢者，则应当延长到疾病痊愈、身体完全恢复健康后，再过性生活。

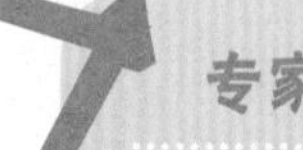

专家提醒：

产后，特别是母乳喂养者，由于卵巢功能低下，阴道黏膜脆弱，柔润度和弹性都较差。有些产妇会感到性交疼痛，故性交时体位要合适，可配合使用一些润滑剂，动作要轻柔，以免发生损伤。当然，还应当注意避孕。

哺乳期也要避孕

有些妇女生孩子后，在哺乳期还没有来过月经就怀孕了，因此感到莫名其妙。其实这并不奇怪，因为在来

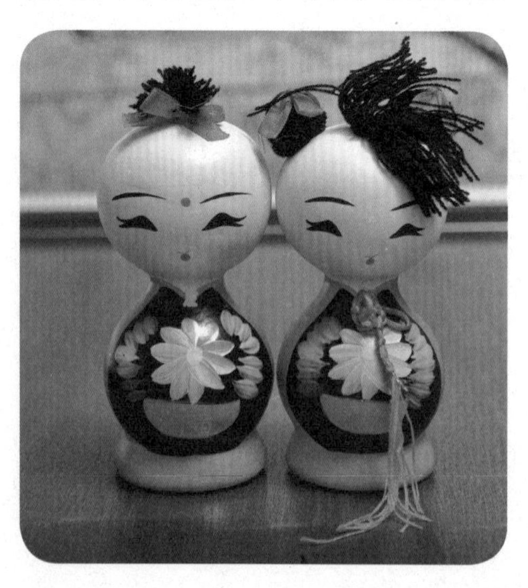

月经前2周已经排卵了，这时同房就可能怀孕。怀孕后，当然不会再来月经了。目前，尚无简便方法预测妇女在产后什么时候开始排卵，若想等来月经之后再开始避孕则为时已晚。所以，产妇只要有性生活，就应采取避孕措施。

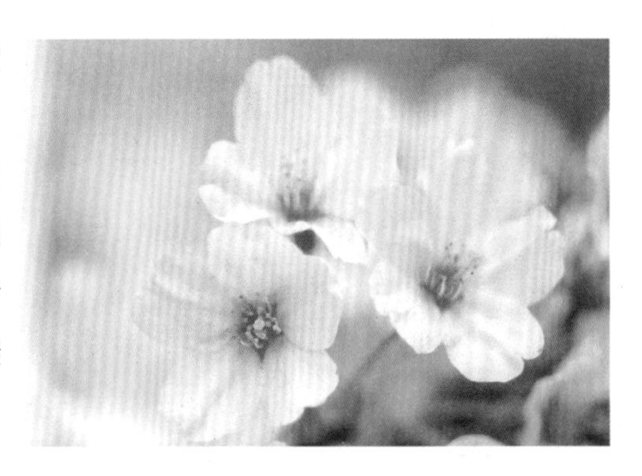

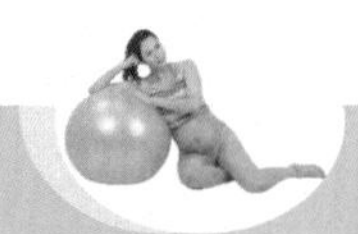

母乳——给宝宝的第一份礼物

产褥期女性乳房的变化

产后2～3天乳房增大更为明显，并变得坚实，皮下静脉充盈，表面血管怒张，局部温度增高，并开始分泌乳汁。开始乳汁分泌量较少、色黄、质较稠，称为初乳。1～2周后，乳汁分泌量逐渐增多，并转为白色。

产后，有少数女性发现单侧或双侧腋前方有包块隆起，双侧者居多，并感到局部肿胀、疼痛；有些肿块的中央可见到色素较深的突起，偶在突起处可挤出少量乳汁，这就是副乳房和乳头。副乳是胚胎发生过程中未完全退化的残留乳房。

产后发现副乳房者，暂时无需做任何处理，日后可酌情考虑手术切除。

产妇何时下奶

妊娠后期，少数女性挤压乳房可见到点滴稀薄的黄色液体从乳头流出，量很少，但这不是下奶，正式

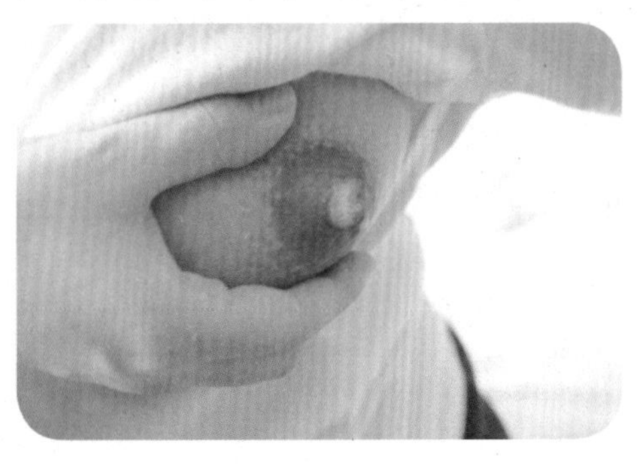

的乳汁分泌要在分娩以后。大多数女性在产后第二天就可从乳头挤出少许乳汁，叫做初乳。由于哺乳，婴儿吸吮乳头的刺激，乳汁的分泌量会日益增多。当建立了牢固的条件反射后，妈妈每听到婴儿哭声就立即会有乳汁分泌。

乳房胀痛怎么办

一般妈妈于产后2～3天感到乳房发胀，并可挤出少量乳汁。此时，并没有大量的泌乳，主要是由于乳房充血引起的胀痛。胀痛时，最好戴合适的乳罩托起乳房，以利于血液循环，减轻疼痛。如果胀痛不减，且加重，可能是由于刚刚开始下奶，乳腺管不通畅所致。为疏通乳腺管，可采用按摩手法，方法是由乳房的四周，向乳头方向轻轻按摩，可以自己操作也可以由别人协助；也可用干净的木梳背蘸些滑润油，从乳房的四周向乳头的方向，按顺序滑动，均可起到疏通乳腺管的作用。产后早期开始哺乳，婴儿的吸吮有助于乳汁的排出及乳腺管的疏通，可以有效地缓解乳房胀痛。必要时，还可以用吸奶器将乳汁吸出。采用上述的措施可避免乳汁淤积，乳房胀痛也会明显减轻。

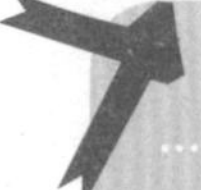

专家提醒：

如果乳房不仅胀痛，且伴有高热、寒战，乳房局部有硬结、红肿、触痛，则可能是发生了乳腺炎，应立即到医院诊治。

开奶越早越好

现在主张早开奶。产后或剖宫产后，便可立即让婴儿吸吮乳头，这样不但可以促进乳汁分泌，还可以加深母子的感情。有些产妇对此不理解，认为还没下奶，为什么就急着要喂奶？不是白受累吗？其实不然，早开奶的好处很多。因为乳汁分泌是受神经支配和多种内分泌激素调节的，婴儿吸吮对乳头的刺激通过感觉神经传导到中枢，然后再通过传出神经向下作用于垂体，使垂体催乳素的分泌量增加，从而促进泌乳。与此同时，垂体又分泌一种叫做催产素的物质，这种物质不但可使乳腺管收缩，促进乳汁排出，还能促进子宫平滑肌收缩，加速子宫的复旧及恶露的排出，所以对妈妈也有很大好处，可谓一举两得。

专家提醒：

母乳是新生儿的理想食品。健康的妈妈都应当以自己的乳汁哺育小宝宝。仅有少数妈妈因健康问题，如患有活动性肺结核病、心脏病伴心功能不全、较严重的肾脏病、糖尿病、重度贫血，急性肝炎或其他传染病等不适宜哺乳。

正确的哺乳方法

先用肥皂洗净双手，用湿热毛巾擦洗乳头、乳晕，同时双手柔和地按摩乳房3～5分钟，促进乳汁分泌。

保持舒适体位。一般采用坐位,若产后几天妈妈身体特别虚弱，可暂用侧卧位，但要特别注意防止睡着后压在宝宝脸上或身上使其窒息。

抱起宝宝，坐在较矮的靠背椅上，让宝宝与你胸贴胸、腹贴腹，宝宝的嘴与乳头成同一水平位。用拇指和其余四指分别放在乳房上、下方呈“C”形，托起乳房并控制乳汁流出量，事先挤出数滴乳汁弃去不喂。

用乳头从宝宝的上唇掠向下唇引起觅食反射，当宝宝嘴张大、舌向下的一瞬间，快速将乳头和大部分乳晕送入宝宝口腔。

用温柔爱抚的目光看着宝宝的眼睛。先吸空一侧乳房，再换另一侧，下次哺乳相反，轮流进行。

哺乳结束时，让宝宝自己张口，乳头自然从口中脱出。喂奶后要抱直宝宝轻拍其背，让宝宝打个嗝，以防溢乳；哺乳后，将宝宝放右侧卧位，以防吐奶而呛入气管引起窒息。

每次喂奶后一定要挤出或吸出剩余乳汁。并挤出少量乳汁均匀地涂在乳头上，让其自然干燥，保护乳头皮肤。

哺乳期间，妈妈要戴合适型号的

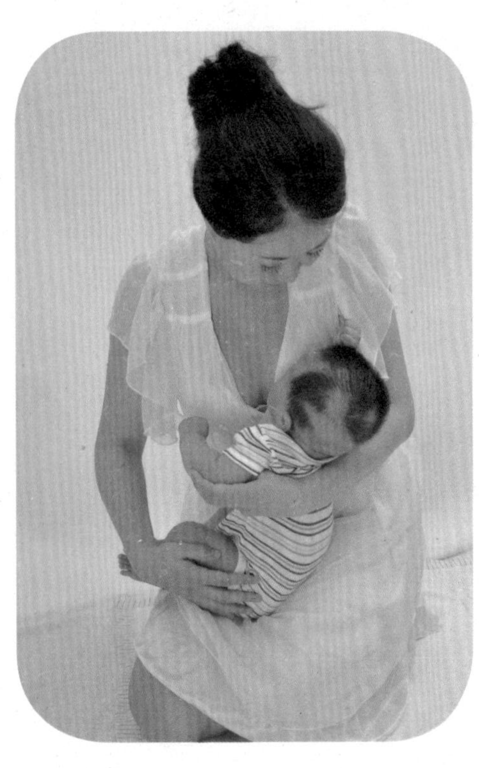

纯棉胸罩，以支托乳房和改善乳房血液循环。

母乳喂养的好处

产后一些妈妈不愿给宝宝喂奶，其想法各有不同。有些妈妈认为哺乳劳累，有些则顾虑哺乳会影响体形或影响乳房形状，还有人则是担心哺乳有损自身健康。但当她们了解到母乳喂养的种种好处后，这些顾虑就可以被打消了。

母乳喂养可以带来如下好处：

促进子宫复旧。

了解婴儿的食欲、食量及饮食习惯。

哺乳期间对婴儿的抚爱，能增加母子间的感情。

了解婴儿的健康状况，可以及时发现异常。

在炎热的夏季，人工喂养时牛奶不易储存，容易腐败；而母乳则既方便又清洁，不会变质，减少了婴儿患消化系统疾病的概率。婴儿少患病，妈妈可省去许多不必要的麻烦和焦虑。

不必为选择奶粉而费心，同时还节省了经济开销。

哺乳可以降低妈妈日后发生乳腺癌的风险。

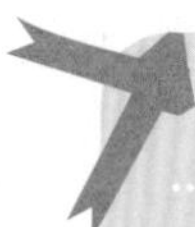

专家提醒：

哺乳除了有上述诸多好处外，母乳还是婴儿最适宜的天然营养食品。为了下一代更健康地成长，即使付出辛勤劳动也是值得的。妈妈在哺乳期间只要注意加强营养，是不会因哺乳而影响自身健康的。至于体形发胖与哺乳并无必然联系，产后如果饮食及活动适当，是可以保持体形的。哺乳后，佩戴合适的乳罩亦不致影响身体的线条。由此可见，哺乳对妈妈并无不良影响。如无特殊情况，妈妈最好亲自授乳。

哺乳前后的乳房护理

产后在每次喂奶前，用软肥皂和清水洗净乳头和乳晕，并擦干；喂奶前产妇应洗净双手。喂完奶亦应再清洗乳头。平时亦应保持乳头清洁、干燥。

哺乳时，应将乳头及乳晕全部放入婴儿口中，避免单吸乳头造成局部负压过大，引起乳头皲裂。

哺乳期妇女应佩戴合适的乳罩，以支持胀大的乳房。

专家提醒：

发生乳头皲裂时，除用上述方法保持乳头清洁、干燥外，裂伤轻者仍可继续哺乳；裂伤重者要及时上药，局部可涂以复方安息香酊或10%鱼肝油铋剂。喂奶前应将药物彻底清洗干净。治疗期间，可采用乳头罩间接哺乳，直到痊愈后再直接哺乳。

怎样更好地下奶

无论是什么原因引起的乳汁分泌不足，首先都要鼓励妈妈，使其对母乳喂养充满信心，情绪乐观，虽然奶量少，也要坚持按时哺乳。生活安排要得当，避免过度劳累，睡眠应充足，饮食要富于营养，多喝些鸡汤、鱼汤、排骨汤、鲫鱼或猪蹄汤，同时补充多种维生素；还可配合以下药物或针灸治疗。

常用中药方剂为王不留行、漏芦、木通、当归各9克，党参20克，穿山甲12克，炙黄芪、丹参各15克。每日1剂，水煎服。也可将中药与猪蹄1对，一起炖服。

下奶的中成药有乳泉颗粒等。

针刺穴位可采用少泽、足三里或艾灸膻中穴。

每次哺乳时，双侧乳房都尽量吸净，剩余的乳汁要全部挤出，这样可以促进乳汁的分泌。

如果妈妈的乳腺发育很差，即使采用上述各种方法，也难奏效，但这毕竟属于少数。若遇此种情况，只能采用混合喂养。

哺乳期妈妈用药对宝宝的影响

哺乳期的妈妈服药后，有一部分药物经乳汁代谢。宝宝如果吸吮母乳，乳汁中的药物便会进入婴儿体内。由于大多数药物在乳汁中的含量很少，为母体血药浓度的1%～2%，故药物对婴儿的影响不大。但有些药物进入乳汁的浓度较高，还有些药物能在婴儿体内蓄积。而新生儿的肝肾功能尚不完善，药物对新生儿可能产生不良影响。

妈妈如果口服四环素，在乳汁中的药物浓度可达到较高水平，会影响宝宝骨骼、牙齿的发育。妈妈服用磺胺类药物时，由于磺胺可与血浆白蛋白结合，可致血中游离的间接胆红素水平增高，加重高胆红素血症的危害，导致核黄疸的发生，对早产儿的危害尤甚。妈妈服用甲硝唑可使宝宝出现厌食、呕吐；妈妈服用呋喃类药剂量过大时，能引起宝宝溶血反应。

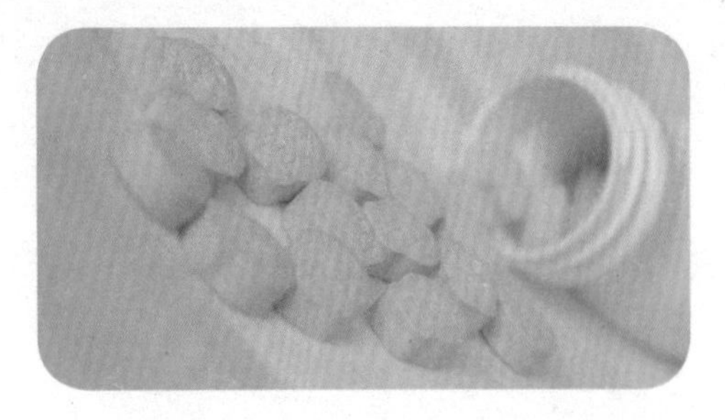

除上面列举的药物外，还有一些由乳汁中排出的药物，对宝宝可能造成不良影响。如：抗生素类药物有红霉素、氯霉素、链霉素，抗结核药有异烟肼，镇静安眠药有冬眠灵、溴化钠、苯巴比妥等。妈妈长期服用利血平，宝宝可产生鼻塞等症状。妈妈如每天吸烟20～30支，乳汁中的烟草酸含量足以使宝宝发生恶心、呕吐。

总之，药物虽然有治疗作用，但也有一定的副作用。新生儿对药物较为敏感，所以哺乳期妈妈用药时一定要慎重，既要考虑药物的治疗作用，又要考虑其对婴儿的影响。

专家提醒：

如果病情需要服药时，应当在医生的指导下，选用由乳汁排出量少，对宝宝影响不大的药物，以用最小的有效量为宜，一般用药3～5日。还可以根据药物的半衰期，调整哺乳时间。如病情较重，需要治疗，而药物对婴儿又有较大影响时，可以暂时停止哺乳，按时吸出乳汁以维持泌乳。

断奶

半岁后的宝宝单靠母乳供给营养就显得不足了，特别是有些宝宝依赖母乳，不吃其他食品，就更成问题了。因此，哺乳时间要适当，到了一定时间就应该断奶。

断奶可以逐步进行，有计划地给宝宝增加辅助食品以补充母乳的不足，也便于宝宝适应。自宝宝生后4～6个月开始逐渐增加下列辅食，如蒸蛋羹、稀粥、果泥、菜泥及苏打饼干等；自6～8个月起可以减少哺乳的次数，增加辅食的量，并可添加牛奶；最好在10～12个月断奶。当然断奶时间还要依个人情况来定。

妈妈也可以根据自已的工作情况决定哺乳的方式，如白天上班可以行人工喂养；下班后，可以母乳喂养。有些妈妈愿意延长哺乳时间，如哺乳一年半或两年也是可以的，但要注意及时添加辅食。

专家提醒：

断奶时，为避免妈妈继续泌乳，可在最后一次喂完奶，将乳房吸空，并将乳头及乳房清洗干净，敷以干净小毛巾，然后紧束胸部，3～4天后再解开；同时饮食上要少进汤汁类食物。

退奶方法

由于某些原因，如死胎、新生儿死亡，产妇有心脏病、肝炎或某种传染病等而不能哺乳时，或婴儿需要断奶时，可选择以下方法退奶。

注意饮食

注意少喝汤、少吃流质或油腻的食物。

雌激素

结合雌激素，口服，每片0.625毫克，每次5～7片，每日2～3次，共服5～7日。也可用己烯雌酚，口服，每次3～5毫克，每日3次，连服5～7日，其副作用有头晕、恶心、呕吐等。己烯雌酚也可以肌内注射，每次5毫克，每日1～2次，共5日，副作用较口服为轻。此外，还可以采用溴隐亭，口服，每片2.5毫克，每次1片，每日服2～3次，5～7日，尤适用于高泌乳素血症妈妈的退奶。在尚未下奶前使用效果最好。

中药退奶

可采用神曲15克，枳壳15克，焦麦芽50克，水煎服，每日1剂，共3～5日。外敷的中药有芒硝，具体方法：将芒硝分成2份，各100克，捣成细粒，分别置于两个纱布袋内，敷于两侧乳房，外加乳罩或布带紧束以固定之。注意芒硝易潮解成硬饼，故需每日更换1次，3～5日后便可消除奶胀。

■ 针刺疗法退奶

可采用光明穴（外踝直上5寸，腓骨前缘），足临泣穴（第4、5跖关节后0.5寸），进针1寸深，中等刺激，留针15分钟即可。

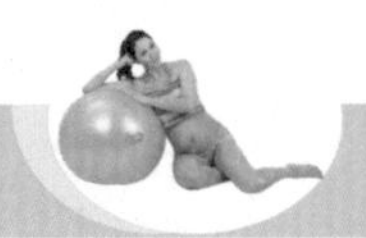

警惕产后疾病

尿潴留

产妇在分娩后3～4小时应当解小便，大多数产妇都能顺利地排出尿来。但有些宫缩乏力、产程延长或助产分娩的产妇，往往发生排尿困难，排不出尿或尿有不净则称为尿潴留。可采用以下方法促使排尿：

鼓励多饮水。

协助下床小便，小便时可采取半蹲半立的姿势。

用温水冲洗尿道周围，或让产妇听流水声以诱导其排尿。

在下腹部放置热水袋，刺激膀胱收缩。

针刺疗法也有一定效果。可取关元、气海、三阴交等穴，使针感向尿道方向传导。

肌内注射新斯的明0.5毫克。

上述方法均无效时，应在严密消毒情况下导尿，并留置导尿管，开始持续开放，24小时后可每隔3～4小时开放一次，2～3天后拔除导尿管，产妇多能自行排尿。

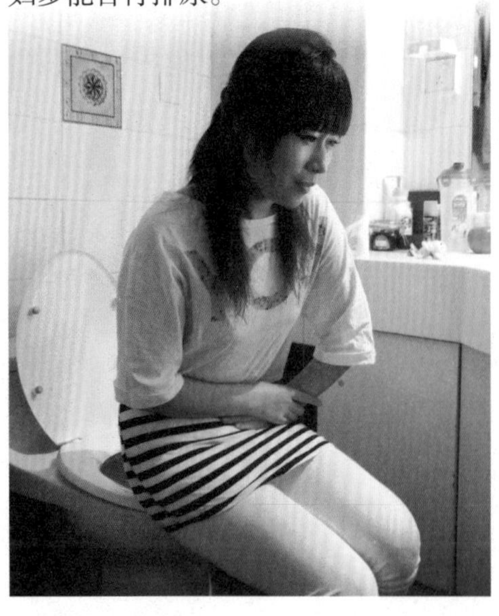

专家提醒：

在自行排尿后，要注意膀胱内有无残余尿。检查方法是产妇排尿后，立即在耻骨上方稍稍用力压小腹部，如果产妇仍有尿意，说明有残余尿。排尿后行B超检查，可以更准确地了解膀胱中是否仍有尿液存留。若仍有尿潴留时，可用上面列举的针刺或药物方法重复治疗一个阶段，直到恢复正常排尿为止。

腰腿疼痛

产妇腰腿痛的常见原因有：

妈妈在妊娠期间，由于子宫增大，身体重心的改变，腰背部和腿部肌肉被伸张及牵拉，常常会感到腰腿酸痛。

分娩时，双下肢屈曲、仰卧时间较长，再加分娩时的体力消耗，所以有些妈妈在产后常会感到腰腿痛加重。

有些产褥期妈妈过早地从事繁重的家务劳动，每天还要照顾婴儿，给婴儿换尿布或洗澡需要经常弯腰，也是引起腰腿痛的原因。

专家提醒：

由于上述原因引起的腰腿痛，在条件改善后，疼痛会逐渐减轻；或经休息数日后，疼痛可以自然缓解；若疼痛经久不愈，甚至日渐加重，则应就医，查清原因后予以治疗。

脱肛和痔疮

孕妈妈患有痔疮，分娩时向下用力，盆腔充血，以及胎头下降压迫等，加重了肛门的静脉曲张和充血，产后往往痔疮加重。

若痔疮脱出，要将脱出的部分还纳入肛门，然后用纱布卷压于肛门处，并紧束月经带，以防其再度脱出。便后，若痔疮再度脱出，应在清洗外阴及肛门后，再将脱出部分还纳，并用同法压迫，这样会慢慢好起来。

痔疮在分娩后的2～3周内，表现为红、肿、痛。有的妈妈因为怕痛，常常不敢解大便；而由于便秘、排便困难等，会使痔疮加重，形成恶性循环。每日定时大便，避免便秘也有助于缓解痔疮症状。

专家提醒：

产妇要注意饮食，多吃水果、青菜，除细粮外还应吃些粗粮，以防便秘。有痔疮的产妇，在产后可以应使用坐药或痔疮膏治疗。

当痔疮脱出，并发生水肿时，应将之还纳。方法是在痔疮的表面涂些药膏，用手指将充血水肿的痔疮慢慢推入肛门内。当局部水肿消退后，疼痛、下坠等症状便会减轻或消失。

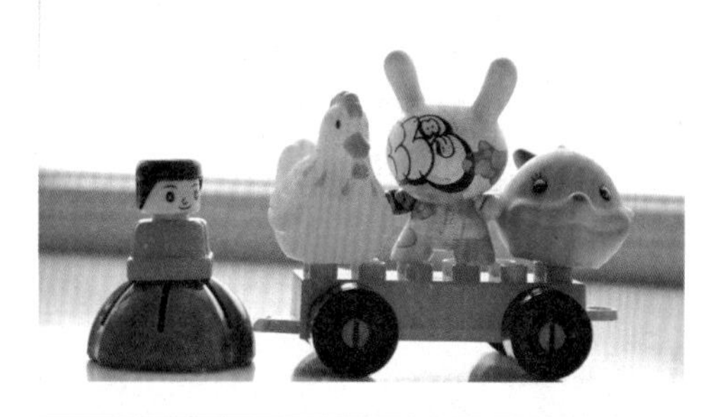

会阴伤口剧痛

分娩时，产妇会阴部发生裂伤或做会阴切开缝合后，往往会感到伤口处疼痛，但不重，坐时压迫或触摸时疼痛加重，但一般都能忍受。拆线前1～2天，因线结干燥，牵拉或摩擦时会感到牵拉痛，缝线拆除后就不痛了。如果伤口疼痛剧烈，就应想到是否有伤口感染或局部血肿发生的可能。

会阴血肿

产妇往往陈述会阴部胀痛。如果血肿过大，可以引起排尿困难；血肿向后上蔓延往往引起肛门部胀痛；阴道壁发生大血肿时，胀痛可能更重。特大的血肿，可以引起休克。遇此类情况需要向医生反映或及时进行处理。

会阴伤口感染

产妇经常感到局部疼痛剧烈，呈跳痛或刀割样痛，伤口四周红、肿、变硬，可有脓性分泌物流出，并伴有低

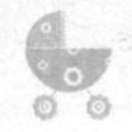

热。如有上述表现，需请医生及时处理。

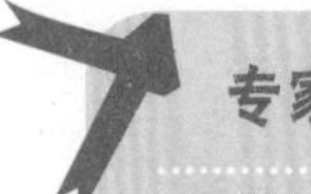

专家提醒：

当产妇发生会阴伤口疼痛时，不要以为伤口疼痛是正常现象，一定要请医生仔细检查有无感染或血肿等异常情况，以便及时处理。如经检查确无异常，可给予镇痛剂，以减轻疼痛。

子宫复旧不全

正常产后第一天，子宫底平脐。以后子宫底每天下降1～2厘米。在产后10～14日，子宫收缩变小，降入小骨盆腔内。若产后子宫底下降慢，迟迟不进入小骨盆腔，且恶露量多，为褐色或红褐色，应考虑为子宫复旧不全。

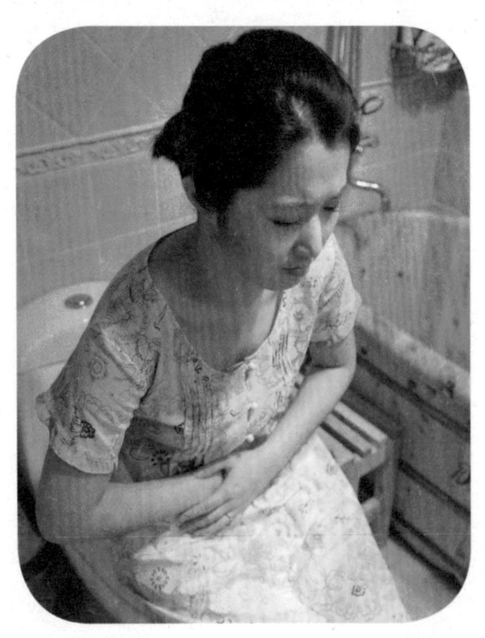

子宫复旧不全往往是由于产后感染，如子宫内膜炎、子宫肌炎，或者子宫内有胎盘或胎膜组织残留，影响子宫收缩所致。

乳汁淤积症

乳汁淤积症主要见于没有哺乳经验的新手妈妈。初产妇下奶后，由于没有哺乳经验，婴儿往往不能将乳汁吸尽；若发生了乳头皲裂，婴儿的吸吮常会使妈妈感到钻心的疼痛，而不能充分哺乳；还有因乳头发育不良，如乳头短、平或内陷，婴儿吸吮困难以致每次哺乳后仍有多余的乳汁积存于乳腺小叶的腺泡中，造成乳汁淤积症。

另外，初产妇乳汁中含有较多的脱落上皮细胞，可引起部分乳腺腺管堵塞，以致分泌的乳汁不能通畅地流出，而淤积于腺泡及腺管中。乳汁是细菌的良好培养基，乳汁淤积若遇有细菌的侵入，易发生乳腺炎。

由于乳汁淤积可以引起乳房局部胀痛，检查时会发现乳房局部有触痛的肿块，表面无明显红、肿，体温往往正常，白细胞计数多不升高。

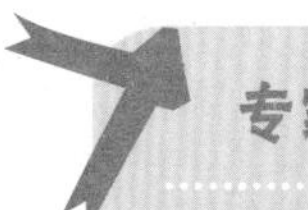

专家提醒：

一旦发生了上述情况应及时到医院就诊。通过按摩可以疏通乳腺腺管，使淤积的乳汁流出，乳房肿块缩小，疼痛减轻。另外，医生会告诉妈妈正确的哺乳方法，并要求妈妈在哺乳后尽量吸空乳房，防止再次发生乳汁淤积。

乳头皲裂

哺乳妇女发生乳头皲裂是常见的情况，尤多见于初产妇。引起乳头皲裂的主要原因是哺乳方法不当。哺乳时，宝宝若只吸吮乳头，吸吮的负压全部集中在乳头，就很容易发生乳头皲裂。另外，由于乳汁流出不畅，或新手妈妈不熟悉如何哺乳，导致哺乳时间过长，或乳头长时间含在宝宝口中，便容易造成乳头上皮浸软，以致乳头表皮剥脱及破溃。如果裂口较小，疼痛不重，仍可继续哺乳。

每次哺乳后，可在乳头破裂处涂10%复方安息香酊或10%鱼肝油铋剂软膏，保护创面，促进其愈合。下次哺乳前，将药物彻底洗净。如果裂伤较重，除用上述药物治疗外，可佩戴乳头帽哺乳，或用吸奶器吸出乳汁喂养宝宝，以防乳汁淤积。

发生乳头皲裂后，应注意保持局部清洁，防止继发感染及发生乳腺炎。待裂伤痊愈后，再正常哺乳。

乳腺炎

急性乳腺炎是产褥期的常见病，也是引起产后发热的常见原因之一，多发生在产后2～6周。引起感染的细菌以金黄色葡萄球菌为主。感染多来自宝宝鼻咽腔内寄生的细菌或产妇皮肤上的细菌。细菌多由妈妈乳头上的破口侵入，通过乳腺管进入乳腺内；有时身体其他部位的感染灶引起菌血症或败血症时，亦可导致继发性乳腺炎。

乳腺炎的临床表现为高热、寒战，患侧的乳房红、肿、热、痛，并有硬结和明显的触痛；患侧的腋窝淋巴结肿大，有触痛；白细胞计数升高，以中性粒细胞为主。

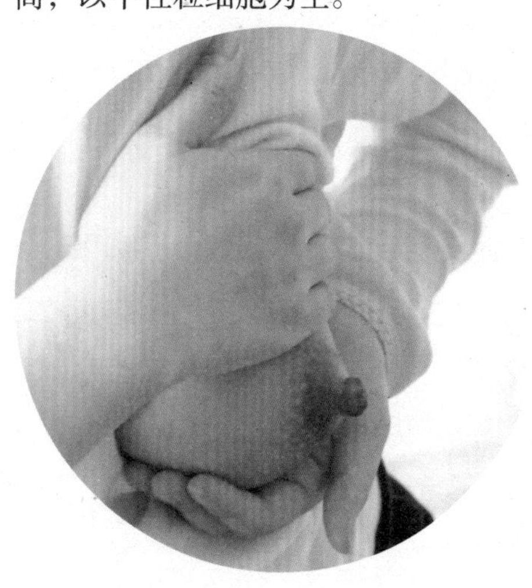

治疗上可采用青霉素肌内注射或静脉点滴，每日480万～800万单位。青霉素过敏者，可选用其他的广谱抗生素。若未能及时治疗，最终将形成乳腺脓肿，此时，全身和局部症状明显加重，需行脓肿切开引流，否则炎症还会进一步扩散。

乳腺炎是可以预防的。炎症初起时，如能及早发现，及时治疗，就会很快痊愈。

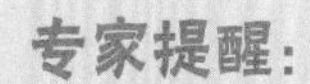

专家提醒：

乳腺炎的预防，应重视产前及哺乳期的乳房护理，采用正确的哺乳方法，妈妈个人及家庭的卫生也很重要。对单纯的乳汁淤积症要及时处理，如按摩、热敷和及时吸出乳汁等。乳腺炎早期病情较轻时，可将仙人掌去皮、刺，捣碎成糊状，外敷，或用中药如意金黄散和水调成糊，敷于硬结处；同时应用抗生素。乳头皲裂要及时处理，必要时要停止哺乳，待炎症好转后再恢复哺乳。

胎盘、胎膜残留

分娩时，若子宫内有胎盘、胎膜组织残留，特别是胎盘残留，则容易发生晚期产后出血、产褥感染及子宫复旧不全等。

胎盘残留引起产后出血，导致休克，需要输血及进行抢救。通过B超便能确定宫腔内有无残留物。若子宫内有残留物，则应在抗感染的同时，施行清宫术清除残留组织。手术前后酌情注射宫缩剂，以减少出血。

个别残留的胎盘组织在子宫腔内形成息肉，并引起持续性阴道出血时，应行手术切除息肉。

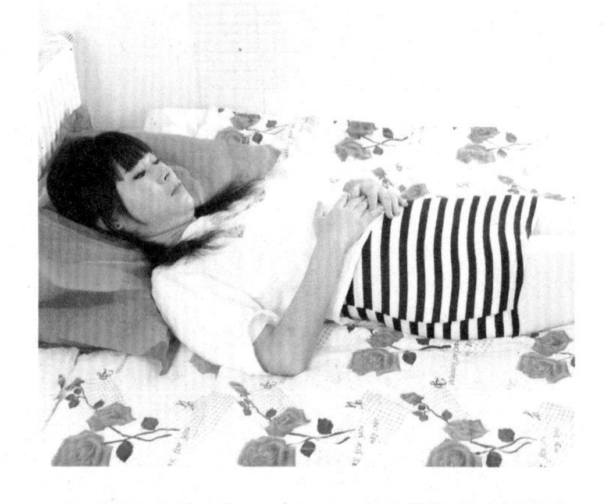

产褥期发热

产褥感染以外的常见发热原因有：

乳腺炎

乳腺炎是产褥期妇女发热的常见原因。除全身感染症状外，乳房局部有红、肿、热、痛。触痛肿块等炎症表现，可参考前面内容。

泌尿系统感染

症状表现为高热，有时伴有寒

战、尿频、尿急及腰痛等症状；单侧或双侧脊肋角有明显的叩痛；清洁中段尿检查发现大量的红、白细胞，尿培养有细菌存在，根据上述症状及尿常规检查即可做出诊断。

上呼吸道感染

产妇由于分娩的疲劳，抵抗力下降，或产后着凉、感冒，容易发生上呼吸道感染。除发热外，常伴有鼻塞、咽喉肿痛、咳嗽等症状，严重者还可发生肺炎，需要给予相应治疗。

产褥期中暑

多发生在夏季酷暑时节。由于气温高，室内又不通风，体内的热量不能散发，产妇表现为颜面及周身潮红，高热、无汗，皮肤干燥，身上长满痱子，重者发生昏迷。

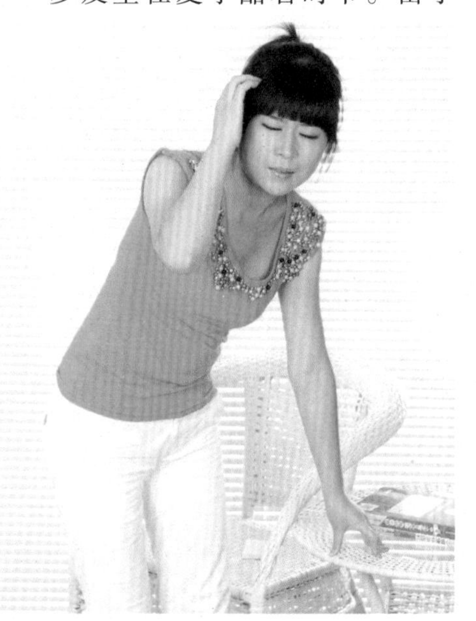

上述发热的各种病因，根据其临床表现、体征及实验室检查，都不难确诊。如无上述症状，而各检查又未发现明显异常者，但发热又出现在产后10日之内，则应考虑产褥感染的可能。

专家提醒：

产褥期妇女发热时，首先要了解发热开始的时间。从产后24小时起，到10日之内的发热，应多考虑为产褥感染。除产褥感染外，还有其他一些疾病也可以引起发热。较常见的如乳腺炎、泌尿系统感染、上呼吸道感染、产褥期中暑等。所以，产妇一旦发热，应积极查找发热原因，并针对病因进行治疗。

产褥感染以预防为主。首先应加强孕期保健，治疗各种孕期并发症，增强孕妈妈抵抗力；妊娠末期避免盆浴及性生活；接生用具要彻底消毒，产程中避免过多和不必要的阴道检查，注意无菌操作；产褥期注意个人卫生，保持外阴清洁；产后早期起床活动，适当运动，增强体质。产后发热时，不要滥用退热药，需经医生检查后，针对病因进行治疗。

产褥感染

产后生殖系统感染称为产褥感染，感染时经常伴有高热，故又称之为产褥热。多在产后10日内发病。产褥感染是产妇死亡的重要原因之一。

产褥感染多由细菌引起。致病菌种类很多，主要有厌氧链球菌、溶血性链球菌、葡萄球菌、大肠杆菌等。一般常为几种细菌引起的混合感染。感染主要来源于自身产道中存在的细菌或由外界带入产道的细菌。

自身原因

许多妇女的生殖道内就存在细菌。较常见的细菌是厌氧链球菌及大肠杆菌，偶见溶血性链球菌。平时并不致病，当产后机体内环境改变或产道损伤时，细菌便可乘虚而入，引起感染。

外界带入产道的细菌

是指产前、产时或产后，细菌从外界进入产道。如临近产期的性生活；接生时使用的器械、敷料、手套等消毒不彻底或产后卫生习惯不良等，均可能将致病菌带入产道引起感染。

细菌侵入产道后，依其毒力的强弱和机体抵抗力的不同，病情的轻重和发展亦各有不同。轻者是会阴部伤口的局部感染；若细菌上行入子宫腔，则可引起子宫内膜炎和子宫肌炎；细菌继续向上、向外扩散，可引起盆腔结缔组织炎、急性输卵管炎、腹膜炎、血栓性静脉炎，甚至发生败血症及感染性休克，引起死亡。

晚期产后出血

分娩24小时后至产后42日之内，产妇发生大量阴道出血，即为晚期产后出血。晚期产后出血发生的早晚，因情况不同而异。

晚期产后出血最常见的原因,是部分胎盘或副叶胎盘残留及剖宫产后子宫壁切口感染或愈合不良等引起。失血过多可以引起贫血；急性大量失血可导致休克，如不及时救治，可危及生命。因此，产妇一旦发生出血时，应及时去医院就诊。就诊时，产妇或家属应向医生提供分娩时的情况，以供医生诊治参考。

胎盘组织残留在子宫腔内引起的出血

多发生在产后10日左右，可为多次、反复的子宫出血，或突然一次大量出血，出血前没有什么预兆。

胎盘附着部位复旧不全引起的出血

是由于胎盘附着面在尚未完全修复之前发生了感染，引起的出血。出血时间常发生在产后2周左右，出血量通常不会太大。

剖宫产子宫切口感染或愈合不良引起的出血

有些妈妈在剖宫产后2～4周，甚或更长时间发生多量阴道出血，由于术时已确定无胎盘及胎膜组织残留，这通常是由于子宫切口感染或缝线过密、组织坏死而发生出血。

确诊后，医生会根据不同情况进行相应的处理。

专家提醒：

分娩后，仔细检查胎盘。当发现胎盘小叶不全或有副叶胎盘残留时，立即行手取胎盘或行清宫术。严格掌握剖宫产指征；子宫壁切口的大小要适度，以免发生严重的撕裂；子宫切口缝合线不可过密或过稀；有感染高危因素者应给予预防性抗生素治疗。如能做到上述诸项，晚期产后出血是完全可以避免的。

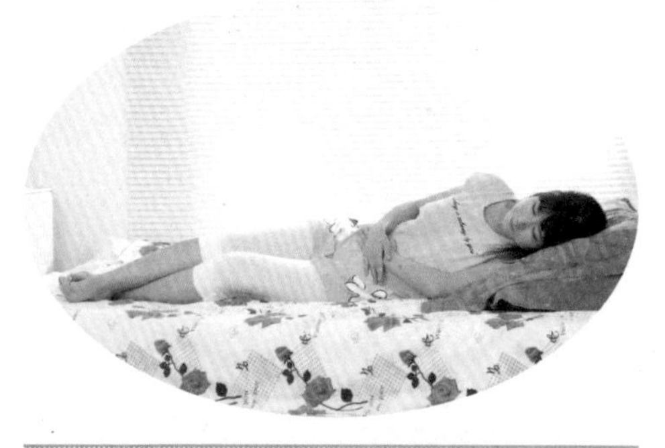

产后抑郁症

产后抑郁症，发生于产褥期，通常在产后2周发病，不伴有精神病症状的抑郁症，病因不明。

目前认为，产后内分泌环境的变化和社会、心理因素与其发病可能有关。内分泌变化与本病的关系尚未得到确切的证明；社会因素包括缺乏家庭支持，婴儿性别及健康的困扰，住房困难，家庭不和及经济拮据等，都可能成为重要的诱因；心理方面包括对初为人母的不适应，性格内向、保守固执者好发本症。有人认为，社会、心理因素是产后抑郁症发生的主要原因。

临床表现：睡眠不好、疲惫无力、烦躁易怒、悲观厌世、有负罪感；严重者不能照料婴儿或伤害婴儿。此症以心理治疗为主，酌情配合药物治疗，多在2～3个月后恢复正常，预后良好。

专家提醒：

发病与社会、心理因素有密切的关系。预防此病可多方给予支持，为产妇创造温馨的环境；对于性格内向的产妇，应从科学的角度详细耐心地解释妊娠、分娩过程及面临的种种问题，使其正确地对待客观存在，不钻牛角尖，使自己从各种压力中解放出来。

子宫脱垂

分娩时，胎儿通过产道，盆底肌肉和筋膜被牵拉，并向两侧分离，肌纤维也常有撕裂。这些损伤在产后虽然能得到部分的恢复，但很少能恢复到妊娠前的状态。分娩时会阴部亦常发生裂伤，使阴道口扩大、松弛；阴道壁也失去原有的紧张度，变得松弛而且容易扩张。上述改变都使得骨盆底组织比妊娠前薄弱。如果产后不加强锻炼，而且过早地参加较重的体力劳动，或有便秘及慢性咳嗽等增加腹压的情况，都会影响盆底组织的恢复，而使其变得更加松弛和薄弱，为日后发生子宫脱垂，埋下隐患。

产妇虽然具有发生子宫脱垂的危险因素，但如果加以注意，子宫脱垂还是可以预防的。

专家提醒：

为了预防子宫脱垂的发生，在产褥早期就应当做简单的康复体操，加强产后锻炼，并且逐渐增加运动量，以促进盆底组织早日恢复。

产褥期间不要总是仰卧，应当经常更换体位，如侧卧或俯卧，以避免子宫后倾，因为后倾的子宫更容易发生脱垂。

在做家务时，最好是站着或坐着，避免蹲着干活，尽量不要蹲着洗尿布或摘菜。

产后尤应防止便秘或咳嗽，避免增加腹腔内压，使盆底组织承受更大的压力而容易发生子宫脱垂。

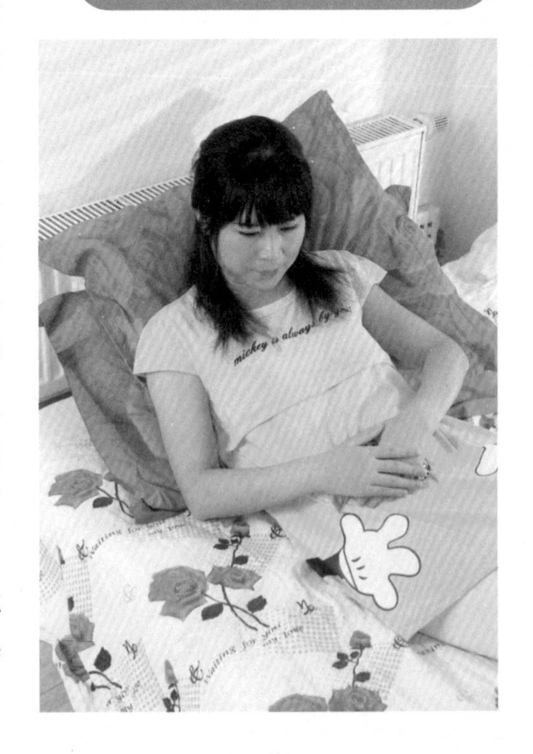

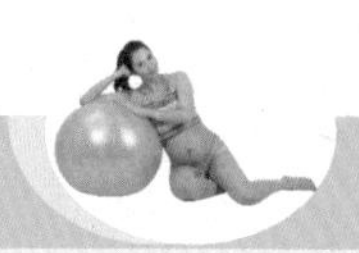

产后营养保障

产褥期的饮食原则

产后产妇的饮食非常重要，关系到产妇的身体能否尽快、更好地恢复，但这并不意味着要无限制地给产妇加强营养。产妇产褥期的饮食原则是：富有营养、易于消化、少食多餐、粗细夹杂、荤素搭配、变化多样。

味道清淡，保证热量

月子里产妇卧床休息的时间比较多，所以应采用高蛋白、低脂肪饮食，如黑鱼、鲫鱼、虾、黄鳝、鸽子、各类蔬菜等，避免因脂肪摄入过多引起产后肥胖。

产后最初几天应吃些清淡、易消化、营养丰富的食物。要多喝些汤类，如鸡汤、鱼汤、排骨汤、猪蹄汤、牛肉汤等，可以促进食欲和乳汁分泌。为方便消化，应多采用蒸、炖、焖、煮等烹调方法，尽量少用或不用煎、炸的方法。母乳喂养的妈妈还要多吃富含钙的食品。产妇每日热量的供给为11 500～12 550千焦，其中主食400克，牛奶250克，肉类100～150克，豆制品100克，蔬菜和水果400～500克。

多吃流质、半流质食物

为方便消化、吸收，同时促进乳汁分泌，产妇要多吃流质、半流质食物，如各种汤类、粥类等。同时各类蔬菜、水果也要多吃一些，如冬瓜、蘑菇、番茄、黄瓜、油菜、白菜、扁豆、海带、茄子、胡萝卜、芸豆、桃子等，不仅可以促进食欲，还可以帮助消化和排泄，补充人体需要的各种维生素。

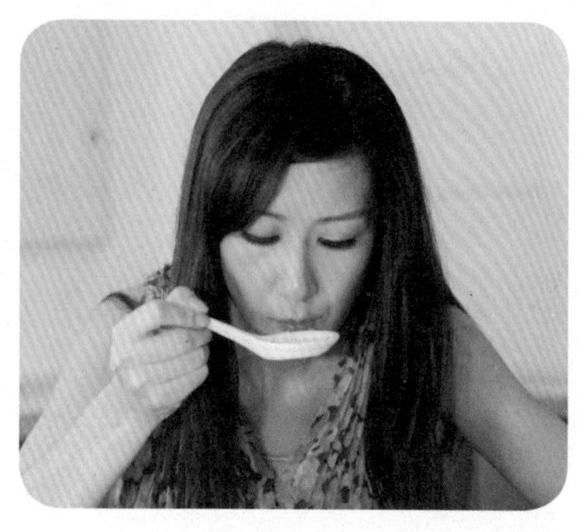

有荤有素，粗细搭配

产妇的食物品种要丰富，荤菜素菜要搭配，常吃富含粗纤维的食物如杂粮，这对预防和改善便秘有好处。食物中的许多营养素是产妇身体所必需的，应有选择地多吃，如奶类及其制品内含丰富钙，可以预防骨质疏松和婴儿佝偻病；动物内脏含丰富铁，可以预防贫血；瘦肉类、贝壳类含丰富的锌，对宝宝的智力开发大有好处。这些营养物质可通过母乳传送给婴儿，因此，在月子里及整个哺乳期，妈妈应多吃一点。

产妇剖宫产的饮食原则

剖宫产的新妈妈要比自然生产的新妈妈对饮食营养的要求更高，这是因为，手术给产妇的身体带来了一定的损伤和消耗，因此，剖宫产的新妈妈产后恢复会比自然分娩的新妈妈要慢些。同时，由于手术刀口的疼痛，新妈妈的食欲会受到影响。在这种情况下，家人对产妇的饮食更要讲究科学，合理搭配、精心烹制。

剖宫产后，产妇不要急于吃鸡蛋等食物，可先喝点萝卜汤，帮助因麻醉而停止蠕动的胃肠道恢复正常运作，等肠道排气后，再吃其他食物。

术后第一天，一般以稀粥、米粉、藕粉、果汁、鱼汤、肉汤等流质食物为主，一次不要吃得太多，一天分6～8次进食。

术后第二天，可吃些稀、软、烂的半流质食物，如肉末、肝泥、鱼肉、蛋羹、烂面、烂饭等，一天可进食4～5次。

第三天后，就可以进行普通饮食了，注意优质蛋白质、各种维生素和微量元素的摄取，主食、副食要合理搭配，每天主食350～400克，牛奶250～300毫升，肉类150～200克，鸡蛋2～3个，蔬菜水果400～500克，植物油30克左右。

月子期间禁忌的食物

避免寒凉生冷食品。产妇产后身体正处于气血亏虚之中，若进食生冷或寒凉食物，不利于气血的充实，容易导致脾胃消化吸收功能出现障碍，不利于恶露的排出，且对牙齿也不利。因此，坐月子期间绝对不可以吃雪糕、冰淇淋、冰冻饮料等，而应多食用些温补食物，以利气血恢复。

避免食用辛辣等刺激性食物。

辛辣温燥之食可助内热，使产妇上火，引起口舌生疮，大便秘结，或痔疮发作，伤津耗气、损血，加重气血虚弱，且妈妈内热可通过乳汁影响婴儿。所以，产妇在1个月内应禁食韭菜、大蒜、辣椒、胡椒、茴香、酒等。另外，浓茶、咖啡等刺激性食品，会影响睡眠及肠胃功能，对宝宝的生长发育也极为不利。因此，月子期间乃至整个哺乳期，产妇应避免吃辛辣等刺激性食品。

避免酸涩收敛食品。这类食品如乌梅、南瓜等，阻滞气血运行，不利恶露的排出，产妇应避免食用。

避免口味过重。产妇的饮食要清淡，避免过咸食品，因为过多的盐分会导致水肿。产妇每天盐的摄取量应不超过4克。

避免饮用麦乳精。麦乳精是以麦芽作为原料生产的，含有麦芽糖和麦芽粉，而麦芽会影响乳汁的分泌，甚至回奶。

谨防产妇饮食误区

■ 误区一：产后多食母鸡能强身增乳。

过去产妇坐月子，无论是家人或亲朋都给产妇炖老母鸡汤。因为人们一直认为老母鸡营养价值高，又能给产妇补身子，还能够下奶，一举两得。但科学证明，多吃母鸡不但不能增乳，反而会出现回奶现象。其原因是：母鸡中含大量的雌激素，会大大降低泌乳激素的生成，反而抑制了乳汁的分泌。要想乳汁充盈，产妇应该吃公鸡肉，公鸡性属阳，温补作用较强，其体内所含的雄激素有对抗雌激素的作用，会使乳汁增多，而且公鸡所含脂肪较母鸡少，不易发胖，宝宝也不会因为乳汁中脂肪含量多而引起消化不良、腹泻。

■ 误区二：产后不宜食用水果。

长期以来人们认为水果较生冷，产后进食会对胃肠产生不良影响，不宜食用，其实有些水果还是应该吃一些。因为产妇分娩时失血、生殖器损伤及产后哺乳等需要，应得到全面的营养，水果中富含的营养素，是其他食物不可替代的，当然应少量多次食用，如香蕉、苹果，一次不要吃得太多。西瓜、梨等性味属寒，产褥期不能吃，以免引起腹泻。

■ 误区三：产后宜多吃红糖。

中医认为：红糖性温，有益气、活血、化食的作用，因此长期以来一直被当作产后必不可少的补品。但近年来的研究表明：过量食用红糖反而会对身体不利，因为初产妇产后子宫收缩较好，恶露亦较正常。而红糖有活血作用，如食入较多，易引起阴道出血量增加。所以产后食用10天左右即可，不宜久食。

■ **误区四：吃得越多，身体恢复越快。**

产妇身体恢复是否好，取决于饮食上是否营养均衡全面。产妇如果吃得太多，一则会造成胃肠功能紊乱；二则会引起身体肥胖；三则容易发生高血压病、糖尿病等，使妈妈们增添新的烦恼。

适宜产妇的食品

鸡蛋

鸡蛋含有丰富的蛋白质、氨基酸、矿物质，且容易被消化、吸收。蛋黄中的铁元素对产妇贫血有疗效。鸡蛋的做法很多，如煮着吃、做蛋花汤、蒸蛋羹或打在面汤里等。鸡蛋虽营养丰富，但也不宜吃得过多，每天2～3个就可满足身体的需要。

小米

小米有很好的滋补效果，富含维生素B、膳食纤维和铁元素。产妇最好每天晚上喝一碗小米粥，也可与大米合煮成二米粥。

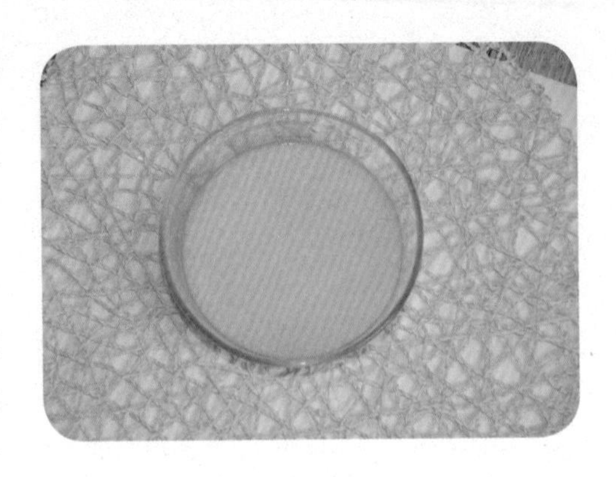

鱼

鱼含有丰富的优质蛋白，尤其是鲫鱼和鲤鱼，通脉、催乳效果好，鱼的做法很多，可清蒸、红烧或炖汤。

芝麻

芝麻富含蛋白质、铁、钙、磷等营养成分，滋补效果好，非常适合产妇食用。多吃可预防产后钙质流失及便秘。

花生

花生能养血止血，具有滋养作用，可治疗产妇贫血或出血。但每次不要吃得太多。

红糖、红枣、红小豆

这些红色食品富含铁、钙等元素，可提高体内血红蛋白，帮助产妇补血、祛寒。

蔬菜类

莲藕。莲藕中含有丰富的维生素和矿物质，清淡爽口，脆嫩有加，具有健脾益胃、润燥养阴、行血化瘀、清热生乳的功效。产妇多吃莲藕，能及早清除体内瘀血，增进食欲，帮助消化，促使乳汁分泌，有利于新生儿的喂养。

莴笋。莴笋含有多种营养成分，尤其富含钙、磷、铁，具有清热利尿、活血、通乳的作用，尤其适合产后少尿及无乳的产妇食用。

黄花菜。黄花菜中含有蛋白质及矿物质磷、铁、维生素A、维生素C及甾体化合物，具有利尿消肿、止痛、补血、健脑的作用，产褥期产妇容易腹痛、小便不利、面色苍白、睡眠不安，多吃黄花菜可消除以上症状。黄花菜尤其适合做汤，味道鲜美，滑爽宜人。

黄豆芽。黄豆芽中含有大量蛋白质、维生素C、纤维素等，其蛋白质是组织细胞的主要原料，能修复分娩时损伤的组织；维生素C能增加血管壁的弹性和韧性，防止产后出血；纤维素能润肠通便，防止产妇发生便秘。黄豆芽可做汤或炒着吃。

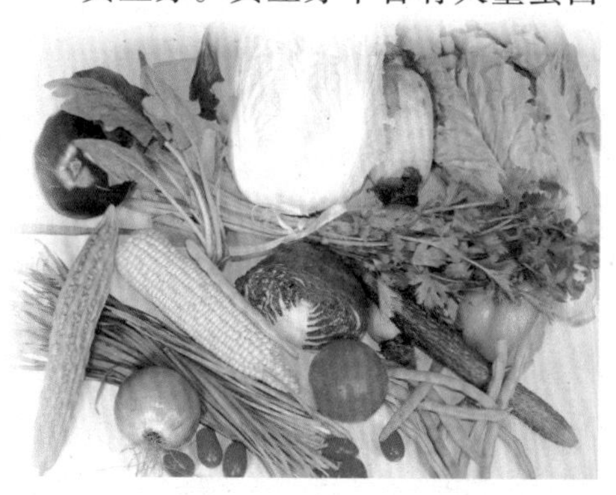

海带、海苔、紫菜。这些海产品中含有丰富的碘和铁，碘是合成甲状腺素的主要原料，铁是制造血红蛋白的主要原料，产妇多吃这类海产品，能增加乳汁中碘和铁的含量，有利于新生儿的生长发育。这些海产品适合做汤，海苔可干吃，紫菜可做成紫菜卷等料理，异常鲜美。

胡萝卜。胡萝卜含有丰富的胡萝卜素、维生素A、维生素B、维生素C，最适合于产妇食用。

西芹。西芹纤维素的含量在蔬菜里面是比较高的，可以预防和缓解便秘。

水果类

香蕉。香蕉具有很强的通便补血作用，因为香蕉里含有大量的纤维素和铁元素。对产妇来说，香蕉是极佳的补益水果。因为产妇卧床休息时间较多，胃肠蠕动功能较差，极易发生便秘，而香蕉润滑通便效果好，有利于大便通畅。另外，产妇产后失血较多，急需补血，而铁元素是造血的主要原料之一，所以产妇多吃就可以达到既通便又补血的作用。妈妈体内的铁元素多了，可通过乳汁传递给宝宝，对预防宝宝贫血也有一定帮助作用。

桂圆。桂圆又叫龙眼，是营养极其丰富的一种水果。中医认为，桂圆味甘、性平、无毒，入脾、心经，为补血益脾之佳果。产妇产后体质虚弱，应适当吃些新鲜的桂圆或干燥的龙眼肉，既可补脾胃之气，又能补心血不足。

橘子。橘子中含有丰富的维生素C和钙质。产妇分娩后子宫内膜有较大的创面，出血较多。而维生素C能增强血管壁的弹性和韧性，可防止出血。另外，橘核、橘络有通乳作用，产妇乳腺管不通畅时，除可引起乳汁减少外，还可发生急性乳腺炎，影响对婴儿的喂养，吃橘子能够避免以上现象的发生。

山楂。山楂中含有丰富的维生素和矿物质，还含有大量的山楂酸、柠檬酸，可以起到生津止渴、活血化瘀的作用。产妇分娩后因过度劳累，往往食欲不振、口干舌燥、饭量减少，如果适当吃些山楂，可增进食欲、帮助消化，有利于身体康复。另外，山楂还能有效排出子宫内的瘀血，减轻腹痛和不适。

红枣。中医认为，红枣中维生素的含量最多，还含有大量的葡萄糖和蛋白质。具有补脾养胃、益气生津、调整血脉、和解百毒的作用，尤其适合脾胃虚弱、气血不足的产妇食用。

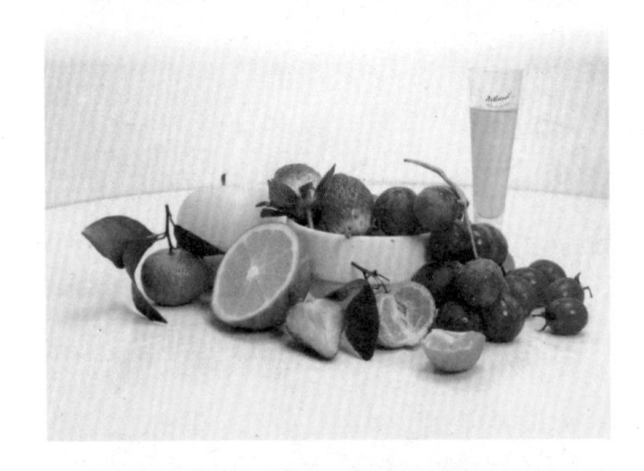

产褥期食谱与营养药膳

分娩后产妇由于大量失血，常造成气血两虚，出现大便秘结、乳汁不足、头晕、乏力，腹痛等症状，如果在饮食上加以调理，对症进补，则可帮助产妇缓解不适，使身体早日康复。

肉汤类

各种汤类，如鸡汤、排骨汤、牛肉汤、猪蹄汤、肘子汤等，对产妇的身体有很强的滋补作用。如猪蹄炖黄豆汤，营养丰富，且又容易消化吸收，可以促进乳汁的分泌，是传统的下奶食品。排骨汤可改善月子期间的贫血症状。牛肉汤具有缓和神经紧张的作用。肘子汤能补血通乳，可改善产后缺乳症。王不留行猪蹄汤通乳效果极佳。

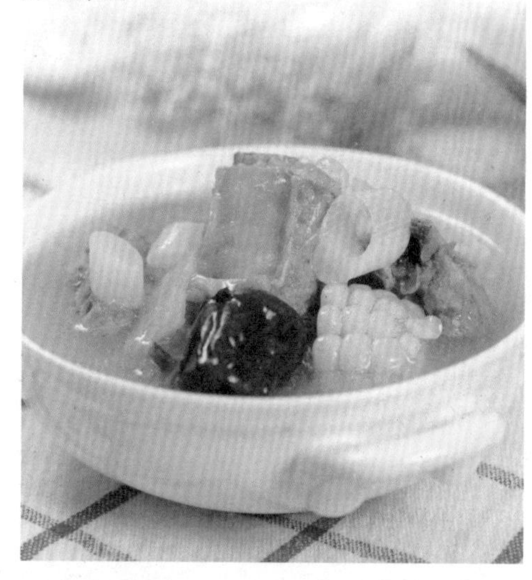

山楂粥

［食材］山楂15克，大米50克，红糖8克。

［制作］先将山楂加水煎煮，然后取浓汁加入大米、红糖煮成粥。

［功效］此粥具有开胃消食、活血化瘀的功效，适宜于产后恶露不尽、腹部疼痛、食欲不振等。

龙眼肉粥

［食材］龙眼15克，红枣15克，粳米60克。

［制作］把以上3种食材放入锅中煮粥，吃时加少许红糖。每日早晚食用。

［功效］安神养心、健脾补血，适用于产后贫血、心悸失眠、体质虚弱的产妇。

黑木耳粳米粥

［食材］黑木耳15克，红枣15枚，粳米60克。

［制作］黑木耳用温水泡发洗净，然后与红枣、粳米一起熬煮成粥，吃时加入冰糖或红糖。每天早晚吃。

［功效］益心补血，适用于产后失血较多、头晕目眩、唇白甲淡、面色发白、脱发的产妇。

猪蹄葱白炖豆腐

［食材］猪蹄1只，葱白2节，豆腐60克，黄酒30毫升。

［制作］将猪蹄洗净切开，与葱白、豆腐同放入沙锅内，加水适量，文火煮30分钟，再倒入黄酒，加少许盐，饮汤食用。

［功效］适用于乳房胀痛、肝郁气滞、乳汁不通的产妇。

柏子仁粥

［食材］柏子仁15克，粳米50克，蜂蜜15克。

［制作］把柏子仁、粳米一同放到锅内，文火煮粥，食用前加蜂蜜，每日分两次服用。

［功效］安血养神，适用于大便秘结、失眠多梦的产妇。

山药鲫鱼烧通草

［食材］活鲫鱼1尾，山药300克，通草10克。

［制作］将鲫鱼去鳞、内脏，洗净，同山药、通草一起放入沙锅内，加水煮至鲫鱼熟烂，吃鱼喝汤。

［功效］活血通络，可治疗产后缺乳、少乳。

当归生姜羊肉汤

［食材］当归15克，生姜15克，羊肉250克。

［制作］将羊肉切小块，同当归、生姜放入瓷罐中，加水500毫升，用旺火炖至羊肉熟烂后食用。

［功效］活血通络，适用于产妇分娩后小腹持续疼痛。

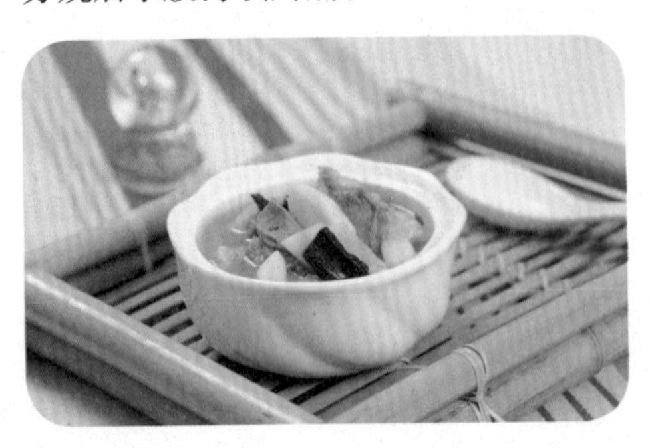

专家提醒：

喝催乳汤不能过早，也不能过迟。因为各人体质不同，泌乳时间也有差异。但泌乳的早晚不会影响产奶量的多少。正确的做法是：有初乳就尽量给宝宝吃，试喂2天，如果奶确实不够吃，再开始喝催奶汤。

苏木益母草煲鸭蛋

［食材］苏木9克，益母草30克，青皮鸭蛋2个。

［制作］将上述3味食材加水同煮，待鸭蛋煮熟后去壳再煮2～3分钟，喝汤吃蛋。

［功效］对于产后腹痛有很好的疗效。

何首乌粳米红枣粥

［食材］何首乌30克，红枣15枚，粳米80克。

［制作］先将何首乌煎取浓汁去渣。粳米、红枣同入沙锅内，文火煮粥，粥稠时放入红糖少许，每日早晚两次。

［功效］补气血、益肝肾，适用于产后血虚、眩晕耳鸣、腰膝酸痛，大便干结、脱发的产妇。

第四章

给宝宝满满的爱

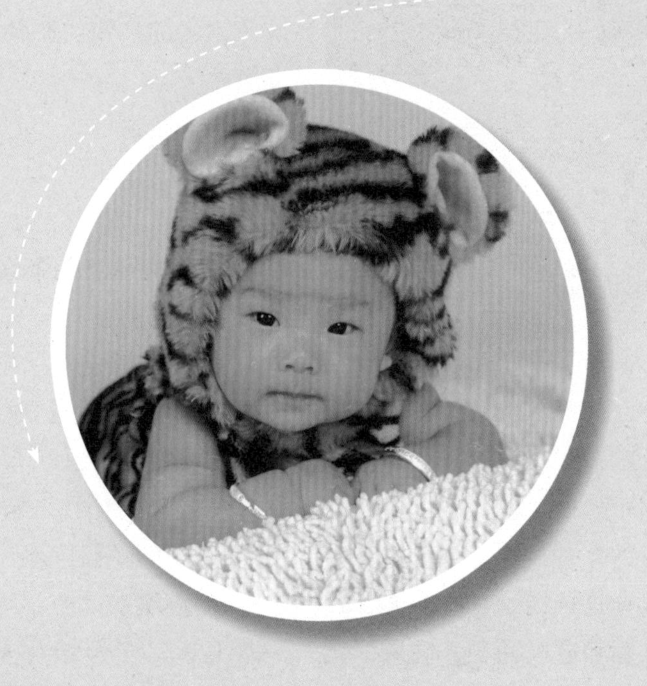

初为人母的你也许不是最有经验的妈妈，但只要为宝宝付出全部的爱，宝宝就会健康快乐地成长。做个好妈妈，享受宝宝带来的快乐。

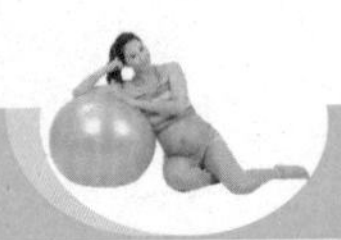

宝宝物品搭配方案

哺乳用品

■大奶瓶

2个，每个240毫升左右。1个选择PC材质，可耐120℃高温，可消毒；1个玻璃材质。

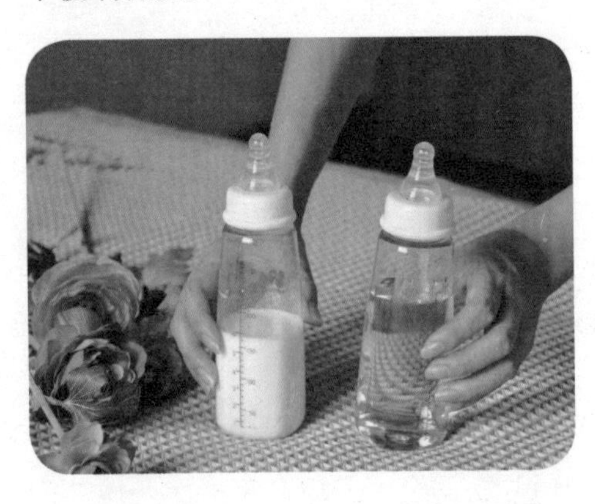

■小奶瓶

2～3个，每个120毫升左右。1个宽口径，2个一般口径（喝水、果汁用），材质同上。

■备用奶嘴

若干。建议选用食品级液态活性材质。有乳胶和硅胶两种，乳胶为黄色，柔软，质感接近妈妈乳头，但易破损，适合刚出生至长牙前的宝宝使用；硅胶为透明白色，没有异味，不易老化、抗热抗腐蚀，较耐用，适合大点的宝宝。

■安抚奶嘴

2个。可安抚宝宝情绪，同时具有咬牙固齿的作用。有初生型、较大婴儿型可选。

■奶瓶刷

1个。有抗菌功效。

■奶瓶消毒锅

1个。建议选用蒸汽式。

■专用奶瓶夹

1个。搭配消毒锅或微波炉使用，安全、卫生，可防止烫伤。

■奶瓶保温桶

1个。外出用，配合奶瓶口径挑选，或选择通用型的。

■暖奶宝

1个。方便给牛奶加热、恒温

保存。

■奶粉盒

1个。外出用，使用方便。

■食物研磨器

1套。6个月以上宝宝，添加辅食研磨用，方便、快速、可清洗。

■幼儿安全汤匙

2把。可选购感温的材质，可测试食物是否过热，安全卫生。

■挤奶器

1个。可吸出多余的乳汁，减轻乳房胀痛。有手动和电动可选。

■防溢乳垫

1打。建议使用一次性乳垫，卫生方便。

■乳头保护罩

1对。哺乳时保护乳头，防止宝宝吸吮时咬伤，可减轻乳头疼痛或龟裂。

■束腹带

1个。可帮助子宫收缩，用于产后体形修复。

■抗菌免洗裤

若干。贴身透气，抗菌防臭，干净卫生。

清洁保养用品

■浴盆

1个。新生儿洗澡专用。

■婴儿沐浴床

1个。与浴盆搭配使用，安全舒适。

■洗澡水温计

1个。测量洗澡水温度，防止热水烫伤宝宝。可选购卡通形的。

■婴儿专用洗发精、沐浴露、香皂各1瓶（块）。不含香精、色素、

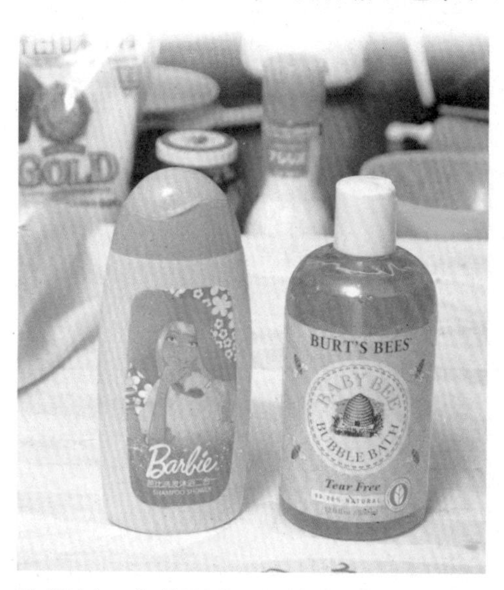

防腐剂，产品温和，无泪配方。

■洗澡纱布

半打。100%纯棉，质地柔软，吸水，要常更换，以免损伤宝宝肌肤。

■大浴巾

2条。100%纯棉，吸水，不刺激宝宝肌肤。

■婴儿润肤油、润肤乳

1瓶。不含香精、色素、防腐剂，产品温和，不刺激宝宝肌肤。

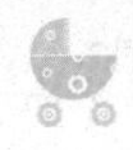

■凡士林

1盒。宝宝肛门润滑及滋润肌肤用。

■尿疹膏

1盒。可预防和舒缓尿布区的皮肤红肿过敏症状。

■爽身粉或痱子粉

1盒。婴儿专用。

■棉花棒

1～2罐。用于清洁婴儿耳、鼻。

■柔湿巾

3包。一次性使用，方便卫生。不含香料、酒精和其他添加物，不刺激宝宝肌肤。

■纱布手帕

半打。100%纯棉，质地柔软，吸水性强，不刺激宝宝肌肤。

■指套乳牙刷

2个。食物级液态硅胶材质，耐高温，可消毒，不伤宝宝牙齿。

衣物用品

■新生儿纱布内衣

4～6件。100%纯棉，吸汗性能良好，透气性好，伸缩性强。

■纸尿裤、尿布

纸尿裤，小号，一包。尿布，纯棉质地，若干。

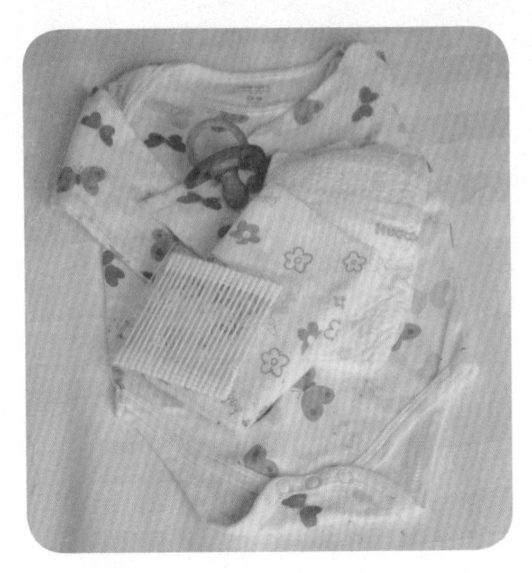

■新生儿纱布肚衣

4～6件。

■婴儿帽、包巾或包被

各2套。外出使用，100%纯棉，柔软。根据季节，选择薄厚。

■围兜

3～5个。防水性强，便于清洗。也有一次性的。

居家用品

■婴儿床

1张。木制，最好带蚊帐。

■婴儿床围

1套。纯棉，柔软，有填充物。预防宝宝碰伤。

■床垫

1套。纯棉，柔软，有填充物。预防宝宝碰伤。

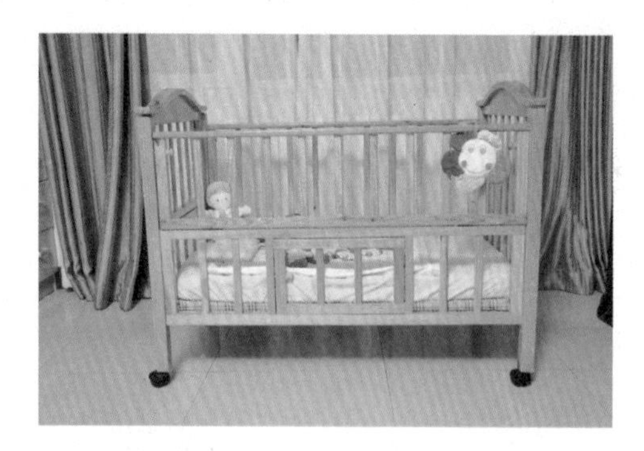

■床单

2条。纯棉，柔软。

■婴儿被、睡袋

1～2件。纯棉，外罩可拆卸，睡袋可防止宝宝踢被受凉。

■婴儿枕、定型枕

各1个。柔软透气，最好选购蚕沙、茶叶或荞麦皮的内胆。定型枕可防止宝宝头部睡偏。

■隔尿垫

2个。吸水性强，表面为纯棉最好，宝宝可直接放在上面。

■床头音乐铃

1个。可吊挂在婴儿床上，安抚宝宝的情绪。

■抓握玩具

若干。提高宝宝视力、听力，锻炼其手指抓握能力。可选购颜色鲜艳、能发声，最好是布艺软性玩具，安全。

■幼儿坐便器

1个。可逐渐训练宝宝排便方式。

外出用品

■汽车安全座椅或提篮

1个。用在汽车上，对宝宝安全，预防意外伤害。

■婴儿手推车

1辆。简易或豪华型，选择可折叠的，方便外出。

■背婴袋

1个。带宝宝外出的工具，使用方便、安全省力。适合2个月以上的宝宝。

医疗用品

■婴儿安全指甲钳

1个。设有安全装置，专为宝宝小手设计。

■吸鼻器

1个。有防逆流和吸管式两种，宝宝感冒时，鼻涕呈液体状时使用。

■喂药器

1个。安全省事，宝宝生病喂药时使用。

■电子体温计

1个。使用方便、快速、安全。

安全用品

■安全别针

1组。配有动物图案，使用安全。

■桌角保护套

2组。弹性好，保护小孩不会被撞伤。

■安全电插座套

1组。绝缘完全，可避免宝宝触摸。

■安全门卡

脚套卡在门窗上，防止关闭门窗时卡伤宝宝手指。

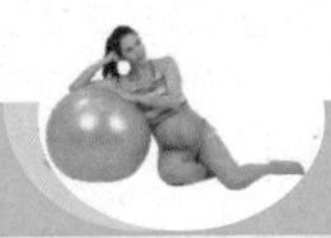

谁更适合照顾宝宝

宝宝出生后谁来带，对于年轻的父母来说的确是个问题。不管让谁来带宝宝，都要以有利于宝宝健康发展为目的。

新手父母观念新

利：爸妈亲带宝宝，亲子关系更加稳定，并且可以对宝宝进行全方位的呵护和教育，为宝宝的一生成长和教育打下坚实的基础。在教育方面会有很多新理念，有利于宝宝的成长。

弊：可能因此要放下工作，也可能变成一个整天埋头于家务事的妈妈或爸爸，业余休闲时间减少。

建议：可以时常上上网或者经常和朋友、以往的同事聊聊天，以便了解他人工作和学习情况，同时带宝宝期间，也不要停止学习和了解外部信息。这样等宝宝可以上幼儿园时，就可以快速地进入工作状态。

老人照顾经验多

利：老人带宝宝，既可使你在工作时安心，也给老人排遣了寂寞和孤独，且老人是过来人，在抚养和教育宝宝方面经验较丰富，对宝宝也耐

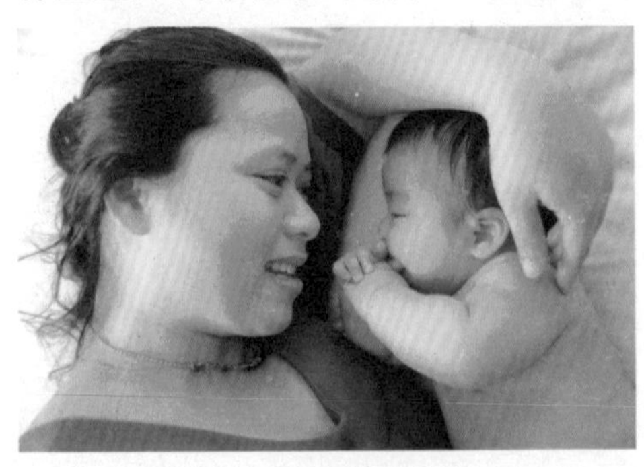

心、细致。

弊：你和老人之间可能会因为育儿观念的差异产生矛盾。现在宝宝的生活条件和过去相比发生了很大的变化，老人可能会凭直觉和感情去对待宝宝，缺乏现代的育儿理念，从而造成对宝宝教育不到位，影响宝宝的综合素质发展。

建议：即使你打算让老人带宝宝，自己也要常陪陪宝宝，因为你才是宝宝最好的育儿师。你可以买些育儿书，和老人共同探讨育儿方法，帮助老人接受新事物。如果你要请保姆和老人一起照顾宝宝，必须事先和老人沟通一下，征得老人同意，以免发生不愉快。

保姆、月嫂更专业

利：可以让你专心工作，自己可以有专门的闲暇时间聚聚会、逛逛街。万一自己生病了，宝宝还有人带。重要的是，可以免去很多新旧育儿观念的冲突。

弊：你会比较操心，特别是保姆不尽如人意时，因为保姆带孩子毕竟不如自己尽心，而且你跟宝宝的感情交流时间也要少些。

建议：最好找个可靠的保姆，可以让请过保姆的朋友推荐一个。也可以在宝宝稍大些时白天请保姆带，晚上自己带，这样既可以缓解自己的经济压力，又可以增进自己和宝宝的感情。

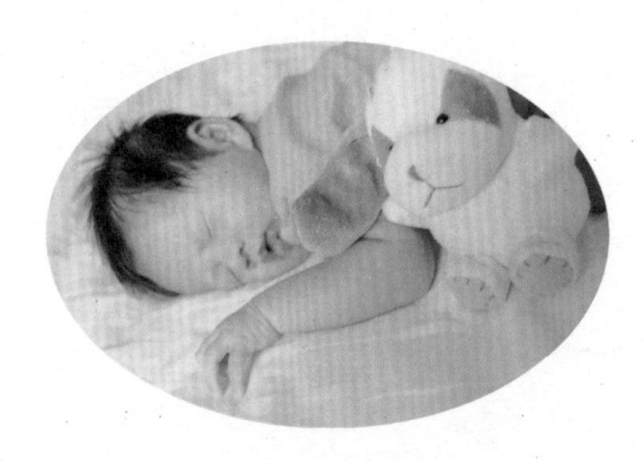

亲戚帮忙要可靠

利：比较可靠，你不会因害怕宝宝发生意外而担心。

弊：因为有亲戚关系，即使你发现她的方法不好，也不好意思说。

建议：在找亲戚带宝宝之前，先了解一下她的背景，提前跟她沟通一下。最好找带过孩子的亲戚来照顾宝宝，这样更有利于宝宝的生长发育。

专家提醒：

老人忙碌了一辈子，晚年还要帮子女照顾宝宝，真的很辛苦，所以子女不忙的时候尽量多带带宝宝，让老人多休息下，有自己的闲暇时间。

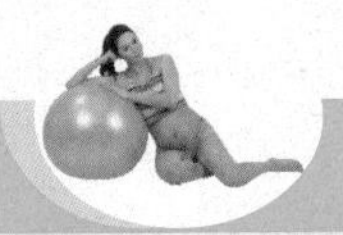

月子里宝宝成长情况

月子里宝宝成长信息

0～28天宝宝的成长记录

身长：出生时身长一般为47～52厘米，到满月时，男宝宝身长平均为54.5厘米，女宝宝身长平均为53.5厘米。

体重：平均体重达3 500克。

胸围：出生时胸围一般为31～33厘米，满月时一般为36厘米。

头围：出生时平均头围为35厘米，满月时为36～37厘米。

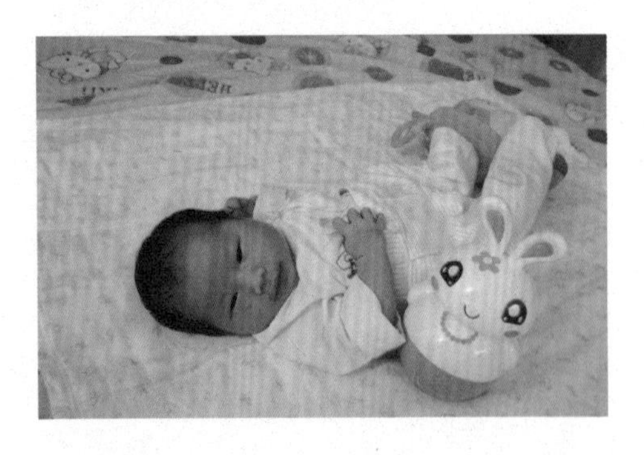

初生宝宝很“敏感”

新生宝宝的听力特别敏感，只要听到爸爸妈妈的声音，他就会马上做出反应，这是因为宝宝在子宫里就已经熟悉了爸爸妈妈的声音。当你对他微笑时，他会手舞足蹈；当你用温柔的语气抚慰他时，他会变得很安静；当你大声说话时，他会感到恐惧。

皮肤是宝宝最敏感的器官，哺乳时与妈妈皮肤的接触，以及洗澡时的触摸，都会使宝宝有一种舒适的安全感。这是因为宝宝刚脱离妈妈温暖的子宫，很需要温暖和安全感，以适应现在的外部环境。

宝宝对外界的反应也很敏感。当宝宝饥饿时，他会移动头部，这时只要有任何物体接近他的嘴角，他都会将头转过来，因为存在条件反射使他觉得那个物体就是妈妈的乳房。

初生宝宝爱“反应”

正常的新生儿很容易引起握持反射，但这种现象在几周内就会消失。你可以这样测宝宝的握持反射：先将自己的食指伸进宝宝的拳头里，然后用食指动一下他的手指内侧，刺激他握持，然后再提起来，提起来的时候用另一只手接着。如果你发现宝宝没有这种反应，可以先观察一段时间，不要急于治疗。

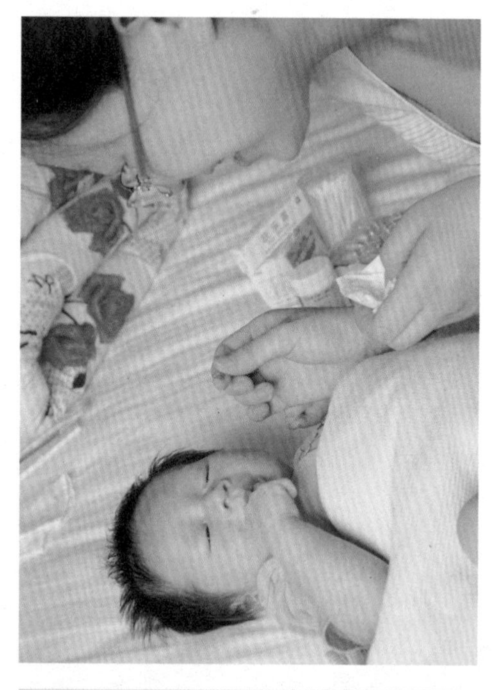

宝宝是朵娇弱的小花

如果你给宝宝拍照，使用闪光灯后，他的眼睛会眨个不停，这是因为宝宝的视神经非常脆弱，经不起瞬间的强光刺激；抱他的时候，你会发现他的脖子和背部肌肉十分无力，甚至无法抬头，你需要用手托住他的头和脖子。你还会发现他的囟门稍微下陷，你根本不敢碰他的那特殊区域。

另外，细心的爸爸妈妈还会发现宝宝身上某些奇怪的现象，不过那都是正常的现象，不用担心。宝宝出生时浑身长毛，有人形象地说是毛孩，其实那是胎毛；宝宝的腿和胳膊还不会像成人那样伸得直直的，有时他的两只胳膊还会举得高高的，就像要投降的士兵；女宝宝还会有假月经和白带，这也属正常，所以给女宝宝洗澡时尽量不要盆浴；宝宝还可能出现乳房肿大的现象，甚至分泌少许乳汁状液体，这种现象一般2～3周就会自然消退。

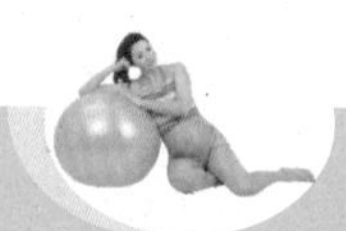

新生儿喂养训练营

哺乳，母爱最好的表达方式

科学研究证明，乳房只有不断受到刺激，产生催产素（也叫缩宫素）和泌乳激素，才能产生乳汁。因此宝宝只有充分吸吮乳房，才能享受到香甜的乳汁，而妈妈也要坚信自己能够喂好宝宝。哺乳时，要把乳头和乳晕的大部分让宝宝含住，同时也可以让宝宝吸吮、压迫乳晕下面的乳窦，从而使乳汁泌出，这样做可以减少宝宝对乳房的撕扯。每次哺喂时，前奶水分较多，而后奶浓度较高，因此应该让宝宝吸完一侧乳房后，再吸另一侧乳房。而且宝宝虽小，但也知饥饱，只要吃饱了宝宝便会“抛弃”乳房去做自己的事，因此妈妈不必担心宝宝吃不饱。有时宝宝吃着吃着就睡着了，妈妈可以将手指放进宝宝嘴巴里，这样宝宝的嘴巴自然就会离开妈妈的乳头。哺乳时，无论采用哪种姿势，都要以妈妈和宝宝感觉舒适为好。

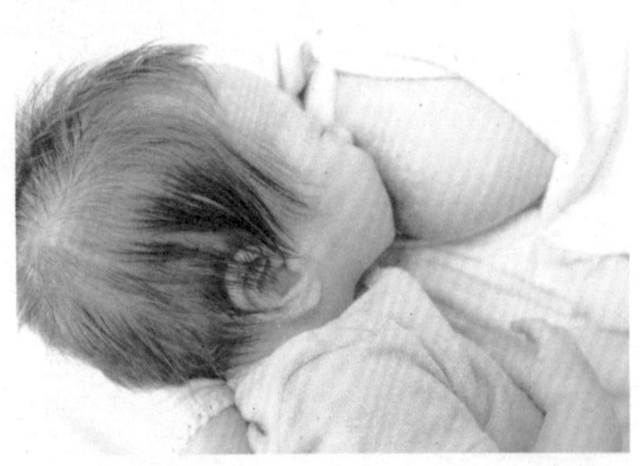

早产宝宝更需要母乳

对于早产宝宝来说，母乳更是不可替代的食物。母乳可以有效地提供早产宝宝急需的能量，不仅如此，由于早产宝宝先天免疫系统特别不成熟，容易被感染，而食用母乳能提高其免疫力。虽然也能买到早产宝宝专用的人工配方奶和补充剂，但它们都不能提供母乳中的抗体和其他特有成分。

比起足月宝宝，早产宝宝在生理上发育得非常不成熟，吸吮和吞咽能力差，吃奶后容易呕吐，因此需要给予特殊的喂养。那么应该怎样喂养早产宝宝呢?

把握喂奶时间

如体重小于1 000克的早产宝宝，产后48小时开始喂奶；体重在1 000～1 500克以上的，产后36小时开始喂奶；体重在1500克以上的，产后24小时开始喂奶。

把握喂奶次数

因早产宝宝的消化能力差，胃容量小，但每日所需要的热量又不能少，所以只能采取分次哺喂的方法。体重低于1 500克的早产儿，每隔2小时哺喂一次；体重在1 500克以上的早产儿，每隔3小时喂一次。

把握喂奶量

因早产宝宝消化能力弱，所以最好采用母乳喂养。初次喂奶量不可太多，体重在1 500克的宝宝，开始量为

4毫升，如喂后没有不适反应，每次可增加2毫升，但每天最多增长16毫升。体重低于1 500克或超过1 500克的宝宝可酌情增减奶量。白天在两次喂奶之间，应喂少量的葡萄糖水。需要注意的是，每次喂完后，最好让宝宝侧卧，避免吐奶时引起窒息。

及时补充营养成分

早产宝宝早期还应补充维生素E，1个月后每日可用5滴浓缩维生素A、维生素D制剂。

如果早产宝宝没有自行吸吮能力，可用滴管喂养法,用滴管吸取母乳或牛奶后，沿宝宝的舌根慢慢滴入。但在滴奶时不要猛烈向咽喉部灌满，以免呛入气管。另外，奶的温度要适宜，既不能太凉，也不能太烫，一般以奶滴在手腕内侧时不感到凉或烫为宜。

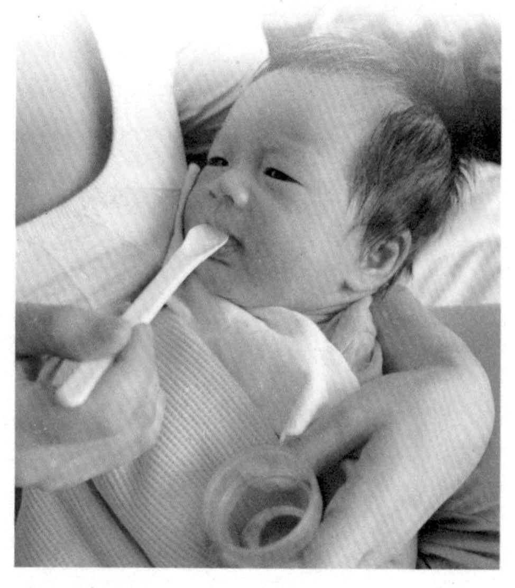

把握剖宫产宝宝喂养时机

一般来说，术后妈妈都要平躺若干小时，且还要禁食。对于腹部带有伤口的妈妈来说，起身让宝宝吸吮乳汁是件痛苦的事情，因此有些妈妈可能会放弃母乳喂养。

妈妈和家人的担心是可以理解的，但是最好不要放弃母乳喂养。及时让宝宝吸吮乳头，不仅可以刺激子宫收缩，减少子宫出血，同时也能促进子宫的恢复。所以，对于剖宫产妈妈来说，应该在术后让宝宝多吸吮乳头。

剖宫产的妈妈虽然不像自然分娩那样很快感觉到乳房胀痛，但从宝宝出生开始，体内的激素就开始了自我调节，泌乳素就开始了工作，而一旦错过最初让宝宝吸吮的时期，在日后喂养就会比较痛苦。所以要提醒妈妈，不要因为喂养的姿势痛苦，或担心影响伤口愈合而拒绝宝宝的吸吮。因为若等到乳房胀痛难忍时，再让宝宝吸吮就很困难了。

人工喂养宝宝也健康

很多妈妈可能因为自身的特殊情况，不能进行母乳喂养，这时也不需要过分担心，现在的奶粉一般配方都接近母乳，因此不需要担心奶粉喂出的宝宝不聪明。因为宝宝的健康取决于很多因素，只要宝宝的先天体质好，再采取合理的喂养，喂出健康又聪明的宝宝也是不难的。

吐奶

新生儿容易发生吐奶，这是因为他们的胃部和喉部还没有发育成熟。新生宝宝的胃部，从正面看是横躺着的，呈不稳定状态，同时贲门部位（胃部入口）还比较松。也就是说，大人吃饭时，当食物进入胃部后，贲门会通过收缩来防止食物逆流回食管；但由于婴儿的贲门部位还不能很好地进行收缩，因此进入胃部的奶汁比较容易流回食管。另外，与大人相比，新生宝宝喉头的位置要高一些，吃奶时空气容易与奶汁一起吸入胃部，所以当宝宝打嗝或身体晃动时，吃进去的奶就容易吐出来。

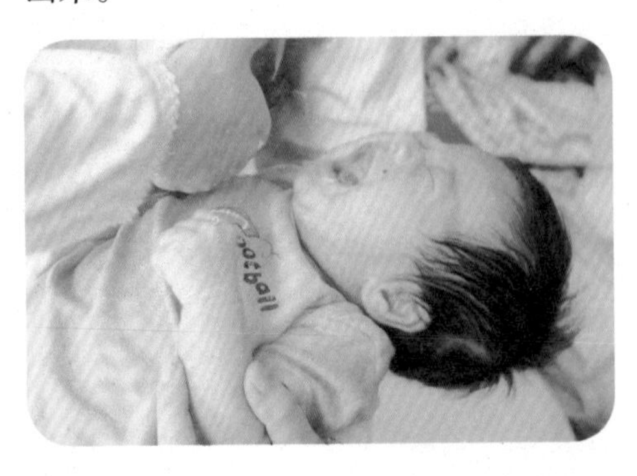

宝宝长到3～4个月之后，就很好地掌握了吸吮技巧，而且贲门的收缩功能也已发育成熟，所以吐奶的次数也就明显减少了。而在此之前，每次喂奶后爸爸妈妈最好都要给宝宝拍嗝。

拍嗝

宝宝吃饱以后，竖抱宝宝让其趴在妈妈的肩上，一只手托起宝宝的小屁股，一只手轻拍宝宝的背部，以便排出吸进体内的空气，也就是人们常说的拍嗝。当然妈妈也可以让宝宝俯卧在腿上，或者坐在大腿上给他拍嗝。

母乳喂养注意事项

母乳中既含有宝宝成长需要的营养素，又具有易消化、卫生方便的优点，是宝宝的黄金营养素。母乳喂养应注意以下几点：

乳汁会三变。产后7日内为初乳，8～15日内为过渡乳，15日以后为成熟乳。母乳在不同时期发生变化是为了适应宝宝在不同时期的发育需求。需要提醒的是，千万别丢弃初乳，因为它富含免疫球蛋白，可提高宝宝的免疫力。

妈妈应加强营养。哺乳期妈妈

应多吃肉类、蛋类、奶类、五谷类食物。另外，还应多食用汤水，如肉汤、骨头汤、鸡汤、鱼汤和粥类等，以促进乳汁分泌。同时，烹调方式多用煮和炖，少用油炸，以确保营养不流失。

生病时请别给宝宝哺乳。妈妈如果患有急性传染病、活动性肺结核，或者乳头皲裂时，最好不要给宝宝哺乳。

选购奶粉的误区

无论选择婴儿奶粉还是配方奶粉，都应注意这几点：奶粉外观应是微黄色粉末，颗粒均匀一致，没有结块，闻之清香，用温开水冲调后完全溶解，静止后没有沉淀物，奶粉和水没有分离现象。如果出现相反情况，说明奶粉有质量问题。但很多人在奶粉的选择上存在误区：

越贵的奶粉越好

从奶粉的配方角度来讲，其中的营养成分无非就是那些，同类产品的价格都不应该相差很多。一般来说，进口奶粉相对要贵一些，但并不说明它们的质量就一定优于国产奶粉。进口奶粉之所以贵，是因为要额外分担销售、运输、异地开发市场等费用和关税，而国产奶粉是据国情、人民生活水平与各类食品的比价，并延续以前国家统一的定价，所以价格相对就较低。

含钙量和浓度越高的配方奶粉越适合婴儿吗

各厂家的配方奶粉原料牛奶本身的含钙量差别并不大，但有些厂家为了寻找卖点，在天然牛奶当中加入了钙，人为地提高了产品的含钙量。但过多的钙并不能被人体所吸收、利用，反而会使大便变得秘结，造成宝宝便秘。

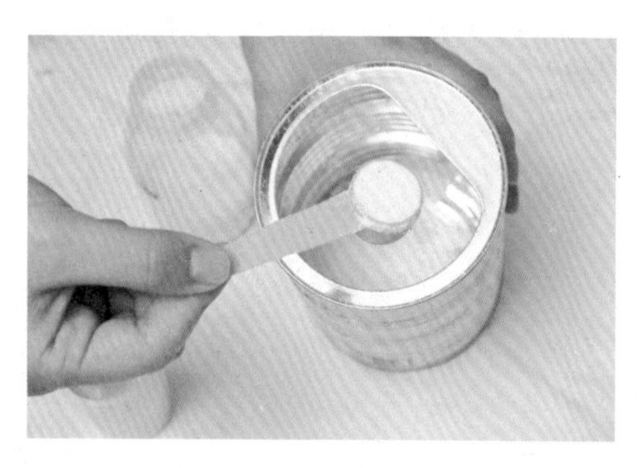

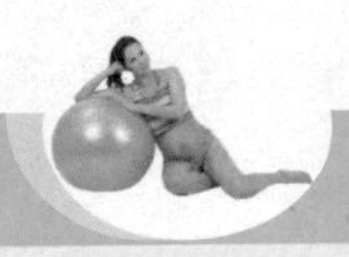

护理训练营

享受给宝宝穿衣服的快乐

宝宝的身体很柔软，头比较大且直不起来，手胖胖的，腿始终弯曲着，因此给宝宝穿衣是件困难的事，应掌握以下原则。

不要穿太多。这样宝宝在大部分时间里都可以自由自在地活动。

必要时再穿衣。如果宝宝经常吐奶，可以给他套上一个大围兜，或者用湿毛巾在脏的部位做局部清理，没有必要每次都全身上下换一套。

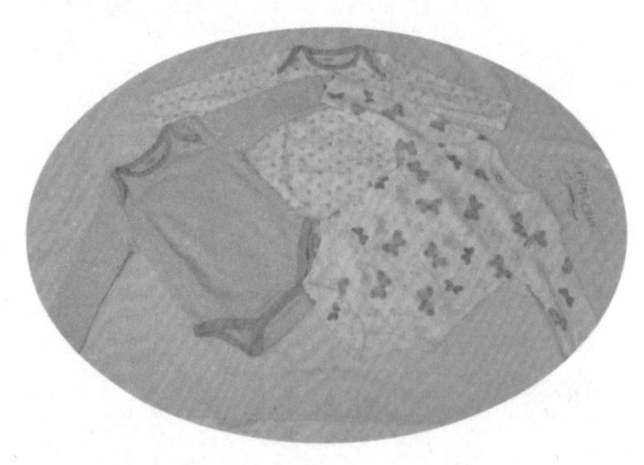

如何给宝宝选衣服

■ **卫生安全**

皮肤是人体中感觉最灵敏的器官，尤其是新出生的宝宝，皮肤更是娇嫩，当然对于安全舒适的要求就更高了，所以衣服一定要符合卫生标准。同时要确保宝宝的衣服有足够的柔软度，这样才不会伤害宝宝。最好将衣服上的标签剪下来，这样就不会伤到宝宝的脖子了！

■ **宽松舒适**

宝宝的衣服要相对宽松些，以适应他的各种活动。再说宝宝长得很快，大点的衣服更适合宝宝。

■ **易穿易脱**

新生宝宝的大脑还未发育完全，因此自控能力当然不如大人，他会尿到裤子上、拉到裤子上，所以常常需要每天换好几次，当然换尿布也是宝宝的家常便饭，所以宝宝的衣服要易穿易脱，这样换尿布或换衣服时就轻松多了。

如何给宝宝洗衣

买回来就要洗。不论买回来的内衣是否有甲醛等化学物质存留，也要先下水洗涤后，再给宝宝穿。因为经过洗涤后，一些化学物质的残留量会有所减少；同时，也可将棉絮、细小纤维及内衣在制作、搬运、出售等过程中产生的细菌和脏污除去。

用专用洗衣液。内衣直接接触宝宝娇嫩的皮肤，而洗衣粉、肥皂等，对宝宝而言碱性较大，不适于用来洗涤宝宝的内衣，应该选用专为宝宝设计的洗衣液来清洗。这些洗衣液对宝宝身上经常会出现的奶渍、汗渍、果汁渍有特效，去污力强，易漂洗，而且对皮肤无刺激，无副作用。在没有专用洗衣液的时候，也一定要选用纯中性且不含荧光剂的洗衣粉（液），并且将成人的衣服与宝宝的衣服分开洗。

换尿布技巧多

换尿布是一件必要的工作，一旦抓住了要领，就能做得又快又好，当然爸爸也要学会这项技巧。换尿布时动作要轻柔，如果用力过猛，可能会造成宝宝关节脱臼。可以用左手轻轻抓住宝宝的两只脚，主要是抓牢脚腕，将两腿轻轻抬起，使臀部离开尿布，右手把尿布撤下来，垫上摆好的干净尿布，然后扎好。注意将尿布放在屁股中间，如果拉大便了，应当使用护肤柔湿巾擦拭。擦的时候要注意，女宝宝要从前往后擦，切忌从后往前，因为那样做容易使粪便污染外阴，引起泌尿系统感染。给男宝宝擦时，要看看阴囊上是否沾着大便。

如果宝宝只是尿湿了，换尿布时不需要用婴儿湿巾擦拭他的屁股。因为婴儿的尿液一般没有细菌，使用婴儿湿巾反而会刺激宝宝娇嫩的皮肤。如果条件允许，每次换尿布时，可以让宝宝的屁股在空气中自然晾干，宝宝也就不会得尿布疹了。

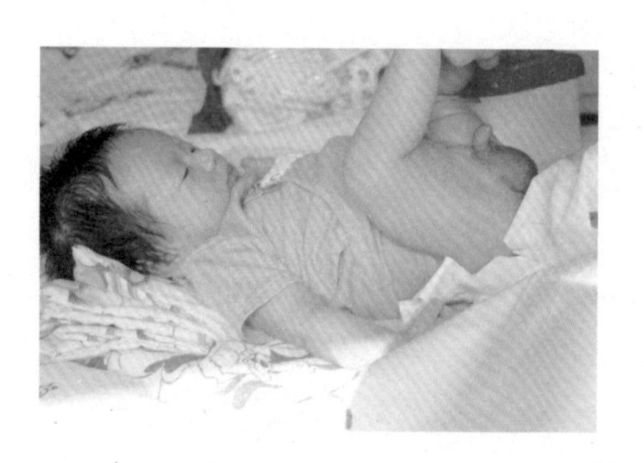

如何给宝宝换纸尿裤

■ 帮男宝宝换纸尿裤

1. 许多妈妈可能都有在帮男宝宝换纸尿裤时，一打开纸尿裤，就被宝宝的尿喷个正着的经历。为了避免这种情况的发生，可以将打开的尿布，稍微在阴茎处停留一会，覆盖一下再拿开。

2. 用纸巾将粪便清理、擦拭干净，再用护肤湿巾在男宝宝的小肚

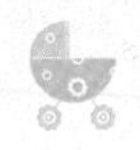

子、小屁股、大腿、睾丸、阴茎和外阴部分仔细擦拭。

3．换上干净的纸尿裤就大功告成了。

■ 帮女宝宝换纸尿裤

1．打开纸尿裤，用纸巾将粪便清理、擦拭干净，再用护肤湿巾，在女宝宝的小肚子、小屁股、大腿、外阴部仔细擦拭。

2．清洗完后，立即用毛巾把小屁股包起来，以免着凉。

3．换上干净的纸尿裤就大功告成了。

换尿布要事先做好准备，快速更换。在冬天时，细心的妈妈应该先将尿布放在暖气上捂热，妈妈的手搓暖和后再给宝宝换尿布。

清洗尿布时要用开水烫一下，以做到彻底消毒。洗干净后最好放到日光下好好晒一晒，达到杀菌的目的。

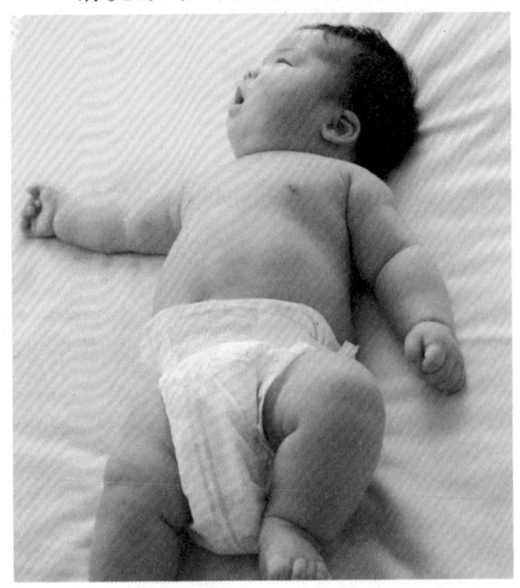

宝宝排便或排尿后应尽快给他换尿布，这样可以防止大便或尿液刺激宝宝娇嫩的肌肤，以避免尿布疹的产生。新生宝宝一天会排尿6～10次。排便情况则各有不同，有些宝宝一天排2～3次，有些宝宝则每隔数天排便1次。母乳喂养的宝宝和食用配方奶粉的宝宝在排便方面可能有所不同：母乳喂养的宝宝的大便是金黄色，形状稀软；配方奶粉喂养的宝宝的大便形状和颜色各异，从淡黄到褐绿色都有。

专家提醒：

纸尿裤与传统尿布的利与弊：纸尿裤的使用将父母从洗尿布的烦恼中解脱出来，更重要的是宝宝可以不必经常换尿布，夜间大家都可以安安稳稳睡个好觉。纸尿裤虽然减少了宝宝哭闹的频率，但也减少了宝宝和爸爸妈妈肌肤接触的机会，从而减少了换尿布时亲情交流的机会。因此妈妈应该学会合理使用纸尿裤，毕竟给宝宝换尿布也是一件幸福的事。

宝宝爱洗澡

洗澡也是和宝宝肌肤亲密接触

的大好时机，宝宝敏感的肌肤可以将各种感觉传递到大脑，对促进宝宝大脑的发育十分有利，同时可以加速宝宝的血液循环。由于宝宝的新陈代谢较快，勤洗澡可以使宝宝避免细菌的感染。

洗澡前要先将水温调好、必需用品准备齐全，以便洗完澡后迅速给宝宝穿衣。给新生宝宝洗澡时，要注意保护好脐带，不要让水流到宝宝眼睛、耳朵里，洗完澡后不用给宝宝擦爽身粉。宝宝稍大时，四肢比较灵活，洗澡时应注意安全，最好选用专门给宝宝洗澡用的婴儿洗澡盆，以免发生意外。

怎样给宝宝洗澡

把新生宝宝放进浴盆前，先用手背或手腕试一试水温。把宝宝抱入浴盆时一定要用右手托住宝宝的头，拇指及食指将宝宝的两只耳朵向前按住，使其紧贴脸上，这样可以防止洗澡水流入宝宝的耳内（也可用棉花塞住耳孔），同时用左臂挟住宝宝的身体。让宝宝脸向上，先用小毛巾洗头、颈、腋窝、胸部、两臂和手，然后将宝宝翻过来，使宝宝俯卧在左手臂上，头顶贴在大人的左胸前，用右手托住宝宝的大腿，开始洗身体下部，顺序是从会阴向后洗臀部，最后洗下肢和脚。稍大点的宝宝也可放在洗浴盆内的洗浴垫上，用拇指和食指将宝宝的耳朵向前按住，遮住耳孔，按以上顺序洗。

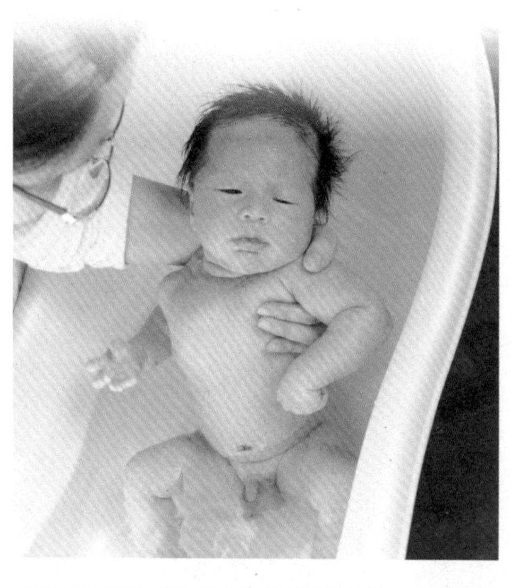

提高宝宝睡眠质量

睡眠时宝宝会分泌大量的生长激素，因此睡眠也是评价宝宝健康与否的重要因素。宝宝睡眠有自己的规律，不要以大人的作息规律来要求宝宝。新生宝宝大多不能控制自己的睡眠，因此妈妈应该为他选择睡眠姿势，一般父母会让宝宝仰卧睡觉，这样宝宝的头可以自由转动，呼吸也比较顺畅。但经常这样睡会使宝宝头颅变形，因此最好采用侧卧和仰卧结合的睡眠姿势，以保证有一个漂亮的头形。等到宝宝会翻身时，他自己就会找到适合的睡眠姿势，妈妈就不用操心了。如果要让宝宝睡枕头，枕头要以舒适为准，否则会影响宝宝的睡眠质量。睡眠时，室内温度要保持在20～22℃，湿度为50%左右，最好将宝宝腹部盖住。同时避免让电风扇或空调的风吹到宝宝的身上，以免受凉。

硬枕可以睡出好头形吗

回答是否定的。新生宝宝头颅易变形，再加上宝宝大部分时间都是躺着的，枕头过硬，会使宝宝的头皮血管受压，从而导致头皮血液循环不畅。而且宝宝喜欢转动头部，如果枕头过硬，易把头发蹭掉，出现枕秃。另外，枕头过硬，宝宝会因不舒服而辗转反侧，影响睡眠质量。

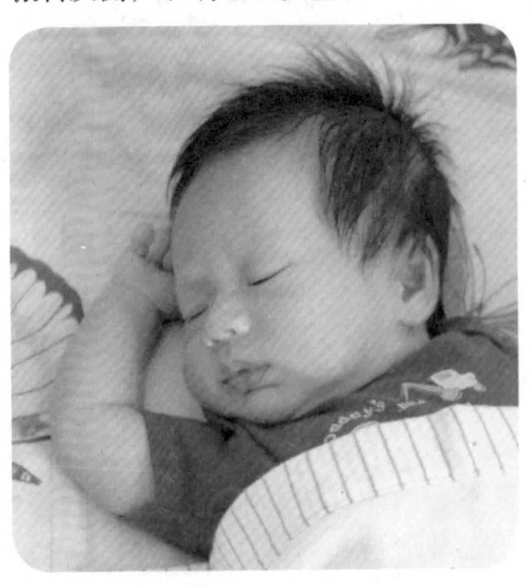

专家提醒：

很多人在养育早产宝宝时往往只关注他的身体发育程度，而忽视了与宝宝的精神交流。其实早产儿只要不是特别地发育不全，或脑组织有缺陷，他还是有感知的。事实证明，那些经常得到爸爸妈妈抚摸并得到轻言慢语抚慰的早产宝宝，发育程度都比没有接受过精神抚慰的早产宝宝要好得多。

辨别宝宝的哭声

哭是婴儿独特的语言，所以新手妈妈们一定要学会辨别宝宝不同的哭声。

宝宝的哭声有以下几种情况：

宝宝降生的标志

有人曾经问那些新手爸妈一个问题：你知道你的孩子会说的第一句话是什么？一位父亲答道，哭声。是的，哭声代表健康宝宝的来临，此时的哭是一种健康的哭，是宝宝的生理本能。啼哭能使呼吸加深、肺活量增加、全身血液循环加快，从而促进机体的新陈代谢，对宝宝全身各系统的健康发育都有积极的促进作用。这时你不用为宝宝的哭声而感到焦虑。

感觉不舒服

妈妈可能会有这样的经历：宝宝玩着玩着突然哭了，以为他饿了，连忙给他喂奶，但是无论如何他的嘴巴都不愿意含住乳头，这时妈妈突然会若有所悟：是不是该换尿布了？打开尿布一看，果然是尿了。换好尿布他又快乐了。宝宝就是如此，稍微的不适，他都会敏感地感觉到，并且用哭声表达出来，甚至蚊虫叮了他一下，或者房间里太热了，他都会哭。所以作为新手妈妈一定要了解宝宝哭声的含义，只要将他的不适处理掉，他就会成为乖宝宝。

疾病的征兆

有时妈妈会发现宝宝变成了“泪宝宝”，动不动就哭，而且持续时间较长，同时伴有脸色苍白、神情惊恐等反常现象，这可能是宝宝生病的征兆。此时，应立即带宝宝去医院检查。

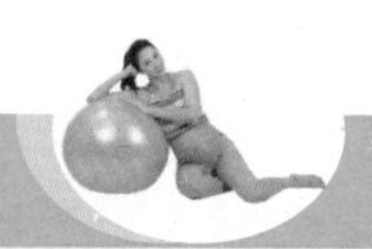

早教训练营

肢体语言温暖宝宝

蒙台梭利曾说：“婴儿在其诞生的那一刻也同样承受着常人无法想象的痛楚和磨炼”。为什么呢？因为婴儿彻底离开了本已习惯的长达9个多月的黑暗和赖以为生的母体保护，所以他会感到恐惧。人们一般会给新生宝宝马上穿衣服、戴帽子、穿袜子，但这一切都不会让婴儿再次感受母体的温暖，因为子宫的环境我们是无法模拟的。但科学研究告诉我们，皮肤是人体最灵敏的器官，婴儿的皮肤尤其如此。所以聪明的人类发明了拥抱这一方法，当你在抱宝宝、给宝宝换尿布时，妈妈都会触摸到宝宝的皮肤，会让他感到温暖，所以为了让宝宝适应这个世界，请多抱抱宝宝，让他感受到爱，这对宝宝的性格发育是极其有益的。

婴儿按摩

亲自给宝宝做按摩，会使宝宝感觉到亲密的身体接触，体会到温暖和放松。

按摩时注意动作要轻柔，摸摸宝宝的胳膊、小腿、小肚子和小屁股等。可播放一些轻松舒缓的音乐，这样可以使小宝宝更舒适地享受温柔的抚摩。

做按摩时，可以将宝宝放在小床上，或让宝宝躺在大腿上，以轻柔的声音和宝宝说话，使他放松下来。先由脚部开始，用手握住宝宝的一只小脚，另一只手则轻轻由他的脚踝开始往上按摩。双手移到大腿时轻轻地搓揉，再由大腿轻抚到脚踝。

替宝宝按摩腹部时，以掌心及手指向下滑行的方法，由胸部开始向肚子转动，然后再以顺时针方向用双手在肚子打转按摩。

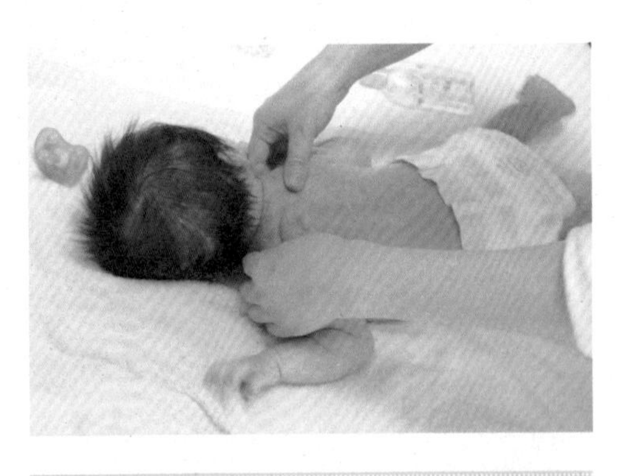

锻炼宝宝的视觉能力

新生宝宝的视力虽弱，但他能看到周围的东西，甚至能记住复杂的图形，分辨不同的脸型，喜欢看鲜艳动感的东西，这时父母可以采取对视法、迷你手电筒法、静态玩具法、动态玩具法来锻炼宝宝的视觉能力。

对视法

妈妈们可能会有这样的经历：当宝宝吃奶时，他可能突然停下来，静静地看着妈妈，有时甚至忘记了吃奶；如果妈妈深情地注视着宝宝，并面带微笑，宝宝的眼睛会变得很亮，甚至他会手舞足蹈，异常兴奋；如果把自己的脸藏起来，然后问宝宝："妈妈在哪儿？"宝宝会跟着妈妈的声音寻找，然后妈妈突然出现在他的眼前，并对他说："妈妈在这儿呢!"这时宝宝会变得非常开心。这些都是最基础的视觉训练法，其实妈妈们在平时都使用过，看到这里你是不是觉得自己就是个天才育儿师呢?

迷你手电筒

虽然此时宝宝的视力还比较微弱，但仍可以用迷你手电筒（有点儿光就行，光千万不能太强）来训练宝宝的视觉能力。先将迷你手电筒摆在宝宝视线的一侧，距宝宝的面孔25～30厘米，1个月内的宝宝会稍加凝视；到满1个月时，如果你慢慢将手电筒往旁边移动，宝宝的视线会追随你的动作；一般要等长到3个月大以后，宝宝才能完成左右180度捕捉物体的视觉动作。

静态玩具法

如果此前妈妈曾经拜访过朋友的新生宝宝，就会看到这样的情景：在宝宝躺着的床正中央，会悬挂一些颜色鲜艳的小挂件，宝宝看着那些小挂件会发出开心的笑声。我们不妨也这样做，不过要记得小挂件悬挂的高度应为20～35厘米，因为此时宝宝绝对是个“近视眼”，挂得太高，宝宝就看不到了。当然你也可以让人给你做几幅脸部黑白挂图，但要注意宝宝此时对熟悉的东西注视时间还是比较短的，所以每隔3～4天应换一幅图。

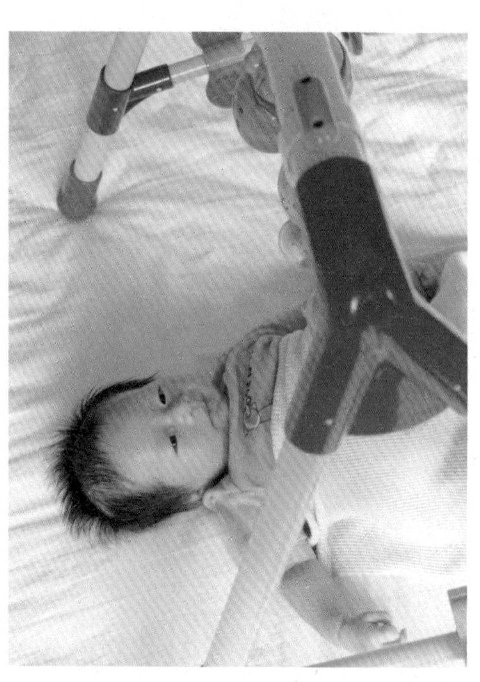

动态玩具法

此时的宝宝喜欢左顾右盼，极少注意正前方的东西，妈妈可以拿些玩具在宝宝眼前慢慢移动（宝宝的眼睛与追视玩具的距离以接近20厘米为宜）。当然时间不能过长，每次1～2分钟就可以了，否则宝宝的眼睛会疲劳。除了用玩具训练宝宝学习追视外，妈妈还可以把自己的脸一会儿移向左，一会儿移向右，让宝宝追着自己的脸看，这样不但可以训练左右转脸追视，还可以训练宝宝仰起脸向上方的追视，甚至环形追视，不仅锻炼了视觉能力，而且也使宝宝的颈部得到了锻炼。

运动小能手

实践证明，新生宝宝也有运动潜能，妈妈们可以这样训练宝宝：

抬头

宝宝吃完奶后，可以让他靠在妈妈的肩上，然后轻轻地移开手，让宝宝自己竖直片刻。每天做4～5次。还可以让宝宝俯卧在妈妈的腹部，将宝宝的头扶至正中，妈妈将双手放在头两侧，逗他抬头片刻。

伸展

帮宝宝伸展时，可以将宝宝的关节稍微弯曲，然后宝宝就会反射性地伸开他的关节。如果轻触宝宝的膝盖内侧、身体或者手，他都会反射性地伸展身体。

爬行

如果用手掌轻轻地抵住他的脚底，宝宝就会向前爬，这样可以锻炼宝宝颈部和背部肌肉。

迈步

托住宝宝的腋下，用两个大拇指控制好宝宝的头部，然后宝宝的小脚丫就会向前迈步。

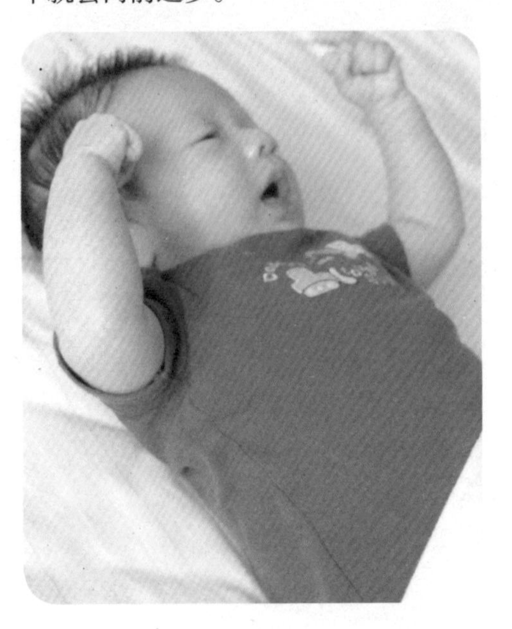

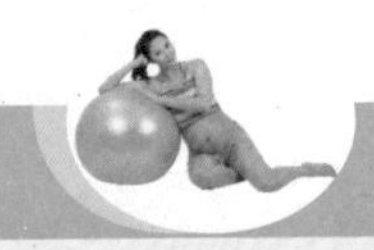

育儿知识问答

为什么宝宝大便呈黑绿色

新生儿出生1～2天内大便一般是黑绿色的，称为“胎粪”。以后逐渐变黄、变软、有黏性。因此，出现这种情况宝宝并没有生病。

新生儿肚脐如何护理

脐带只是死去的细胞而已，就像结了痂的瘢痕一样，早晚都会脱落。只要护理得当，宝宝一点也不会感觉到疼痛。但护理脐带最重要的是要注意脐部的清洁干燥，防止污染。每天为宝宝洗澡后，要用消毒纱布轻轻地擦干脐部，并在脐根部涂上碘酒，再用纱布包上即可。脐带的正常脱落时间为5天至3周，妈妈一定要严密观察。如果到3周时，宝宝的脐带还没脱落，并且出现红肿或一触碰宝宝就哭闹，则很可能是脐炎，应立即到医院就诊。

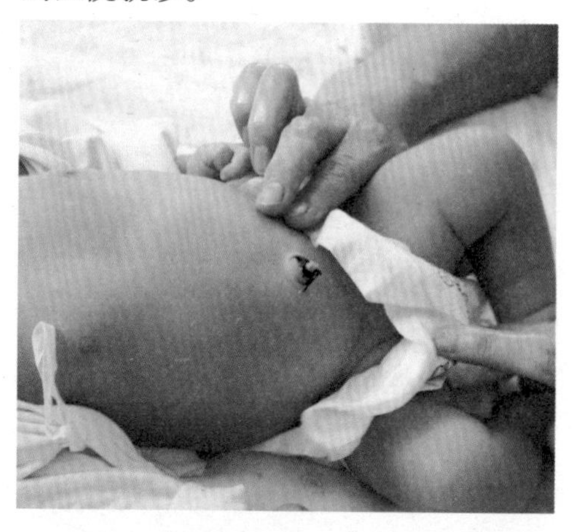

脐疝是怎么回事

这种情况一般会自愈，不需治疗。但如果发现宝宝有特大的脐疝，这就属于疾病范畴，应立即到医院就诊。

得了生理性黄疸怎么办

准确地说这种新生儿生理性黄疸，一般宝宝出生2～3天后出现，7～10天后消失。生理性黄疸的黄色主要来自血液中过剩的胆红素。胆红素是细胞正常分解后的产物，通常由肝脏处理后再经肾脏排出。由于新生宝宝肝功能不成熟，肝脏没有能力处理大量的胆红素，从而导致这种现象产生，因此一般不需治疗。

剖宫产妈妈可以很快哺乳吗

这个问题很普遍，剖宫产的产妇完全可以像自然分娩的产妇那样在产后1小时内就给宝宝喂奶。如果产妇产后发生吸收热，使用了药物，也是可以同时母乳喂养的。

为什么喝奶粉的宝宝更易便秘、上火

的确，母乳和配方奶成分上存在一些差别，如母乳中含有天然的低聚糖成分，而牛乳或普通奶粉中不含这些成分。母乳喂养儿体内以有益菌为主，而普通奶粉喂养儿体内以条件致病菌或致病菌为主。那么，如何使人工喂养儿体内的菌群与母乳喂养儿相类似呢？一个好的方法是在婴幼儿奶粉中添加母乳中所含的低聚糖。低聚糖在结肠中能刺激有益菌群生长繁殖，细菌分解低聚糖产生酸性物质，当结肠中呈酸性环境时，大便中的水分增加，同时促进肠蠕动，有助于形成软便。对于婴幼儿来说，应该以母乳为首选，或选择接近母乳、添加了适量低聚糖成分的婴幼儿奶粉，来改善宝宝吃奶粉后容易出现的便秘、“火气大”的现象。